国家级职业教育规划教材
对接世界技能大赛技术标准创新系列教材
全国职业院校健康与社会照护专业教材

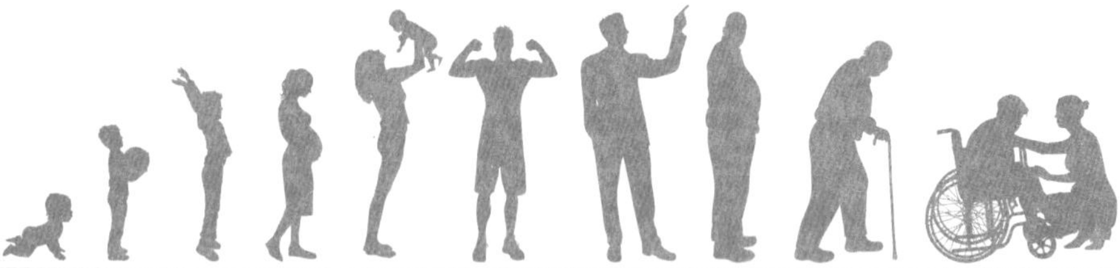

HEALTH AND SOCIAL CARE

张晓军　主编

营养与健康

中国劳动社会保障出版社

worldskills China

简　介

本教材主要内容包括营养素、食物营养价值、食品安全、营养评价与改善、膳食指导、特定人群营养调节和常见疾病的营养治疗。教材内容与健康照护师工作紧密结合，案例丰富，既保证了专业知识的系统性，又能够满足学习者的实际需要。

图书在版编目（CIP）数据

营养与健康 / 张晓军主编 . -- 北京：中国劳动社会保障出版社，2020
全国职业院校健康与社会照护专业教材
ISBN 978-7-5167-4672-1

Ⅰ.①营…　Ⅱ.①张…　Ⅲ.①营养卫生 – 关系 – 健康 – 职业教育 – 教材　Ⅳ.①R151.4

中国版本图书馆 CIP 数据核字（2020）第 231536 号

中国劳动社会保障出版社出版发行

（北京市惠新东街 1 号　邮政编码：100029）

*

北京市艺辉印刷有限公司印刷装订　新华书店经销
787 毫米 × 1092 毫米　16 开本　18.75 印张　306 千字
2020 年 12 月第 1 版　2024 年 12 月第 6 次印刷
定价：43.00 元

营销中心电话：400-606-6496
出版社网址：http://www.class.com.cn
http://jg.class.com.cn

对接世界技能大赛技术标准创新系列教材

编审委员会

主　任：张立新

副主任：张　斌　王晓君　刘新昌　冯　政

委　员：王　飞　翟　涛　杨　奕　张　伟　赵庆鹏
　　　　姜华平　杜庚星　王鸿飞

健康与社会照护专业课程改革工作小组

课改校：山东医药技师学院
　　　　河南医药技师学院
　　　　杭州第一技师学院
　　　　广州市轻工技师学院

技术指导：周　嫣

编　辑：杨绘春

本书编审人员

主　编：张晓军

副主编：叶军妹

参　编：李　青　黄晟盛　史迎柳　李　键　王文文　杨维祯　高　恒

主　审：陈小林　汤菊萍

序

世界技能大赛由世界技能组织每两年举办一届，是迄今全球地位最高、规模最大、影响力最广的职业技能竞赛，被誉为“世界技能奥林匹克”。我国于2010年加入世界技能组织，先后参加了五届世界技能大赛，累计取得36金、29银、20铜和58个优胜奖的优异成绩。第46届世界技能大赛将在我国上海举办。2019年9月，习近平总书记对我国选手在第45届世界技能大赛上取得佳绩作出重要指示，并强调，劳动者素质对一个国家、一个民族发展至关重要。技术工人队伍是支撑中国制造、中国创造的重要基础，对推动经济高质量发展具有重要作用。要健全技能人才培养、使用、评价、激励制度，大力发展技工教育，大规模开展职业技能培训，加快培养大批高素质劳动者和技术技能人才。要在全社会弘扬精益求精的工匠精神，激励广大青年走技能成才、技能报国之路。

为充分借鉴世界技能大赛先进理念、技术标准和评价体系，突出“高、精、尖、缺”导向，促进技工教育与世界先进标准接轨，完善我国技能人才培养模式，全面提升技能人才培养质量，人力资源社会保障部于2019年4月启动了世界技能大赛成果转化工作。根据成果转化工作方案，成立了由世界技能大赛中国集训基地、一体化课改学校，以及竞赛项目中国技术指导专家、企业专家、出版集团资深编辑组成的对接世界技能大赛技术标准深化专业课程改革工作小组，按照新开发新专业、升级改造传统专业、深化一体化专业课程改革三种对接转化原则，以专业培养目标对接职业描述、专业课程对接世界技能标准、课程考核与评价对接评分方案等多种操作模式和路径，同时融入健康与安全、绿色与环保及可持续发展理念，开发与世界技能大赛项目对接的专业人才培养方案、教材及配套教学资源。首批对接 19 个世界技能大赛项目共 12 个专业的成果将于 2020—2021 年陆续出版，主要用于技工院校日常专业教学工作中，充分发挥世界技能大赛成果转化对技工院校技能人才的引领示范作用。在总结经验及调研的基础上选择新的对接项目，陆续启动第二批等世界技能大赛成果转化工作。

希望全国技工院校将对接世界技能大赛技术标准创新系列教材，作为深化专业课程建设、创新人才培养模式、提高人才培养质量的重要抓手，进一步推动教学改革，坚持高端引领，促进内涵发展，提升办学质量，为加快培养高水平的技能人才作出新的更大贡献！

2020 年 11 月

前言

我国卫生健康事业自改革开放以来获得了长足发展，但照护体系特别是长期照护体系的建设还处于起步阶段，从业人员结构不完整，缺乏提供非侵入性护理和康复服务的高素质人才，健康服务供给总体不足与需求不断增长之间的矛盾依然突出。

为此，2016 年国务院印发《“健康中国 2030”规划纲要》，明确提出，到 2020 年，健康服务业总规模超过八万亿，到 2030 年达十六万亿；党的十九大将“实施健康中国战略”纳入国家整体发展战略统筹推进，提出“优化健康服务”；2019 年国务院印发《关于实施健康中国行动的意见》，强调要“加强公共卫生体系建设和人才培养”。按照党中央的要求，人力资源社会保障部围绕“实施健康中国战略”进行了一系列部署，发布了“健康照护师”新职业，《全国技工院校专业目录》增补了“健康与社会照护专业”，出台了《康养职业技能培训计划》。这一系列举措的最终目的是：培养造就大批高素质健康与社会照护职业人才，解决我国“一老一小”健康照护的痛点难题；降低慢性病患者、老年人住院频率，缓解医疗资源紧张的现状；充分满足人民群众日益增长的美好生活需求，增强人民群众的幸福感、获得感。

为贯彻落实中央精神和国家政策，满足社会发展和职业教育不断发展的需要，人力资源社会保障部教材办公室组织世界技能大赛中国技术指导专家、行业企业专家、教学专家等，以世界技能大赛健康和社会照护项目技术文件、健康照护师职业任务、学生毕业后从事岗位的能力需求等为依据，开发了全国职业院校健康与社会照护专业教材。

本套教材着重培养学生的基础能力、照护能力、康复保健能力和管理协调能力，重视人文关怀和心理疏导，强调教材内容的针对性和实用性，做到学为所用、用以促学、学用结合。在教材内容的组织上，部分采用了任务驱动教学法的编写思路，结合具体实例，讲解完成任务所需要的相关知识，介绍完成任务的步骤和注意事项，以引导学生运用所学知识分析和解决实际问题。在教材的表现形式上，注重图片、表格及色彩的运用，增强教材的趣味性和可读性。在教材编写的同时，开发了与教材配套的电子课件。电子课件可登录技工教育网（http://jg.class.com.cn），搜索相应的书目，在相关资源中下载。部分教材使用了二维码技术，针对教材中的教学重点和难点制作了演示视频，学生使用移动终端扫描二维码即可在线观看相应内容。

本套教材的编写得到了有关学校的大力支持，教材编审人员做了大量的工作，在此我们表示衷心的感谢！同时，恳切希望广大读者对教材提出宝贵的意见和建议。

人力资源社会保障部教材办公室

目　录

模块一 营养素

课题一　人体的能量 …… 2
课题二　营养素的基本功能 …… 8

模块二 食物营养价值

课题一　谷类、豆类、坚果 …… 26
课题二　蔬菜、水果 …… 33
课题三　肉类、水产 …… 39
课题四　蛋类、乳类 …… 44
课题五　其他类 …… 49

模块三 食品安全

课题一　食品安全与危害 …… 58
课题二　食源性疾病 …… 63

模块四 营养评价与改善

课题一　营养评价 …… 80
课题二　营养平衡 …… 88
课题三　营养改善 …… 100
课题四　营养支持 …… 110

模块五 膳食指导

课题一　膳食平衡 …… 134

课题二　食物相辅相克 …… 150

课题三　照护膳食指导 …… 155

模块六 特定人群营养调节

课题一　老年人营养调节 …… 168

课题二　儿童营养调节 …… 185

课题三　孕产妇营养调节 …… 200

模块七 常见疾病的营养治疗

课题一　呼吸系统疾病的营养治疗 …… 218

课题二　消化系统疾病的营养治疗 …… 227

课题三　心血管和血液系统疾病的营养治疗 …… 234

课题四　泌尿系统疾病的营养治疗 …… 243

课题五　内分泌系统和代谢疾病的营养治疗 …… 253

课题六　神经系统疾病的营养治疗 …… 263

课题七　其他疾病的营养治疗 …… 272

附表 1　中国居民膳食能量需要量 …… 282

附表 2　中国居民膳食糖类参考摄入量和可接受范围 …… 284

附表 3　中国居民膳食蛋白质参考摄入量 …… 284

附表 4　中国居民膳食脂肪、脂肪酸参考摄入量和可接受范围 …… 285

附表 5　中国居民膳食脂溶性维生素参考摄入量 …… 286

附表 6-1　中国居民膳食水溶性维生素参考摄入量 …… 287

附表 6-2　中国居民膳食水溶性维生素参考摄入量 …… 288

附表 7　中国居民膳食常量元素参考摄入量 …… 289

附表 8　中国居民膳食微量元素参考摄入量 …… 290

模块一
营养素

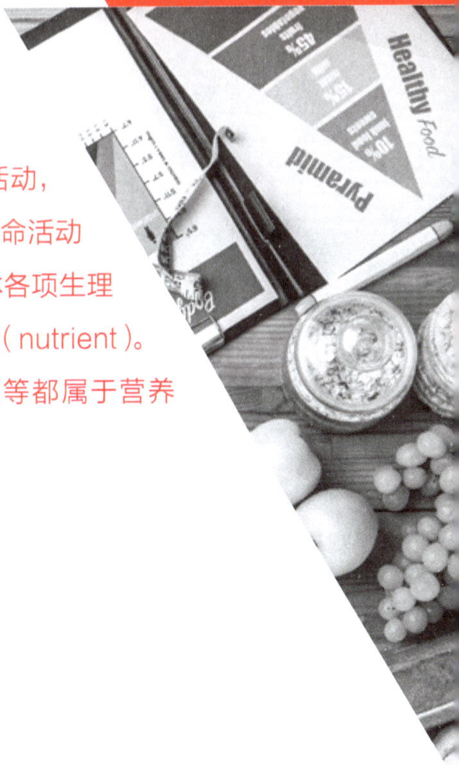

为了维持正常的生理需要、进行各项社会活动，人体要不断从外界摄入必要的物质，用以提供生命活动需要的能量、构成机体的组织结构、调节机体各项生理活动等，这种所摄取的必要物质称为营养素(nutrient)。

蛋白质、糖类、脂类、维生素、矿物质等都属于营养素。

课题一 人体的能量

能力目标

- 能分析不同情形下人体对能量的需求。
- 能分析影响人体能量需求的主要因素。
- 能知晓能量不足与入超的危害。

人类时刻都需要能量，如从事各项活动的时候，休息和睡眠的时候，维持心跳和呼吸等生命活动的进行等。这些能量是由人类摄取食物中的营养素提供的。食物中的营养素在体内经过消化、吸收、分解后，可在生物氧化过程中释放能量。糖类、脂类、蛋白质是能量的来源。这些能量一部分在人类进行各项活动时被消耗，另一部分则在机体内储存起来。

一、人体能量的供给特性

1. 年龄

婴幼儿、儿童、青少年代谢旺盛，生长发育需要大量能量，主要包括机体形成新生组织及新生组织进行新陈代谢所需要的能量，因此他们的能量供给需求高于成年人。一般成年人对能量的需求随着年龄的增长而降低。

2. 特别生理需要

处于特别生理状况下的个体对能量的需求会增加，如处于妊娠期或哺乳期的女性、处于治疗阶段或康复期的病人等。

3. 体形

不同体形的个体对能量的需求一般按每日每千克体重计算。

4. 环境温度

气温低时人体对能量的需求增加，气温高时需要根据人体进行活动的强度考虑能量的供给。

二、影响人体能量需求的主要因素

案例

小王按照网上的节食减肥食谱安排一日三餐，坚持吃了 3 个多月，成功减重 11 kg，体脂率下降 7%。不过，她的基础代谢率也下降了。

讨论

分析小王基础代谢率下降的原因。

1. 基础代谢

基础代谢（basal metabolism，BM）是指维持人体最基本生命活动所必需的能量消耗，即在 18 ~ 25 ℃恒温下，经过空腹 12 小时和良好睡眠后，清醒静卧，没有体力活动和紧张思维活动、全身肌肉松弛放松时所需的能量。

基础代谢的水平用基础代谢率（basal metabolism rate，BMR）来表示，指单位时间单位体表面积的基础代谢，以 kJ（kcal）/（m^2·h）表示。kJ 表示千焦，kcal 表示千卡，千卡与千焦的换算关系为：1 kcal=4.186 kJ。

基础能量消耗（basal energy expenditure，BEE）是指 24 小时基础代谢消耗的能量，以 kJ（kcal）/d 表示。其计算方法有两种：体表面积法和哈里斯—本尼迪克特公式。

第一种，体表面积法：按照体表面积与该年龄的基础代谢率来计算。体表面积根据身高、体重计算，其计算公式为：

$$S=0.006\,59\times H+0.012\,6\times W-0.160\,3$$

式中：S——体表面积，m^2；H——身高，cm；W——体重，kg。

基础能量消耗计算公式为：

$$\mathrm{BEE}=S\times \mathrm{BMR}\times 24\ \mathrm{h}$$

式中：BEE——基础能量消耗，kJ（kcal）/d；BMR——基础代谢率，kJ（kcal）/（m^2·h）；*S*——体表面积，m^2。

第二种，哈里斯—本尼迪克特公式：根据身高、体重、年龄及性别计算健康人体基础能量消耗。

男性：BEE [kJ（kcal）/d] =66+13.7 × 体重（kg）+5.0 × 身高（cm）− 6.8 × 年龄（岁）；

女性：BEE [kJ（kcal）/d] =655+9. 6 × 体重（kg）+1.8 × 身高（cm）− 4.7 × 年龄（岁）。

静息能量消耗（resting energy expenditure，REE）是指机体进食后 3 ~ 4 小时没有骨骼活动的静息状态下的能量消耗，与基础代谢能量消耗测定比较接近。静息能量代谢更接近人们生活、工作中处于休息的状态。

影响基础代谢的因素有很多，主要包括以下几点：

（1）体表面积

一般来说，基础代谢与体表面积呈正相关，体表面积越大，基础代谢越高；在同等体重下，瘦高的人较矮胖的人基础代谢高。另外，基础代谢与瘦体组织的含量也有关。由于瘦体组织（如肌肉、肝脏、心脏等）在代谢过程中相对消耗能量大于脂肪组织，所以瘦体组织含量较高的个体基础代谢也较高。

（2）年龄

成年人的基础代谢通常随着年龄的增长而降低。成年人比儿童基础代谢低，老年人比成年人基础代谢低，婴儿的基础代谢最高。

（3）性别

在其他因素基本一致的情况下，男性比女性的基础代谢率高 5% ~ 10%，但处于孕产期、哺乳期的女性基础代谢会升高。

（4）环境条件

不同的环境条件下人体基础代谢不同。环境温度在 18 ~ 25 ℃时，人体感觉舒适，基础代谢较低；温度升高或降低，基础代谢均会有不同程度的升高。

（5）生理状况

人体生理状况的不同也会影响基础代谢。一些疾病（如甲亢、糖尿病、创伤感染等）会使得基础代谢升高，体力透支、精神紧张以及大量摄入食物等均可升高基础代谢水平，而饥饿、少食、禁食时基础代谢则会降低。

案例分析

基础代谢率反映人体在清醒安静时的基本能量消耗水平。过度节食常会导致基础代谢率降低，这意味着体内肌肉和水分的流失。节食越久越严苛，基础代谢率下降得越快，直至最后即使每天极少量进食体重也不会下降。

2. 身体活动

除基础代谢，体力活动消耗的能量在人体能量消耗中占主要部分。体力活动一般可分为职业活动、社会活动、家务劳动和休闲活动。通常情况下，体力活动的能量消耗约占成人总能量消耗的 15% ~ 30%。

3. 食物热效应

食物热效应（thermic effect of food，TEF）又称食物特殊动力作用（food specific dynamic action），是指由于摄食而引起能量消耗增加的现象。人体在摄入食物后会有一系列的消化、吸收、合成等活动及营养素在代谢中的相互转换，因而会有能量消耗增加的情况出现。各营养素所增加的能量代谢各不相同，摄入糖类时的食物热效应相当于糖类本身所产生能量的 5% ~ 6%，脂肪为 4% ~ 5%，蛋白质最高，为 30%。摄食越多，能量消耗也越多；进食越快，食物热效应也越高。

4. 高级神经活动

人体在精神紧张时呼吸与体内循环会加快，肌肉与脏器活动也会受影响，从而影响能量代谢。例如，运动员在比赛前、学生在考试时能量代谢会增加，这说明比赛前或考试的信号刺激改变了人体的机能状态。

三、体内能量不足与入超的危害

1. 体内能量不足的危害

人体体内能量供给不足时，会动用自身的能量储备甚至消耗自身的组织，以满足生命运动和从事各项活动。如果人长期处于饥饿状态，为了形成葡萄糖供大脑运作，肝脏和肾脏会分解人体储存的蛋白质，长期后果就是肌肉重量明显减轻，临床上会出现消瘦、贫血、骨骼肌退化、脂肪肝、十二指肠溃疡、免疫力下降等，甚至造成死亡。

在临床上，能量供给不足多是因为患者食欲减退而不能正常进食，分解代谢呈超高状态，从而使患者一方面营养素供给不足，另一方面体内能量消耗过多，由此影响了治愈率。近年来临床上比较重视患者的营养支持，以配合治疗，从而达到更好的治疗效果。

2. 体内能量入超的危害

人体如果长期能量摄入过多，剩余的能量会在体内转变为脂肪储存，从而使人体变得肥胖，继而出现各种疾病。临床上的能量入超会使患者出现血糖过高、肝功能异常等表现，因而也不容忽视。

四、身体活动水平

身体活动水平（physical activity level，PAL）是总能量消耗与基础能量消耗的比值，用以表示身体活动强度。机体在 24 小时内消耗的总能量称为总能量消耗（total energy expenditure，TEE），包括基础代谢、身体活动、食物热效应、生长发育、妊娠营养储备、孕妇泌乳等所消耗的能量，以 kJ（kcal）/d 表示。身体活动水平的计算公式为：

$$PAL=\frac{TEE}{BEE}$$

式中：PAL——身体活动水平；TEE——总能量消耗，kJ（kcal）/d；BEE——基础能量消耗，kJ（kcal）/d。

中国营养学会将身体活动水平分为三个等级，分别是轻度（Ⅰ）、中度（Ⅱ）和重度（Ⅲ）。轻度身体活动水平的常见形式有购物、做饭、洗衣等日常生活活动，中度身体活动水平的常见形式有跳舞、骑马、瑜伽、走路、打太极拳、慢骑自行车等，重度身体活动水平的常见形式有竞走、跳绳、跑步、快骑自行车、踢足球、打篮球、游泳、重体力劳动等。各年龄段人群身体活动水平分级见表 1-1-1，在不同等级下中国居民膳食能量需要量见附表 1。

表 1-1-1　各年龄段人群身体活动水平分级

年龄（岁）	身体活动水平		
	轻度（Ⅰ）	中度（Ⅱ）	重度（Ⅲ）
6 ~ 7	1.35	1.55	1.75
8 ~ 9	1.40	1.60	1.80
10 ~ 14	1.45	1.65	1.85

续表

年龄（岁）	身体活动水平		
	轻度（Ⅰ）	中度（Ⅱ）	重度（Ⅲ）
15 ~ 17	1.55	1.75	1.95
18 ~ 79	1.50	1.75	2.00
80 ~	1.45	1.70	—

注：0 ~ 6 岁儿童身体活动水平不分级，6 ~ 17 岁为儿童、青少年，18 岁以上为成年人。

思考与练习

1. 简述基础代谢及其影响因素。

2. 简述体内能量不足的危害。

3. 案例：小赵，男，27 岁，身高 178 cm，体重 75 kg，是一名足球运动员。请计算小赵的基础代谢率，并向他推荐每天膳食能量需要量。

提示：①根据哈里斯—本尼迪克特公式计算基础代谢率；②通过查询本书附表计算小赵每天的膳食能量需要量。

课题二
营养素的基本功能

能力目标

- 能判别营养素的基本功能。
- 能根据膳食营养素推荐表为照护对象选择适宜的摄入量。
- 能根据膳食营养素推荐摄入量选择适宜的食物。

营养素主要分为宏量营养素和微量营养素。人体需求量较大的营养素称为宏量营养素，包括糖类、蛋白质、脂类等；人体需求量相对较小的营养素称为微量营养素，包括维生素和矿物质。

一、糖类

糖类（carbohydrate）是单糖、寡糖和多糖的总称，是提供能量的重要营养素。人类膳食中 40% ~ 80%的能量来源于糖类。糖类主要以葡萄糖的形式在小肠被消化吸收。

1. 糖类的分类

糖类按照化学结构可以分为单糖、寡糖（又称低聚糖，聚合度 2 ~ 10）和多糖（聚合度 10 以上）。单糖有葡萄糖、半乳糖、果糖等，是不能再水解的糖；寡糖有蔗糖、乳糖、麦芽糖、麦芽低聚糖、低聚果糖等；多糖中最常见的有淀粉、纤维素等。

2. 糖类的生理功能

（1）提供和储存能量

糖类是供给能量的主要物质。每克糖类在体内可以氧化产生 4 kcal 的能量。机体内糖类主要以糖原的形式储存在肝脏和肌肉中，消化吸收后转变成葡萄糖。中枢神经系统只能依靠糖类供能，婴儿时期缺少糖类会影响脑细胞的生长发育。

（2）构成机体组织的重要生命物质

糖类主要以糖脂、糖和蛋白结合物的形式存在于细胞膜、细胞器、细胞质和细胞间质中，是构成机体细胞的重要物质，参与多种生理活动。如糖脂是细胞膜的组成成分，蛋白多糖用以构成结缔组织，核糖和脱氧核糖是核酸的组成成分，一些激素糖蛋白参与调节机体内重要生理活动等。

（3）节氮作用

当糖类摄入不足时，机体会调用蛋白质产能，因而摄入足够的糖类物质可以防止或减少这种情况发生。糖类的这种作用被称为对蛋白质的节约作用或者节氮作用。

（4）抗生酮作用

当膳食中糖类物质缺乏时，脂肪不能被完全氧化而产生大量的酮体，酮体在体内蓄积会导致酮血症或酮尿症。摄入充足的糖类可以避免此情况发生。

（5）保肝解毒作用

储存在肝脏中的糖原能增强肝脏细胞的再生能力，对某些有害物质有解毒作用，如肝脏中的葡萄糖醛酸能与细菌毒素、酒精、砷等结合并排出体外。

（6）促进肠道蠕动

糖类中一些非淀粉多糖，如纤维素、果胶、抗性淀粉等，不易被小肠吸收，能刺激肠道蠕动，增加粪便容积，增强排泄能力。

3. 食物来源及参考摄入量

糖类主要来源于谷薯类食物，一些常见食物的糖类含量见表 1-2-1，中国营养学会推荐居民膳食糖类参考摄入量和可接受范围见附表 2。

表 1-2-1　常见食物的糖类含量（g/100 g，可食部）

食物名称	糖类含量	食物名称	糖类含量	食物名称	糖类含量
稻米（大米）	77.2	甘薯（红心）	23.1	紫菜	22.5
小麦（标准粉）	71.5	银耳（白木耳）	36.9	牛乳	3.4
小米	73.5	花生（炒）	17.3	鸡蛋（白皮）	1.5
玉米（黄）	66.6	荔枝（鲜）	16.1	白果	72.6

二、蛋白质

蛋白质（protein）是以氨基酸为基本单位，通过肽键连接起来的一类含氮大分子有机化合物。蛋白质是人体的物质基础，也是生命活动中的主要物质。人体中蛋白质含量最高，可占人体干重的 45%；分布很广，几乎所有器官、组织都含有蛋白质。

1. 蛋白质的元素组成及分类

蛋白质主要由碳、氢、氧、氮、硫等元素组成，有些还含有磷、铁、铜、锌、锰、钴等元素。由于各种蛋白质中氮的含量比较接近，平均为 16%，因此可以通过测定氮的含量来折算蛋白质含量。每克氮相当于 6.25 克蛋白质。

氨基酸是组成蛋白质的基本单位，是分子中同时具有氨基和羧基的一类化合物。组成人体蛋白质的氨基酸约 20 种。人体必需但体内不能合成或合成量不能满足需要，需要从食物中获得的氨基酸称为必需氨基酸，包括异亮氨酸、亮氨酸、赖氨酸、蛋氨酸、苯丙氨酸、苏氨酸、色氨酸、缬氨酸和组氨酸，其中组氨酸为婴儿生长所必需。人体需要，且能在体内合成，不需从食物中获得的氨基酸称为非必需氨基酸，如天冬氨酸、谷氨酸、甘氨酸、丝氨酸、丙氨酸、脯氨酸等。还有一类条件必需氨基酸，包括两种：一种是在创伤、感染、剧烈运动及高分解代谢等特殊条件下成为必需的氨基酸，如精氨酸和谷氨酰胺；另一种是能减少必需氨基酸需求的氨基酸，如酪氨酸和半胱氨酸。

在营养学中，蛋白质根据必需氨基酸的种类和数量可分为完全蛋白质、半完全蛋白质和不完全蛋白质。其中完全蛋白质又称优质蛋白质，所含必需氨基酸种类齐全、比例适当，不仅能维持人体健康，还能促进生长发育，如乳类中的酪蛋白、乳清蛋白，蛋类中的卵清蛋白等。半完全蛋白质所含必需氨基酸种类齐全但比例不适当，可以维持生命，但不能促进生长发育，如小麦中的麦胶蛋白。不完全蛋白质所含必需氨基酸种类不全，不能促进生长发育，也不能维持生命，如胶原蛋白、玉米胶蛋白、豆球蛋白等。

以蛋白质中含量最少的色氨酸为 1，计算其他必需氨基酸的相应比值，再根据各种必需氨基酸的构成比值评价食物中蛋白质的营养价值，这种模式称为氨基酸模式。如果食物蛋白质的氨基酸模式越接近人体蛋白质的氨基酸模式，那么这种蛋白质越容易被人体吸收利用。例如，鸡蛋中所含氨基酸的种类和比例与人体最接近，因此很容易被人体消化吸收，营养价值非常高。人体和常见食物的蛋白质氨基酸模式见表 1-2-2。

表 1-2-2 人体和常见食物的蛋白质氨基酸模式

氨基酸种类	人体	全鸡蛋	牛奶	猪瘦肉	牛肉	大豆	面粉	大米
色氨酸	1	1	1	1	1	1	1	1
蛋氨酸＋胱氨酸	2.3	3.4	2.4	2.5	3.2	1.2	2.8	2.8
苏氨酸	2.9	2.8	3.1	3.5	3.6	2.8	2.5	2.5
苯丙氨酸＋酪氨酸	3.8	5.5	7.3	6.0	6.2	3.2	7.2	7.2
异亮氨酸	4.0	3.2	3.4	3.4	4.4	4.3	3.8	4.0
缬氨酸	4.8	3.9	4.6	3.9	4.6	3.2	3.8	3.8
赖氨酸	5.5	4.1	5.6	5.7	7.2	4.9	1.8	2.3
亮氨酸	7.0	5.1	6.8	6.3	6.8	5.7	6.4	6.3

2. 蛋白质的生理功能

（1）构成和修复机体组织

蛋白质是构成生命的重要物质基础，人体的重要组成部分都有蛋白质参与。正常成年人体内的蛋白质约占体重的 16%，这些蛋白质处在不断分解和合成的动态变化中。食物中的蛋白质被消化吸收后用于维持组织的更新和修复。婴幼儿、儿童、青少年、孕妇和乳母还需要合成额外的蛋白质，以满足生理和生长发育需要。

（2）调节机体生理功能，参与生命活动

蛋白质在体内有多种形态，如起催化作用的酶、具有免疫功能的抗体、起生理调节作用的激素、输送二氧化碳和氧气的血红蛋白、具有收缩作用的肌纤维蛋白、起支架作用的胶原蛋白，以及参与遗传信息传递的核蛋白。这些蛋白质是维持生命活动正常运行的基础。

（3）参与能量代谢

一般情况下，能量代谢不是蛋白质的主要功能，机体每天所需的能量大约只有 10%～15%来源于蛋白质。只有当糖类和脂肪摄入不足时，机体才会加强蛋白质的分解来产生能量。利用蛋白质作为能量来源从营养价值的角度上讲是不经济的，对机体的健康也会产生影响。

3. 蛋白质的互补作用

蛋白质的互补作用是指将两种或两种以上食物蛋白质混合食用，其所含必需氨基酸的种类和数量相互补充，从而提高食物蛋白质营养价值。例如，大豆中赖氨酸含量较高、蛋氨酸含量较低，而面粉的情况正好相反。将大豆和面粉混合食用可促

进这两种氨基酸的吸收。这种混合搭配、互相补充的做法将食物中氨基酸的比值调整到接近人体需要的模式，从而提高了蛋白质的营养价值。

4. 氮平衡

氮平衡是指摄入氮与排出氮的动态平衡。摄入氮 = 排出氮，为氮平衡；摄入氮 > 排出氮，为正氮平衡；摄入氮 < 排出氮，为负氮平衡。由于机体内蛋白质的合成与分解在不断进行，每日总有一定量的蛋白质被分解代谢，并以尿液、粪便、汗液、脱落毛发等形式排出。为了补充蛋白质，一般推荐人群的摄入氮应高于排出氮。成年人氮平衡的摄入氮与排出氮应大致相当或略大于排出氮，一般超出量控制在 5% 左右。处于生长发育期的儿童、孕妇、乳母、运动员、疾病康复期患者等应为正氮平衡，即摄入氮大于排出氮，使一部分蛋白质在体内储存。衰老、消耗病为负氮平衡。

5. 食物来源及参考摄入量

膳食蛋白质按来源分为动物性蛋白质和植物性蛋白质。动物性蛋白质主要来源于肉、蛋、鱼、乳类，植物性蛋白质主要来源于豆类和谷类。通常来说，动物性蛋白质的利用率优于植物性蛋白质，大豆蛋白质除外。一些常见食物的蛋白质含量见表 1-2-3，中国营养学会推荐居民膳食蛋白质参考摄入量见附表 3。

表 1-2-3　常见食物的蛋白质含量（g/100 g，可食部）

食物名称	蛋白质含量	食物名称	蛋白质含量	食物名称	蛋白质含量
稻米（大米）	7.4	竹笋	2.6	鸭	15.5
小麦（标准粉）	11.2	银耳（白木耳）	10.0	牛乳	3.0
小米	9.0	花生（炒）	21.9	鸡蛋（白皮）	12.7
玉米（黄）	8.7	牛肉（肥瘦）	18.1	鲜贝	15.7
豆腐	8.1	羊肉（肥瘦）	19.0	草鱼	16.6
豆腐干	16.2	猪肉（肥瘦）	13.2	鳜鱼	19.9
绿豆	21.6	猪肉（脊背，里脊）	20.2	河虾	16.4
胡萝卜（红）	1.0	鸡	19.3	蟹（河蟹）	17.5

三、脂类

脂类（lipid）是脂肪和类脂的总称。脂肪由一分子甘油和三分子脂肪酸结合而成，又称为甘油三酯。类脂包括磷脂、固醇类以及衍生物糖脂和脂蛋白等。正常人脂肪占体重的 14%～19%，主要以甘油三酯形式储存于脂肪组织内。磷脂、固醇类等类脂是组织结构的组成成分，约占体内总脂的 5%。脂类物质主要以脂肪酸的形式被机体消化吸收。

1. 脂肪酸的分类

脂肪酸（fatty acid）是一类羧酸化合物，可以按碳原子数、不饱和双键数、空间结构以及人体必需与否进行分类。

（1）按碳原子数分类

脂肪酸按碳原子数分为短链脂肪酸（如丙酸、丁酸等）、中链脂肪酸（如羊脂酸、月桂酸等）和长链脂肪酸（如油酸、亚油酸等）。食物中的脂肪酸大多是长链脂肪酸。

（2）按不饱和双键数分类

脂肪酸按碳链上是否存在不饱和双键分为饱和脂肪酸（SFA）和不饱和脂肪酸（USFA），不饱和脂肪酸又可分为单不饱和脂肪酸（MUFA）和多不饱和脂肪酸（PUFA）。饱和脂肪酸常温多呈固态，如大部分动物脂肪；不饱和脂肪酸常温多呈液态，如亚油酸等，在花生油、豆油、菜籽油等中含量丰富。

（3）按空间结构分类

根据不饱和键的空间结构，脂肪酸可以分为顺式脂肪酸和反式脂肪酸。自然界中的脂肪酸大多是顺式脂肪酸，如大多数食用植物油。反式脂肪酸通常是在对植物油进行氢化处理时产生的。氢化植物油性状稳定，价格较低，在食品加工行业应用广泛，如用于制作奶油面包、冰激凌等。膳食中反式脂肪酸摄入过多会对身体产生不利影响，可能诱发肿瘤、哮喘、过敏等疾病，还会增加患心血管疾病的风险。

（4）按人体必需与否分类

目前发现亚油酸和 α－亚麻酸是人体必需的两种脂肪酸。亚油酸可转变为 γ－亚麻酸和花生四烯酸，α－亚麻酸可转变为二十碳五烯酸（EPA）和二十二碳六烯酸（DHA）。EPA 和 DHA 对大脑和视网膜的正常生长发育有重要作用。

2. 脂类的生理功能

（1）储存和供给能量

脂肪主要存在于人体的皮下和脏器，每克脂肪在体内氧化分解可以释放出 9 kcal 的能量，在脏器周围的脂肪还能起到固定和缓冲外部冲击的作用。

（2）构成机体组织和重要物质

脂类是构成人体细胞的重要成分，在维持细胞的结构和功能中起着重要作用。磷脂是生物膜的组成成分，参与人体的物质交换，也是神经组织的重要组成部分。

胆固醇是细胞膜和细胞器膜的重要组成部分，也是机体合成胆酸、维生素 D_3 和类固醇的必需物质。

（3）促进食欲，增加饱腹感

食物经过油脂烹调后，外观和口感会改变，能增进食欲。脂肪能刺激十二指肠产生肠抑胃素，增加饱腹感。

（4）促进脂溶性维生素的吸收

膳食中的脂肪是脂溶性维生素良好的溶剂，能促进脂溶性维生素在机体内的消化和吸收。

3. 食物来源及参考摄入量

脂类的主要食物来源是动物性食物和植物油、油料作物种子等部分植物性食物。一些常见食物的脂肪含量见表 1-2-4。

表 1-2-4　常见食物的脂肪含量（g/100 g，可食部）

食物名称	脂肪含量	食物名称	脂肪含量	食物名称	脂肪含量
稻米（大米）	0.8	竹笋	0.2	鸭	19.7
小麦（标准粉）	1.5	银耳（白木耳）	1.4	牛乳	3.2
小米	3.1	花生（炒）	48.0	鸡蛋（白皮）	9.0
玉米（黄）	3.8	牛肉（肥瘦）	13.4	鲜贝	0.5
豆腐	3.7	羊肉（肥瘦）	14.1	草鱼	5.2
豆腐干	7.8	猪肉（肥瘦）	37.0	鳜鱼	4.2
绿豆	0.8	猪肉（脊背，里脊）	7.9	河虾	2.4
胡萝卜（红）	0.2	鸡	9.4	蟹（河蟹）	2.6

人体必需的脂肪酸来源于不饱和脂肪酸，因此食物中不饱和脂肪酸的比例是脂肪营养价值的重要判断依据。橄榄油含有非常丰富的不饱和脂肪酸；玉米油、米糠油中亚油酸的含量占脂肪总含量的 50%以上；花生油中的亚油酸含量约占脂肪总含量的 38%；豆油中亚麻酸含量较低，约占 7%。坚果类也是必需脂肪酸的重要来源，如核桃仁、花生仁中亚油酸含量均达到 38%，核桃仁的亚麻酸含量达到 12%。动物性食物中鱼类脂肪含有比较丰富的不饱和脂肪酸，蛋类的脂肪大部分存在于蛋黄中，以单不饱和脂肪酸为多。中国营养学会推荐居民膳食脂肪、脂肪酸参考摄入量和可接受范围见附表 4。

四、维生素

案例

小王，28 岁，公司职员，最近因工作繁忙，天天加班至深夜，睡眠时间短，三餐无规律，水果摄入少，晨起有疲倦感，精神不振，刷牙时常出现牙龈出血。

讨论

分析小王健康状况不佳的原因。

维生素（vitamin）是维持人体正常生理功能所必需的一类微量有机物质，分为脂溶性维生素和水溶性维生素两类。前者包括维生素 A、维生素 D、维生素 E 和维生素 K，后者包括 B 族维生素、维生素 C 等。人体缺乏维生素时不能正常生长，并会发生特异性缺乏病。

1. 脂溶性维生素

（1）维生素 A

维生素 A 是一类含有视黄醇结构并具有其生物活性的物质，包括动物性食物来源的维生素 A 和植物性食物来源的维生素 A 原。维生素 A 原即类胡萝卜素，类胡萝卜素可在体内转化为维生素 A。

1）生理功能

维生素 A 的生理功能主要包括：①维持正常的视觉功能，参与视网膜上感光物质视紫红质的构成；②维持上皮细胞组织的生长；③促进生长和发育，参与遗传物质 RNA 和 DNA 的合成，在细胞的生长和骨骼发育中起重要作用；④维持生殖功能，缺乏维生素 A 会影响雄性动物精子的形成和雌性动物雌激素的周期性变化。此外，维生素 A 还具有提高机体免疫力、抗氧化、抗癌作用等。

2）食物来源及参考摄入量

维生素 A 的食物来源包括各种动物肝脏、鱼肝油、鱼卵、奶油、全奶、奶酪及蛋黄等。植物性食物可提供类胡萝卜素，类胡萝卜素主要存在于深绿色或红黄色蔬菜和水果中，如胡萝卜、韭菜、蜜橘、枇杷等。中国营养学会推荐居民膳食维生素 A 参考摄入量见附表 5。

（2）维生素 D

维生素 D 是指具有胆钙化醇生物活性的一类物质，主要包括钙化醇（维生素 D_2）

和胆钙化醇（维生素 D_3）。

1）生理功能

维生素 D 的生理功能主要包括：①促进小肠黏膜对钙的吸收；②促进肾小管对钙、磷的重吸收；③促进骨骼、牙齿的钙化；④调节血钙水平。

2）食物来源及参考摄入量

维生素 D 的食物来源主要是动物性食物，包括动物肝脏、蛋黄、鱼肝油等。但补充维生素 D 最好的方式是晒太阳，通过紫外线的照射促进体内维生素 D 的转化。中国营养学会推荐居民膳食维生素 D 参考摄入量见附表 5。

（3）维生素 E

维生素 E 又称生育酚，是一类具有 α－生育酚活性的物质，主要分为生育酚类和三烯生育酚类，每类又分为 α、β、γ、δ 四种，其中 α－生育酚分布最广、活性最高。

1）生理功能

维生素 E 的生理功能主要包括：①抗氧化作用，在体内保护机体免受自由基损害；②维持生殖功能，能在防止先兆流产和习惯性流产中发挥重要作用；③促进血红素代谢，抑制血小板凝聚，维持骨骼肌、心血管、脑组织结构和功能。

2）食物来源及参考摄入量

维生素 E 在自然界中广泛存在，主要来源于植物性食物，如植物油、谷类、坚果、奶、肉、蛋等。中国营养学会推荐居民膳食维生素 E 参考摄入量见附表 5。

（4）维生素 K

维生素 K 又名凝血维生素，是从动物肝和麻籽油中发现并提取出的萘醌衍生物。植物来源的维生素 K 是维生素 K_1，又称叶绿醌；维生素 K_2 可在肠道内由细菌合成，又称甲萘醌。维生素 K 对热稳定，但易被光、碱、氧化剂等破坏。

1）生理功能

维生素 K 的生理功能主要包括：①参与凝血过程，维生素 K 是凝血因子及凝血蛋白质合成的重要原料；②调节骨组织钙化和形成，作为辅酶参与骨钙素和 γ－羧基谷氨酸蛋白质的合成，进而调节组织代谢。

2）食物来源及参考摄入量

维生素 K 来源广泛，如奶酪、鱼肝油、菠菜、豌豆、动物肝脏等。中国营养学会推荐居民膳食维生素 K 参考摄入量见附表 5。

2. 水溶性维生素

（1）维生素 B_1

维生素 B_1 又名硫胺素、抗神经炎素，在体内以焦磷酸硫胺素的形式构成辅酶，参与能量代谢。

1）生理功能

维生素 B_1 的生理功能主要包括：①作为辅酶参与物质代谢和能量代谢；②调节神经传导，在神经组织中维生素 B_1 能够抑制乙酰胆碱酯酶的活性，进而影响乙酰胆碱的分解，抑制胃肠蠕动。

2）食物来源及参考摄入量

维生素 B_1 的良好食物来源是动物性食物，如动物内脏等；在植物性食物中，未加工的谷类、豆类和坚果类等维生素 B_1 的含量很丰富。中国营养学会推荐居民膳食维生素 B_1 参考摄入量见附表 6-1。

（2）维生素 B_2

维生素 B_2 又称核黄素，在体内与特定蛋白质结合形成黄素蛋白，参与氧化还原反应和能量代谢。

1）生理功能

维生素 B_2 的生理功能主要包括：①参与体内生物氧化与能量代谢过程；②与体内铁的吸收、储存有关，在防治缺铁性贫血中有重要作用。

2）食物来源及参考摄入量

维生素 B_2 的食物来源主要是动物性食物，如肝、肾、心脏、乳汁及蛋类。绿叶蔬菜中菠菜、油菜维生素 B_2 含量较丰富，豆类、谷类则含量较少。中国营养学会推荐居民膳食维生素 B_2 参考摄入量见附表 6-1。

（3）烟酸

烟酸又称尼克酸、维生素 PP、抗癞皮病因子等，包括烟酸、烟酰胺及具有烟酸活性的衍生物。

1）生理功能

烟酸在生物氧化还原反应中作为辅酶起电子载体或递氢体作用。烟酸是葡萄糖耐量因子的组成成分之一，维持胰岛素的正常功能。

2）食物来源及参考摄入量

烟酸广泛存在于动植物食物中，如肝、肾、瘦肉、花生、茶叶、鱼、蘑菇等。

除了通过食物获取，肝脏能将色氨酸转化成烟酸，平均 60 mg 色氨酸转化为 1 mg 烟酸，因此膳食烟酸摄入量以烟酸当量表述。中国营养学会推荐居民膳食烟酸参考摄入量见附表 6-1。

（4）维生素 B_6

维生素 B_6 是吡啶的衍生物。

1）生理功能

维生素 B_6 在参与重要氨基酸代谢、血红蛋白合成、烟酸形成、同型胱氨酸分解中发挥重要作用，与蛋白质、脂类和能量代谢关系密切。

2）食物来源及参考摄入量

维生素 B_6 来源广泛，在肉类、肝脏、豆类、坚果中含量丰富，水果和蔬菜中含量也较多，其中香蕉、卷心菜、菠菜的含量较高。中国营养学会推荐居民膳食维生素 B_6 参考摄入量见附表 6-2。

（5）叶酸

叶酸是一类含有碟酰谷氨酸结构的化合物，因绿叶中含量十分丰富而得名，其母体结构主要由蝶呤啶、对氨基苯甲酸和谷氨酸等结合而成。

1）生理功能

叶酸在一碳单位代谢中发挥作用，其生理功能主要包括：①参与核酸和蛋白质的合成；②参与氨基酸代谢；③参与血红蛋白及一些甲基化合物的合成，如肾上腺素、胆碱、肌酸等。

2）食物来源及参考摄入量

叶酸的食物来源广泛，如动物内脏、鸡蛋、豆类、绿叶蔬菜、水果及坚果等。中国营养学会推荐居民膳食叶酸参考摄入量见附表 6-2。

（6）维生素 B_{12}

维生素 B_{12} 含有钴元素，又称氰钴胺素、钴胺素，是唯一含金属原子的维生素。

1）生理功能

维生素 B_{12} 的生理功能主要包括：①参与同型胱氨酸转化为蛋氨酸的过程；②参与丙酰辅酶 A 代谢，间接参与脂蛋白的合成；③缺乏时影响脂肪酸的合成。

2）食物来源及参考摄入量

膳食中维生素 B_{12} 主要来源于动物性食物，肉类及肉制品、动物内脏、贝类、鱼、禽、蛋类等含量丰富；植物性食物中维生素 B_{12} 含量较低。中国营养学会推荐

居民膳食维生素 B_{12} 参考摄入量见附表 6-2。

（7）维生素 C

维生素 C 又称抗坏血酸，在体内氧化还原反应中具有重要作用。

1）生理功能

维生素 C 的生理功能主要包括：①促进胶原蛋白形成，维持骨骼、牙齿的正常发育和血管壁的通透性；②参与神经递质合成；③促进类固醇的代谢；④还原三价铁离子，促进铁的吸收；⑤促进抗体形成；⑥促进四氢叶酸形成；⑦维持巯基酶活性；⑧与金属离子络合，从而减少汞、铅、镉、砷等有害物质的吸收；⑨阻断致癌物质亚硝胺类化合物在体内合成；⑩清除自由基。

2）食物来源及参考摄入量

维生素 C 主要来源于新鲜的水果和蔬菜，如油菜、菠菜、西红柿等，一般酸味水果比无酸味水果含量高、叶类比根茎含量高。中国营养学会推荐居民膳食维生素 C 参考摄入量见附表 6-2。

案例分析

小王感到身体疲倦、精神不振，除了工作强度大、休息不够以外，还与营养素摄入不足有关。其中牙龈出血是比较典型的缺乏维生素 C 的症状。建议小王规律饮食，尤其要注意多吃新鲜的蔬菜和水果，以补充体内缺乏的维生素。

五、矿物质

人体中目前已发现有二十余种元素，其中碳、氢、氧、氮等构成糖类、蛋白质、脂类等有机物，其余的元素以无机物的形式存在，称为矿物质（mineral），也称无机盐。

矿物质在体内主要有以下几个特点：①不能由人体合成，只能通过水或食物摄入；②在体内分布不均匀，如碘集中在甲状腺，铁存在于红细胞；③矿物质元素之间存在协同或拮抗作用；④人体内矿物质元素之间的比例基本稳定；⑤某些微量元素摄入过多易产生毒副作用。

根据在人体内含量的多少，矿物质可分为常量元素和微量元素。

1. 常量元素

常量元素又称宏量元素，在人体内含量较多，占体重 0.01%以上。表 1-2-5 中列举了几种常见常量元素的主要生理功能及食物来源。中国营养学会推荐居民膳食常量元素参考摄入量见附表 7。

表 1-2-5　常见常量元素的主要生理功能及食物来源

常量元素	主要生理功能	食物来源
钙	①骨骼和牙齿的主要成分 ②维持神经、肌肉活动 ③调节或激活体内某些酶的活性 ④参与凝血 ⑤维持细胞膜的稳定性 ⑥维持体液酸碱平衡 ⑦参与激素分泌 ⑧调节细胞的正常生理功能	奶及奶制品、虾皮、芝麻酱、蔬菜、豆类、海带等 草酸、脂肪酸等酸以及膳食纤维会抑制钙的吸收
磷	①骨骼和牙齿的主要成分 ②作为三磷酸腺苷（ATP）的原料，参与机体能量代谢 ③参与构成多种酶 ④机体生命物质的成分 ⑤调节酸碱平衡	肉、蛋、奶、肝脏、豆类等
钾	①维持细胞内外渗透压 ②维持糖、蛋白质代谢 ③维持心肌功能 ④维持神经肌肉的应激性和功能 ⑤降低血压	新鲜水果和蔬菜，如橘子、苹果、香蕉、黄豆、紫菜等
钠	①调节酸碱平衡 ②调节渗透压 ③保持水分平衡 ④维持神经肌肉的兴奋性 ⑤参与体内糖代谢、能量代谢及氧的利用等 ⑥保持血压稳定	食盐、酱油、腌制品等

续表

常量元素	主要生理功能	食物来源
镁	①骨的结构成分 ②调节肌肉神经兴奋性 ③参与多种酶促反应 ④参与细胞内能量代谢	紫菜、小米、黄豆、木耳、海米、大豆粉等
氯	①维持体液酸碱平衡 ②参与维持正常渗透压 ③胃消化液的主要成分 ④激活唾液淀粉酶 ⑤参与血液中二氧化碳的运输	食盐、酱油、腌制品、酱菜等

2. 微量元素

微量元素在体内含量微量甚至超微量，仅占人体重量的 0.01%以下。表 1-2-6 中列举了几种常见微量元素的主要生理功能及食物来源。中国营养学会推荐居民膳食微量元素参考摄入量见附表 8。

表 1-2-6　常见微量元素的主要生理功能及食物来源

微量元素	主要生理功能	食物来源
铁	①维持造血功能 ②参与组织细胞呼吸过程 ③血红蛋白、肌红蛋白、细胞色素 A 以及某些呼吸酶的重要成分 ④维持正常免疫功能	动物全血、肝脏、肉类、豆腐干、大豆、黑木耳等
碘	①参与糖、蛋白质和脂肪的能量代谢 ②促进氧化、磷化过程，调节能量的转换 ③促进生长发育 ④促进神经系统发育 ⑤调节组织中水盐代谢	海带、紫菜、干贝、海参、海蜇等
锌	①人体重要酶的组成成分或激活剂 ②促进机体生长发育和组织再生 ③促进食欲 ④促进性器官和性功能的正常发育 ⑤促进维生素 A 的代谢和生理作用	贝壳类海产品、动物内脏、肉类、燕麦、花生酱、豆类和谷类等

续表

微量元素	主要生理功能	食物来源
硒	①抗氧化酶的组成成分 ②具有解毒作用，可与汞、镉、铅等重金属结合形成复合物排出体外 ③促进生长，保护视觉器官	海产品、肉类、内脏等
铜	①含铜金属酶的组成成分 ②调节脂类和糖类代谢	贝壳类食物、动物肝脏、谷类胚芽、豆类及坚果等

六、膳食纤维

膳食纤维（dietary fiber）是植物性食物中含有的，不能被人体小肠消化吸收的，对人体有健康意义的碳水化合物，包括纤维素、半纤维素、果胶、菊粉等，还包括木质素等其他成分。

1. 膳食纤维的特性

膳食纤维的特性主要包括：①吸水性强，可促进肠道蠕动，加快排便；②黏滞性大，可以软化粪便；③能够与胆酸和胆固醇结合形成复合物，也可在胃中与钾、钠、铁等阳离子结合，影响离子吸收；④在肠道内被细菌酵解产生脂肪酸，作为肠道细菌和细胞的能量来源。

2. 膳食纤维的生理功能

膳食纤维的生理功能主要包括：①促进消化、吸收和排泄；②预防脂代谢紊乱，降低发生冠心病、心血管疾病的风险；③降低胆汁中胆固醇的浓度，预防胆结石的发生；④在肠道中抑制厌氧菌的生产，降低发生结肠癌的风险。

3. 食物来源及参考摄入量

膳食纤维主要来源于植物性食物，谷类、豆类、水果、蔬菜和马铃薯等都是其良好的膳食来源。中国营养学会建议居民膳食纤维摄入量为：低能量膳食 25 g/d，中能量膳食 30 g/d，高能量膳食 35 g/d。

思考与练习

1. 简述蛋白质的互补作用及其主要生理功能。
2. 简述脂类的主要生理功能。

3. 简述不饱和脂肪酸对人体的作用。

4. 案例：小胡，女，30 岁，平时身体状况良好，无特殊疾病，但较瘦弱，现初诊已孕 3 周。

请根据膳食营养素推荐摄入量给出小胡孕期各营养素摄入建议。

提示：请查询本书附表，根据膳食营养素推荐摄入量给出孕期各营养素摄入建议。

模块二

食物营养价值

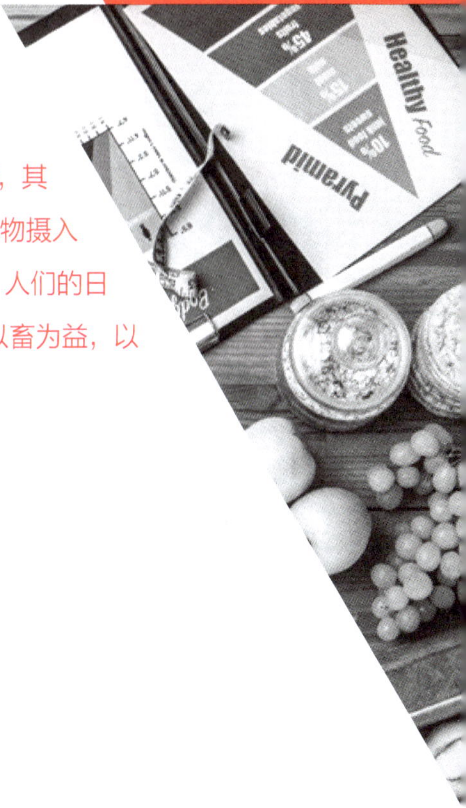

食物是人类获得能量和各种营养素的基本来源，其种类繁多，所含营养成分及含量各不相同。通过食物摄入足量、全面的营养是维持身体健康的重要保证。人们的日常饮食应在五谷杂粮的基础上，以果为助，以畜为益，以菜为充，辨证施食，相互配合。

课题一
谷类、豆类、坚果

能力目标

- 能知晓谷类、豆类、坚果的营养成分及含量。
- 能运用谷类、豆类、坚果的食疗作用调节机体状态。

谷类、豆类、坚果均富含 B 族维生素、膳食纤维和矿物质，其中谷类中较缺乏的赖氨酸在豆类中含量丰富，坚果中富含不饱和脂肪酸。

一、谷类

案例

张某，男，49 岁，江苏南通人，身高 172 cm，体重 67 kg；日常饮食主食单一，早餐以米粥为主，中餐和晚餐以米饭为主，喜吃精细食物；经常便秘。

讨论

针对张某经常便秘的情况，请问张某在日常饮食中可选用哪种谷类?

谷类是中国传统膳食的主体，常见的谷类包括大米、小米、糯米、薏米、玉米、小麦、燕麦、荞麦等。谷类可为人体提供日常所需的热量、B 族维生素、矿物质和膳食纤维等。

1. 营养素分布

各种谷类结构相似，都是由谷皮、糊粉层、胚乳和胚芽四个主要部分组成的。

（1）谷皮

谷皮是谷粒的外壳，主要成分为纤维素和半纤维素，食用价值不高。

（2）糊粉层

糊粉层除含有较多的纤维素外，还含有较多的磷、B 族维生素、无机盐和一定量的蛋白质及脂肪。糊粉层营养素含量相对较高。

（3）胚乳

胚乳是谷类的主要部分，含有丰富的淀粉和蛋白质。

（4）胚芽

胚芽富含脂肪、蛋白质、无机盐、B 族维生素和维生素 E。

2. 营养成分

谷类蛋白质主要由谷蛋白、白蛋白、醇溶蛋白和球蛋白组成，脂肪主要为不饱和脂肪酸，碳水化合物主要为淀粉，矿物质以植酸盐形式存在的钙为主，维生素主要为 B 族维生素。表 2-1-1 列出了常见谷类的主要营养成分及含量。

表 2-1-1　常见谷类的主要营养成分及含量

主要营养成分 \ 含量 \ 常见谷类	稻米（代表值）	小米	糯米	薏米	玉米（黄，干）	小麦	燕麦	荞麦
能量（kcal）	346	361	350	361	348	338	338	337
水分（g）	13.3	11.6	12.6	11.2	13.2	10.0	10.2	13.0
蛋白质（g）	7.9	9.0	7.3	12.8	8.7	11.9	10.1	9.3
脂肪（g）	0.9	3.1	1.0	3.3	3.8	1.3	0.2	2.3
碳水化合物（g）	77.2	75.1	78.3	71.1	73.0	75.2	77.4	73.0
不溶性膳食纤维（g）	0.6	1.6	0.8	2.0	6.4	10.8	6.0	6.5
维生素 B_1（mg）	0.16	0.33	0.20	0.22	0.21	0.28	0.30	0.28
维生素 B_2（mg）	0.08	0.10	0.05	0.15	0.13	0.08	0.13	0.16
钙（mg）	8	41	26	42	14	34	58	47

注：含量以每 100 g 可食部含有的营养成分量进行计量。

3. 食疗作用

作为膳食宝塔的塔基，谷类是最好的基础食物，也是最经济的能量来源。不同的谷类所含成分有所差异，呈现不同的食疗作用。表 2-1-2 列出了常见谷类的食疗作用。

表 2-1-2　常见谷类的食疗作用

常见谷类	食疗作用
大米	①可预防脚气病，消除口腔炎症 ②具有补脾、和胃、清肺功效
小米	①有清热解渴、健胃除湿、和胃安眠等功效 ②具有滋阴养血的功效，可调养产妇的虚寒体质，帮助恢复体力
糯米	①健脾养胃，温暖五脏，对脾胃虚寒、食欲不佳有一定的缓解作用，有止渴健脾功效 ②有一定的收敛固涩作用，对尿频、盗汗有较好的缓解效果
薏米	①能有效抑制肿瘤细胞的增殖，可用于胃癌、子宫颈癌的辅助治疗 ②可增强肾功能，有清热利尿的作用
玉米	①可延缓衰老，降低血清胆固醇，防治冠状动脉粥样硬化性心脏病 ②可防治便秘、肠炎、肠癌等
小麦	①可降低血液循环中的雌激素含量，防治乳腺癌 ②可缓解更年期妇女的更年期综合征
燕麦	①可有效降低机体的胆固醇水平，预防心脑血管疾病 ②可降糖、通便
荞麦	①可降血糖、降血脂，抑制凝血块的形成，预防脑血管意外 ②可抗菌、消炎、止咳、平喘、祛痰

案例分析

张某的饮食特点：①主食选材单一，早餐以米粥、中餐和晚餐以米饭为主；②喜食精细食物。

考虑主食缺乏维生素、膳食纤维，建议丰富主食种类，补充粗粮，如玉米、燕麦、荞麦等。

二、豆类

豆类及其制品营养比较全面，主要提供蛋白质、脂肪、膳食纤维、矿物质和B族维生素，是理想的健康食品。

1. 营养成分

豆类可分为大豆和杂豆，其中大豆包括黄豆、黑豆等，杂豆包括赤小豆、绿豆、蚕豆等。加工制成的豆制品，营养成分与原料基本相同。表 2–1–3 列出了常见豆类的主要营养成分及含量。

表 2–1–3　常见豆类的主要营养成分及含量

主要营养成分＼含量＼常见豆类	黄豆	黑豆（干）	赤小豆（干）	绿豆（干）	蚕豆（去皮）
能量（kcal）	390	401	324	329	347
水分（g）	10.2	9.9	12.6	12.3	11.3
蛋白质（g）	35.0	36.0	20.2	21.6	25.4
脂肪（g）	16.0	15.9	0.6	0.8	1.6
碳水化合物（g）	34.2	33.6	63.4	62.0	58.9
不溶性膳食纤维（g）	15.5	10.2	7.7	6.4	2.5
维生素 B_1（mg）	0.41	0.50	0.16	0.25	0.20
维生素 B_2（mg）	0.20	0.19	0.11	0.11	—
钙（mg）	191	224	74	81	54

注：①含量以每 100 g 可食部含有的营养成分量进行计量。

②“—”未测定，即这种营养素未做检测，但不表示该食物中没有这种营养成分。其余表格同。

2. 特殊成分

大豆中含有一些特殊成分，有的可对营养素的吸收产生影响，有的可以正向调节人体机能，因此应注意合理利用，以发挥其最大的营养价值。

（1）胰蛋白酶抑制剂

胰蛋白酶抑制剂是大豆中主要的抗营养因子，可使蛋白质消化率下降，引起消化吸收功能失调或紊乱，加热可将其去除。

（2）大豆凝集素

大豆凝集素为高亲和性的糖蛋白，可使动物生长受阻甚至停滞，加热即被破坏。

（3）植酸

植酸为强络合剂，可影响钙、铁、锌等矿物质吸收。

（4）大豆低聚糖

大豆低聚糖可不经消化直接进入肠道，产生气体，从而引起嗳气、肠鸣等肠胃胀气或腹痛现象。

（5）大豆异黄酮

豆类食物是大豆异黄酮的唯一膳食来源，蒸煮等加工方式不易对其产生破坏作用。大豆异黄酮具有非常广泛的生物活性作用，如抗氧化、抗肿瘤、免疫调节、降血脂、抗病毒、抗辐射、雌激素样作用等。

（6）大豆皂苷

大豆皂苷具有溶血、降血脂作用，可保护心血管功能，也有抑制肿瘤细胞生长、抗病毒、调节免疫的作用。

3. 食疗作用

豆类作为人类饮食的重要组成部分，对人类的健康不可或缺。表 2–1–4 列出了常见豆类的食疗作用。

表 2–1–4　常见豆类的食疗作用

常见豆类	食疗作用
黄豆	①可降血糖、降血脂，维持血管弹性，防止脂肪肝形成，改善大脑机能 ②可改善便秘 ③对前列腺癌、皮肤癌等癌细胞有抑制作用
黑豆	①可预防动脉血管硬化 ②抗衰老，具有乌发作用
赤小豆	①具有良好的利尿作用 ②可促进乳汁分泌 ③对饮酒过度有解毒作用
绿豆	①具有消暑益气、止渴利尿的功效 ②对有机磷农药中毒、铅中毒、酒精中毒等有解毒作用
蚕豆	①有增强记忆力的健脑作用 ②对预防肠癌有一定作用

续表

常见豆类	食疗作用
豆腐	①可预防骨质疏松、乳腺癌和前列腺癌 ②有益于神经、血管、大脑的生长发育
豆浆	①可预防阿尔茨海默病，增强抗病能力，防癌抗癌 ②可调节内分泌

三、坚果

坚果多为植物种子的子叶或胚乳，营养价值较高。坚果一般分为两类：一类是树坚果，包括核桃、杏仁、腰果、榛子、松子、板栗、开心果、夏威夷果等；另一类是种子，包括花生、葵花子、南瓜子、西瓜子等。

1. 营养成分

坚果是植物的精华部分，富含蛋白质、油脂、矿物质、维生素等营养素。表 2-1-5 列出了常见坚果的主要营养成分及含量。

表 2-1-5　常见坚果的主要营养成分及含量

主要营养成分 \ 含量 \ 常见坚果	核桃（鲜）	栗子（鲜）	榛子（干）	花生（炒）	葵花子（熟，原味）	南瓜子（熟）	西瓜子（熟）
食部（%）	43	80	27	71	48	69	38
能量（kcal）	336	188	561	601	591	615	550
水分（g）	49.8	52.0	7.4	4.1	2.7	3.2	10.7
蛋白质（g）	12.8	4.2	20.0	21.7	28.5	26.6	29.0
脂肪（g）	29.9	0.7	44.8	48.0	49.0	52.8	46.0
碳水化合物（g）	6.1	42.2	24.3	23.8	15.1	12.9	9.5
不溶性膳食纤维（g）	4.3	1.7	9.6	6.3	8.2	9.1	8.9
维生素 B_1（mg）	0.07	0.14	0.62	0.13	0.43	0.08	0.04
维生素 B_2（mg）	0.14	0.17	0.14	0.12	0.26	0.16	0.08
钙（mg）	—	17	104	47	112	26	44
钠（mg）	—	13.9	4.7	34.8	634.7	145.1	599.4

注：含量以每 100 g 可食部含有的营养成分量进行计量。

2. 食疗作用

坚果营养丰富，对心脏病、癌症、血管病有预防和治疗作用，能促进人体生长发育、提高免疫力。表 2-1-6 列出了常见坚果的食疗作用。

表 2-1-6　常见坚果的食疗作用

常见坚果	食疗作用
核桃	①能降低胆固醇，保护心血管 ②有益于脑的营养补充 ③能润肠、通便、治便秘
栗子	能防治高血压、冠心病、动脉硬化、骨质疏松等疾病
榛子	①能防治血管硬化 ②对体弱、病后虚羸有较好的补养作用
花生	①有止血作用 ②能降低胆固醇
葵花子	①可预防高血压、贫血 ②可改善失眠，增强记忆力
南瓜子	①具有驱寄生虫作用 ②可预防和改善前列腺疾病 ③可缓解静止性心绞痛，并有降压作用
西瓜子	①有清肺化痰、清热去火、润肠通便的功效 ②能降脂、降压

思考与练习

1. 比较大米、小米、薏米的食疗作用的异同点。

2. 比较市面上常见豆制品营养成分的异同。

3. 案例：张女士，56 岁，平时喜食甜食，一周前常规体检发现空腹血糖指标高，后经门诊就医确诊为糖尿病。

现有栗子和榛子两种坚果，请帮助张女士判断哪种坚果需要较少食用。

提示：通过比较栗子和榛子的营养成分含量，尤其是碳水化合物的含量进行分析。

课题二
蔬菜、水果

能力目标

- 能知晓蔬菜、水果的营养成分及含量。
- 能运用蔬菜、水果的食疗作用调节机体状态。

蔬菜、水果是人类平衡膳食的重要组成部分，也是我国传统膳食的重要组成部分。两者均含有大量的水分、丰富的矿物质及维生素等，具有较高的营养价值。

一、蔬菜

案例

孙某，男，37岁，便秘、痔疮出血半年。一周前孙某因头晕乏力就诊，被诊断为缺铁性贫血，医嘱给予铁剂治疗，并建议膳食食谱中增加相应的蔬菜进行辅助治疗。

讨论

请帮助孙某选择适宜常食的蔬菜。

蔬菜是人们餐桌上必不可少的食物，可为人体提供多种维生素和矿物质等营养素。一般来说，颜色越深的蔬菜其综合营养价值越高，如绿色、紫色、红色、橙色、黄色等蔬菜。

1. 营养成分

蔬菜的品种繁多，根据食用部分的不同可分为茎叶类、瓜菜类、花蕊果实类、根茎类，类别不同所含的营养成分也有所不同。表 2-2-1 列出了常见蔬菜的主要营养成分及含量。

表 2-2-1　常见蔬菜的主要营养成分及含量

主要营养成分＼含量＼常见蔬菜	菠菜	油菜	黄瓜	冬瓜	丝瓜	茄子	番茄	洋葱	胡萝卜	莲藕
食部（%）	89	96	92	80	83	93	97	90	97	88
能量（kcal）	28	14	16	10	20	23	15	40	32	47
水分（g）	91.2	95.6	95.8	96.9	94.1	93.4	95.2	89.2	90.0	86.4
蛋白质（g）	2.6	1.3	0.8	0.3	1.3	1.1	0.9	1.1	1.0	1.2
脂肪（g）	0.3	0.5	0.2	0.2	0.2	0.2	0.2	0.2	0.2	0.2
碳水化合物（g）	4.5	2.0	2.9	2.4	4.0	4.9	3.3	9.0	8.1	11.5
不溶性膳食纤维（g）	1.7	—	0.5	—	—	1.3	—	0.9	—	2.2
总维生素 A（μgRAE）	243	90	8	Tr	13	4	31	2	342	Tr
维生素 C（mg）	32	—	9	16	4	5	14	8	9	19
钙（mg）	66	148	24	12	37	24	4	24	27	18
铁（mg）	2.9	0.9	0.5	0.1	0.3	0.5	0.2	0.6	0.3	0.3
钠（mg）	85.2	73.7	4.9	2.8	3.7	5.4	9.7	4.4	120.7	34.3

注：①含量以每 100 g 可食部含有的营养成分量进行计量。

②“Tr”微量，低于目前应用的检测方法的检出限或未检出。其余表格同。

2. 特殊成分

（1）植物化学物质

蔬菜中含有多种植物化学物质，如胡萝卜素类、黄酮类、番茄红素、植物固醇类等。不同的蔬菜因具备相应的特殊成分而体现不同的食疗作用。

（2）抗营养成分

抗营养成分是指蔬菜中含有影响营养素吸收的抗营养因子，如皂苷、草酸、凝集素、植酸等。蔬菜中的草酸是一种有机酸，不仅影响其本身所含钙、铁的吸收，还影响其他食物中钙、铁的吸收。

3. 食疗作用

蔬菜营养丰富，是维持人体健康不可缺少的食物。表 2-2-2 列出了常见蔬菜的食疗作用。

表 2-2-2 常见蔬菜的食疗作用

常见蔬菜	食疗作用
菠菜	①可帮助维持血糖稳定 ②对缺铁性贫血、便秘有辅助治疗作用
油菜	①对孕妇产后淤血腹痛、丹毒、脓疮有辅助治疗作用 ②多食用可以保护眼睛，提高视力 ③可通肠润便
黄瓜	①具有清热解毒、利水利尿的功效 ②具有抗癌作用
冬瓜	具有利尿消肿的作用
丝瓜	①具有清热解毒、凉血止血、通经络、行血脉、安胎通乳的功效 ②具有护心、强心作用
茄子	①具有保护心血管的作用 ②具有防治胃癌、内痔便血的作用
番茄	①对高血压病、冠心病有辅助治疗作用 ②可促消化、通便
洋葱	①可控制癌细胞的生长，具有防癌抗癌作用 ②能有效预防骨质疏松症 ③可降血压、降血脂、降血糖
胡萝卜	①对夜盲症和干眼症有辅助治疗作用 ②有助于防止血管硬化和高血压 ③增强人体免疫力
莲藕	①可防治贫血、出血 ②具有消暑清热功效

案例分析

①孙某患有便秘、痔疮出血、缺铁性贫血，饮食建议补充相应的蔬菜；②菠菜中铁及维生素 C 的含量较高，维生素 C 又能促进铁剂的吸收；③菠菜对缺铁性贫血、便秘有辅助治疗作用。

故孙某可以选择菠菜作为常食蔬菜。

二、水果

水果因其颜色鲜艳、酸甜可口、营养丰富等特点，深受人们喜爱。

1. 营养成分

新鲜水果富含多种维生素、矿物质和微量元素，又含有较多的膳食纤维，是对人体很有益的一类食物。表 2-2-3 列出了常见水果的主要营养成分及含量。

表 2-2-3　常见水果的主要营养成分及含量

主要营养成分 \ 含量 \ 常见水果	苹果（代表值）	桃（代表值）	橙	草莓	猕猴桃	樱桃	葡萄	香蕉	荔枝
食部（%）	85	89	74	97	83	80	86	59	73
能量（kcal）	53	42	48	32	61	46	45	93	71
水分（g）	86.1	88.9	87.4	91.3	83.4	88.0	88.5	75.8	81.9
蛋白质（g）	0.4	0.6	0.8	1.0	0.8	1.1	0.4	1.4	0.9
脂肪（g）	0.2	0.1	0.2	0.2	0.6	0.2	0.3	0.2	0.2
碳水化合物（g）	13.7	10.1	11.1	7.1	14.5	10.2	10.3	22.0	16.6
不溶性膳食纤维(g）	1.7	1.0	0.6	1.1	2.6	0.3	1.0	1.2	0.5
总维生素 A（μgRAE）	4	2	13	3	11	18	3	5	1
维生素 C（mg）	3	10	33	47	62	10	4	8	41
钙（mg）	4	6	20	18	27	11	9	7	2
铁（mg）	0.3	0.3	0.4	1.8	1.2	0.4	0.4	0.4	0.4
钠（mg）	1.3	1.7	1.2	4.2	10.0	8.0	1.9	0.8	1.7

注：含量以每 100 g 可食部含有的营养成分量进行计量。

2. 特殊成分

（1）植物化学物质

不同种类的水果所含植物化学物质不同。核果类含多酚类化合物，浆果类含花青素、类胡萝卜素和多酚类化合物，仁果类含黄酮类物质，瓜果类含类胡萝卜素，柑橘类含胡萝卜素和黄酮类物质。

（2）有机酸

有机酸主要是指苹果酸、枸橼酸和酒石酸等，通常称为果酸。有机酸是水果酸味的来源。大多数水果含苹果酸，柑橘类含枸橼酸，葡萄中含酒石酸。

（3）果胶物质

果胶物质是植物组织中普遍存在的多糖化合物，是构成细胞壁的主要成分。果胶物质是一种天然、无任何毒副作用的可溶性膳食纤维。

3. 食疗作用

水果含有多种营养素，能调节新陈代谢、增强抵抗力，对预防疾病有一定作用。表 2-2-4 列出了常见水果的食疗作用。

表 2-2-4　常见水果的食疗作用

常见水果	食疗作用
苹果	①具有止泻、通便的双重作用 ②能够预防高血脂、高血压、高血糖 ③能够预防铅中毒
桃	①可防治缺铁性贫血 ②可预防便秘 ③可用于调理大病之后气血亏虚、心悸气短
橙	具有解渴、润肺、清热、化痰的功效
草莓	①可美容护肤 ②对痔疮有辅助治疗效果 ③可防治坏血病
猕猴桃	①有助于降低血液中的胆固醇水平 ②其汁可防治坏血病 ③可助消化，防止便秘
樱桃	①可防治缺铁性贫血 ②具有收敛止痛的功效，对轻度烧烫伤有辅助治疗效果

续表

常见水果	食疗作用
葡萄	①对神经衰弱、疲劳过度有辅助治疗作用 ②可清除体内自由基
香蕉	①有润肠通便、润肺止咳、清热解毒的功效 ②可预防脑卒中和高血压病 ③能防治手足皮肤皲裂
荔枝	①能改善失眠 ②可止呃逆、止腹泻 ③可降血糖

思考与练习

1. 比较黄瓜、丝瓜、冬瓜的食疗作用的异同点。

2. 分析常见水果中特殊成分的食疗作用。

3. 案例：李某，男，12 岁，小学五年级。为准备明年小升初，暑假期间李某报名参加线上课程学习，近两个月每天四个小时以上的线上课程学习导致眼睛干涩不适。李某就医后医嘱滴眼液外用，并建议多食用富含维生素 A 的蔬菜、水果。

请帮助李某家长为其准备合适的蔬菜、水果。

提示：①医嘱建议食用富含维生素 A 的蔬菜、水果；②根据蔬菜、水果中的主要营养成分及含量进行选择。

课题三
肉类、水产

能力目标

- 能知晓肉类、水产的营养成分及含量。
- 能运用肉类、水产的食疗作用调节机体状态。

肉类、水产是优质蛋白质、脂溶性维生素和多种矿物质的重要来源。

一、肉类

肉类是人类食物源中的一个重要类别，具有很高的食用价值和营养价值。肉类食物中，人类食用最多的是畜肉和禽肉。畜肉有牛肉、猪肉、羊肉等，禽肉有鹅肉、鸭肉、鸡肉等。

1. 营养成分

肉类食物是为人体供给优良蛋白质的主要来源，并含有一定数量的脂肪、无机盐、维生素等。表 2-3-1 列出了常见肉类的主要营养成分及含量。

表 2-3-1　常见肉类的主要营养成分及含量

主要营养成分 \ 含量 \ 常见肉类	牛肉（代表值，fat 9 g）	猪肉（代表值，fat 30 g）	羊肉（代表值，fat 7 g）	鹅	鸭（代表值）	鸡（代表值）	鸡（乌骨鸡）
食部（%）	100	91	100	63	68	63	48
能量（kcal）	160	331	139	251	240	145	111

续表

主要营养成分 \ 含量 \ 常见肉类	牛肉（代表值，fat 9 g）	猪肉（代表值，fat 30 g）	羊肉（代表值，fat 7 g）	鹅	鸭（代表值）	鸡（代表值）	鸡（乌骨鸡）
水分（g）	69.8	54.9	72.5	61.4	63.9	70.5	73.9
蛋白质（g）	20.0	15.1	18.5	17.9	15.5	20.3	22.3
脂肪（g）	8.7	30.1	6.5	19.9	19.7	6.7	2.3
碳水化合物（g）	0.5	0	1.6	0	0.2	0.9	0.3
总维生素 A（μgRAE）	3	15	8	42	52	92	—
钙（mg）	5	6	16	4	6	13	17
铁（mg）	1.8	1.3	3.9	3.8	2.2	1.8	2.3
钠（mg）	64.1	56.8	89.9	58.8	69.0	62.8	64.0
锌（mg）	4.70	1.78	3.52	1.36	1.33	1.46	1.60

注：含量以每 100 g 可食部含有的营养成分量进行计量。

2. 食疗作用

肉类蛋白质含量丰富，婴幼儿、儿童、青少年、产妇和乳母都有一定需求。此外，畜肉类含有较高的胆固醇，高血压、冠心病、肝肾疾病患者应少食用。表 2-3-2 列出了常见肉类的食疗作用。

表 2-3-2　常见肉类的食疗作用

常见肉类	食疗作用
牛肉	①可促进生长发育 ②可促进术后及疾病初愈人群修复组织、补充失血 ③能增强免疫力
猪肉	①具有补虚强身、滋阴润燥、丰肌泽肤的功效 ②能改善缺铁性贫血
羊肉	具有补肾壮阳、补血温经、补肝明目、温补脾胃的功效
鹅肉	①具有益气补虚、和胃止渴的功效 ②可止咳化痰
鸭肉	①可降低胆固醇，防治心脑血管疾病 ②对脚气病、神经性皮炎及多种炎症有辅助治疗作用
鸡肉	①具有温中益气、补虚填精、健脾胃、活血脉、强筋骨的功效 ②乌骨鸡还可抗衰老、清除体内自由基，对妇女气血亏虚有辅助治疗作用

二、水产

案例

张某，男，75 岁，养老院居住，肥胖体形，高脂血症史 15 年。其营养食谱建议低脂饮食。

讨论

请你从今日午餐菜单中帮助张某选择一款适宜的水产菜肴：水煮鱼（草鱼）、鲫鱼豆腐汤、油煎带鱼。

餐桌上的水产品主要有鱼类、虾蟹类、贝类等，其中以鱼类最为常见。鱼的种类繁多，常见的食用淡水鱼有鲫鱼、草鱼等，常见的食用海水鱼有黄鱼、带鱼等。

1. 营养成分

鱼类含有丰富的蛋白质、少量的脂肪，较高的钙、磷、铁等矿物质。贝类水产品中，钙、磷、铁、锌、钾等矿物质和维生素 B_2 含量也较丰富。表 2-3-3 列出了常见水产的主要营养成分及含量。

表 2-3-3　常见水产的主要营养成分及含量

主要营养成分 \ 含量 \ 常见水产	鲫鱼	草鱼	黄鳝	带鱼	河虾	河蟹	牡蛎
食部（%）	54	58	67	76	86	42	100
能量（kcal）	108	113	89	127	87	103	73
水分（g）	75.4	77.3	78.0	73.3	78.1	75.8	82.0
蛋白质（g）	17.1	16.6	18.0	17.7	16.4	17.5	5.3
脂肪（g）	2.7	5.2	1.4	4.9	2.4	2.6	2.1
碳水化合物（g）	3.8	0	1.2	3.1	0	2.3	8.2
总维生素 A（μgRAE）	17	11	50	29	48	389	27
钙（mg）	79	38	42	28	325	126	131
铁（mg）	1.3	0.8	2.5	1.2	4.0	2.9	7.1
钠（mg）	41.2	46.0	70.2	150.1	133.8	193.5	462.1
锌（mg）	1.94	0.87	1.97	0.70	2.24	3.68	9.39

注：含量以每 100 g 可食部含有的营养成分量进行计量。

2. 食疗作用

水产品含有丰富的蛋白质和矿物质，且脂肪含量相当低，对维持人体健康有重要意义。表 2–3–4 列出了常见水产的食疗作用。

表 2–3–4　常见水产的食疗作用

常见水产	食疗作用
鲫鱼	①可降低胆固醇，防治高血压、动脉硬化、冠心病 ②可促进大脑神经发育
草鱼	①具有暖胃和中的功效 ②有增强体质、延缓衰老的作用 ③可预防乳腺癌
黄鳝	①具有补脑健身的功效 ②能调节血糖 ③可增进视力
带鱼	①具有抗癌作用 ②能补充大脑营养 ③能预防高血压、心肌梗死等心血管疾病
河虾	①能预防高血压及心肌梗死 ②可通乳
河蟹	①对结核病有辅助治疗作用 ②具有清热解毒、养肝明目、滋补五脏的功效
牡蛎	①有保肝利胆作用 ②可提高性功能 ③可预防动脉硬化

案例分析

①张某高脂血症史 15 年，需要低脂饮食；②根据常见水产的主要营养成分及含量比较三种鱼类的脂肪含量，鲫鱼脂肪含量较低；③按烹饪方式，水煮及油煎使用的烹调油多；④鲫鱼有降低胆固醇，防治高血压、动脉硬化、冠心病的食疗作用。

故张某今日午餐选择鲫鱼豆腐汤为宜。

思考与练习

1. 比较猪肉、牛肉、羊肉的食疗作用的异同。

2. 比较常见鱼类的食疗作用。

3. 案例：李女士，65 岁，体形偏胖，无基础疾病史，喜好烹饪。其丈夫 68 岁，有多年高血压病史。

请根据李女士家庭情况分析家庭日常饮食中对牛肉、猪肉、羊肉、鸡肉这四种肉的选择。

提示：①畜肉类含有较高的胆固醇，高血压、冠心病、肝肾疾病患者应少食用；②通过比较牛肉、猪肉、羊肉、鸡肉的营养成分及含量进行选择排序。

课题四
蛋类、乳类

能力目标

- 能知晓蛋类、乳类的营养成分及含量。
- 能运用蛋类、乳类的食疗作用调节机体状态。

蛋类、乳类营养成分全面、均衡且易于人体消化吸收，各种营养成分利用率高。

一、蛋类

案例

妈妈给上小学的儿子准备了丰盛的早餐：牛奶、鸡蛋、面包、水果和蔬菜。儿子吃鸡蛋时只吃蛋白，不吃蛋黄。

讨论

请分析该儿童的饮食习惯是否合理。

日常生活中常见的蛋类有鸡蛋、鸭蛋、鹅蛋、鹌鹑蛋等，其中，食品加工工业中产量最大、使用最广泛的是鸡蛋。

1. 营养素分布

各种蛋类主要由蛋壳、蛋清和蛋黄三部分组成。以鸡蛋为例，蛋壳占全部重量的 11%，蛋清占 57%，蛋黄占 32%。

（1）蛋壳

蛋壳颜色由白色到棕色，深度因鸡的品种而异，与蛋的营养价值无关。

（2）蛋清

蛋清包括内外两层，外层为中等黏度的稀蛋清，内层（包围在蛋黄周围）为胶冻样的稠蛋清。蛋清中的营养素主要是蛋白质，且是核黄素的良好来源。

（3）蛋黄

蛋黄表面包有蛋黄膜，比蛋清含有更多的营养成分。钙、磷、铁等无机盐多集中在蛋黄，但铁因有卵黄高磷蛋白的干扰，其人体吸收率只有 3%。蛋黄还含有维生素 A、D、B_1、B_2，磷脂，胆固醇。维生素 D 的含量随季节、饲料组成和鸡受光照的时间不同而有一定变化。

案例分析

蛋黄与蛋白相比，其蛋白质、钙、维生素 A、磷脂、胆固醇含量更高。因此该儿童的饮食习惯不合理，应摄入全蛋。

2. 营养成分

蛋类中所含的蛋白质不但有人体所需要的必需氨基酸，而且氨基酸组成与人体组成模式相近，全蛋蛋白质几乎能被人体完全吸收利用，因此蛋类是食物中最理想的优质蛋白质。表 2-4-1 列出了常见蛋类的主要营养成分及含量。

表 2-4-1　常见蛋类的主要营养成分及含量

主要营养成分＼含量＼常见蛋类	鸡蛋（红皮）	鸡蛋（白皮）	鸭蛋	松花蛋	咸鸭蛋（生）	鹅蛋	鹌鹑蛋
食部（%）	87	87	87	90	88	87	86
能量（kcal）	143	138	180	171	190	196	160
水分（g）	77.1	75.8	70.3	68.4	61.3	69.3	73.0
蛋白质（g）	12.2	12.7	12.6	14.2	12.7	11.1	12.8
脂肪（g）	10.5	9.0	13.0	10.7	12.7	15.6	11.1
碳水化合物（g）	0	1.5	3.1	4.5	6.3	2.8	2.1

续表

主要营养成分 \ 含量 \ 常见蛋类	鸡蛋（红皮）	鸡蛋（白皮）	鸭蛋	松花蛋	咸鸭蛋（生）	鹅蛋	鹌鹑蛋
总维生素 A（μgRAE）	—	310	261	215	134	192	337
维生素 B_1（mg）	0.13	0.09	0.17	0.06	0.16	0.08	0.11
维生素 B_2（mg）	0.32	0.31	0.35	0.18	0.33	0.30	0.49
钙（mg）	44	48	62	63	118	34	47
铁（mg）	1.0	2.0	2.9	3.3	3.6	4.1	3.2
钠（mg）	125.7	94.7	106.0	542.7	2 706.1	90.6	106.6
锌（mg）	0.38	1.00	1.67	1.48	1.74	1.43	1.61

注：含量以每 100 g 可食部含有的营养成分量进行计量。

3. 食疗作用

蛋类富含人体所需的完全蛋白、脂肪、维生素、矿物质，且吸收率高，是理想的营养补给品。表 2-4-2 列出了常见蛋类的食疗作用。

表 2-4-2　常见蛋类的食疗作用

常见蛋类	食疗作用
鸡蛋	①能健脑益智，改善记忆力 ②能促进肝细胞再生，修复损伤的肝脏组织
鸭蛋	①能预防贫血 ②能促进骨骼发育、强健体魄
鹅蛋	①有补益身体、御寒的功效 ②能促进大脑及神经组织的发育，增强记忆力
鹌鹑蛋	具有降压作用

二、乳类

乳类是指以乳或乳制品为主要原料，经混合调制和特定的工艺处理加工而成的一种或一类动物性食物。

1. 营养成分

乳类是哺乳动物乳腺分泌的体液，几乎含有生物活动所需的全部营养成分。

表 2-4-3 列出了常见乳类的主要营养成分及含量。

表 2-4-3　常见乳类的主要营养成分及含量

主要营养成分 \ 含量 \ 常见乳类	纯牛奶（代表值，全脂）	酸奶（代表值，全脂）	奶酪
能量（kcal）	65	86	328
水分（g）	87.6	81.0	43.5
蛋白质（g）	3.3	2.8	25.7
脂肪（g）	3.6	2.6	23.5
碳水化合物（g）	4.9	12.9	3.5
总维生素 A（μgRAE）	54	23	152
维生素 B_1（mg）	0.03	0.03	0.06
维生素 B_2（mg）	0.14	0.15	0.91
钙（mg）	107	128	799
铁（mg）	0.3	0.3	2.4
钠（mg）	63.7	37.7	584.6
锌（mg）	0.28	0.43	6.97

注：含量以每 100 g 可食部含有的营养成分量进行计量。

2. 食疗作用

乳类营养价值丰富，含有的脂肪几乎可以由胃直接吸收，含有的维生素 A、维生素 D 和乳糖能促进人体对钙的吸收，长期食用可以提高机体免疫力、抗病毒并延缓衰老。表 2-4-4 列出了常见乳类的食疗作用。

表 2-4-4　常见乳类的食疗作用

常见乳类	食疗作用
牛奶	①具有镇静安神的作用 ②可增强骨骼发育，强身健体 ③可预防高血压、脑血管疾病
酸奶	具有调节肠道生态平衡的作用
奶酪	①可防治便秘和腹泻 ②能促进代谢，提高机体免疫力 ③有助于防止龋齿

思考与练习

1. 比较鸡蛋、鸭蛋、鹅蛋、鹌鹑蛋的主要营养成分。

2. 查阅资料并比较牛奶、羊奶、骆驼奶的主要营养成分。

3. 案例：小胡，18岁，高三学生。临近高考，小胡感觉最近记忆不佳，晚上有失眠现象。

试帮助小胡选择两种以上合适的食物来改善此症状。

提示：根据食物的食疗作用来选择。

课题五 其他类

能力目标

- 能知晓食用菌类、海藻类、烹调油和调味品类的营养成分及含量。
- 能运用食用菌类、海藻类、烹调油和调味品类的食疗作用调节机体状态。

食用菌类营养价值丰富，可增强机体免疫力。海藻类富含碘、铁等多种微量元素。烹调油和调味品类能增加食物的色、香、味，从而刺激食欲，增进人体健康。

一、食用菌类

食用菌是指可被食用的一类真菌，其味道鲜美、口感鲜嫩，烹饪时加入可使食物提鲜，能够配制出各种美味佳肴。

1. 营养成分

食用菌是一类高蛋白、低脂肪，富含维生素、矿物质和膳食纤维的食物，其蛋白质和氨基酸的含量是一般蔬菜和水果的几倍到几十倍。表 2-5-1 列出了常见食用菌类的主要营养成分及含量。

表 2-5-1　常见食用菌类的主要营养成分及含量

主要营养成分 \ 含量 \ 常见食用菌类	金针菇（鲜）	口蘑（白蘑）	平菇	香菇（干）	银耳（干）	木耳（干）
食部（%）	100	100	93	95	96	100
能量（kcal）	32	277	24	274	261	265

续表

主要营养成分 \ 含量 \ 常见食用菌类	金针菇（鲜）	口蘑（白蘑）	平菇	香菇（干）	银耳（干）	木耳（干）
水分（g）	90.2	9.2	92.5	12.3	14.6	15.5
蛋白质（g）	2.4	38.7	1.9	20.0	10.0	12.1
脂肪（g）	0.4	3.3	0.3	1.2	1.4	1.5
碳水化合物（g）	6.0	31.6	4.6	61.7	67.3	65.6
不溶性膳食纤维（g）	2.7	17.2	2.3	31.6	30.4	29.9
总维生素 A（μgRAE）	3	—	1	2	4	8
维生素 B_1（mg）	0.15	0.07	0.06	0.19	0.05	0.17
维生素 B_2（mg）	0.19	0.08	0.16	1.26	0.25	0.44
维生素 C（mg）	2	Tr	4	5	—	—
钙（mg）	—	169	5	83	36	247
铁（mg）	1.4	19.4	1.0	10.5	4.1	97.4
钠（mg）	4.3	5.2	3.8	11.2	82.1	48.5
锌（mg）	0.39	9.04	0.61	8.57	3.03	3.18

注：含量以每 100 g 可食部含有的营养成分量进行计量。

2. 特殊成分

食用菌含有丰富的多糖，如香菇多糖、金针菇多糖等，所含多糖能刺激抗体的形成，提高并调整机体内部的防御能力，降低肿瘤的发生率，并对多种化疗药物有增效作用。香菇中含有一定量的硫化物和三萜类化合物，其中硫化物是其风味的重要组成部分。

3. 食疗作用

菌类食物因口感好、营养价值丰富而受到许多家庭的欢迎。长期吃菌类可以强身健体，防止衰老和预防感染，有助于患者补充体力和营养物质。表 2-5-2 列出了常见食用菌类的食疗作用。

表 2-5-2　常见食用菌类的食疗作用

常见食用菌类	食疗作用
金针菇	①可促进儿童智力发育 ②能抑制癌细胞的生长，对各种早、中期癌症有辅助治疗作用 ③可防治肝病，胃肠道炎症、溃疡

续表

常见食用菌类	食疗作用
口蘑	①可补硒，预防大肠癌 ②含有多种抗病毒成分，对病毒引起的疾病有辅助治疗作用 ③具有防止便秘、促进排毒、预防糖尿病、降低胆固醇的作用
平菇	①具有免疫特性，对肿瘤细胞有抑制作用 ②具有抗病毒作用
香菇	①能降低胆固醇、血压，消除腹壁脂肪 ②能增强机体免疫力
银耳	①能提高肝脏解毒能力 ②能增强机体抗肿瘤的免疫力，还能增强肿瘤患者对放疗、化疗的耐受力
木耳	①可防治缺铁性贫血 ②具有清胃涤肠的功效 ③能增强机体抗肿瘤的免疫力

二、海藻类

海藻类是指海洋生或海边生植物，包括海带、紫菜、海冻菜、石花菜、发菜、海白菜、裙带菜等。

1. 营养成分

海藻类是一类高蛋白、低脂肪，富含多种微量元素和维生素的食物，其富含的碘是一般蔬菜所缺乏的。表 2-5-3 列出了常见海藻类的主要营养成分及含量。

表 2-5-3　常见海藻类的主要营养成分及含量

主要营养成分 \ 含量 \ 常见海藻类	海带（鲜）	紫菜（干）	海冻菜（干）
能量（kcal）	13	250	314
水分（g）	94.4	12.7	15.6
蛋白质（g）	1.2	26.7	5.4
脂肪（g）	0.1	1.1	0.1
碳水化合物（g）	2.1	44.1	72.9
不溶性膳食纤维（g）	0.5	21.6	—
总维生素 A（μgRAE）	—	114	—

续表

主要营养成分 \ 含量 \ 常见海藻类	海带（鲜）	紫菜（干）	海冻菜（干）
维生素 B_1（mg）	0.02	0.27	0.06
维生素 B_2（mg）	0.15	1.02	0.30
维生素 C（mg）	Tr	2	Tr
钙（mg）	46	264	167
铁（mg）	0.9	54.9	2.0
钠（mg）	8.6	710.5	380.8
锌（mg）	0.16	2.47	1.94

注：含量以每 100 g 可食部含有的营养成分量进行计量。

2. 食疗作用

海藻类食物除了提供丰富的营养素外，还具有一定的保健功能。常食海藻类食物可有效调节血液酸碱度，避免体内碱性元素（如钙、锌）因酸性中和而被过多消耗。表 2-5-4 列出了常见海藻类的食疗作用。

表 2-5-4　常见海藻类的食疗作用

常见海藻类	食疗作用
海带	①防治地方性甲状腺肿 ②具有乌须发的功效
紫菜	①可用于治疗因缺碘引起的甲状腺肿大 ②对水肿有辅助治疗作用 ③可治疗妇幼贫血，促进骨骼、牙齿的生长 ④有助于脑肿瘤、乳腺癌、甲状腺癌、恶性淋巴瘤等肿瘤的防治
海冻菜	①对高血压、高血脂有一定的防治作用 ②有助于缓解便秘 ③具有防暑、解毒、清热等功效

三、烹调油、调味品类

大部分食物在食用时都会经过烹调。烹是把生食变熟；调是让食物变得更有味道，因此在调的过程中会用到许多调味品，包括油脂、天然植物调味品和制品类调味品。

1. 营养成分

烹调油含有大量油酸、亚油酸以及维生素 E 等营养物质。表 2-5-5 列出了常见烹调油的主要营养成分及含量。

表 2-5-5 常见烹调油的主要营养成分及含量

主要营养成分 \ 含量 \ 常见烹调油	猪油（炼）	橄榄油	芝麻油	花生油	葵花子油
能量（kcal）	897	899*	898*	899*	899*
饱和脂肪酸（g）	41.1	13.5	13.9	18.4	10.9
蛋白质（g）	Tr	Tr	Tr	Tr	Tr
脂肪（g）	99.6	99.9	99.7	99.9	99.9
胆固醇（mg）	93	0	—	—	—
碳水化合物（g）	0.2	0	0.2	0	0
总维生素 A（μgRAE）	27	0	—	—	—
维生素 E（Total）（mg）	5.21	—	68.53	42.06	54.60
钙（mg）	—	Tr	9	12	2
铁（mg）	—	0.4	2.2	2.9	1.0
钠（mg）	—	Tr	1.1	3.5	2.8
锌（mg）	—	Tr	0.17	0.48	0.11

注：* 参考相似食物或原料数据而得或计算数值。

天然植物调味品不仅能改善膳食的味道，提高人们的食欲，还含有不同的营养素。表 2-5-6 列出了常见天然植物调味品的主要营养成分及含量。

表 2-5-6 常见天然植物调味品的主要营养成分及含量

主要营养成分 \ 含量 \ 常见天然植物调味品	葱（小葱，鲜）	姜（鲜）	蒜（白皮，鲜）
食部（%）	73	95	85
能量（kcal）	27	46	128
水分（g）	92.7	87.0	66.6
蛋白质（g）	1.6	1.3	4.5
脂肪（g）	0.4	0.6	0.2

续表

主要营养成分 \ 含量 \ 常见天然植物调味品	葱（小葱，鲜）	姜（鲜）	蒜（白皮，鲜）
碳水化合物（g）	4.9	10.3	27.6
不溶性膳食纤维（g）	1.4	2.7	1.1
总维生素 A（μgRAE）	70	14	3
维生素 B_1（mg）	0.03	0.02	0.29
维生素 B_2（mg）	0.05	0.03	0.06
维生素 C（mg）	21	4	7
钙（mg）	72	27	39
铁（mg）	1.3	1.4	1.2
钠（mg）	10.4	14.9	19.6
锌（mg）	0.35	0.34	0.88

注：含量以每 100 g 可食部含有的营养成分量进行计量。

案例

张女士和其丈夫都是高血压患者，每日正常服用降压药。两人日常饮食偏咸，尤喜食腌制食品。

讨论

请问张女士和其丈夫在日常饮食中要注意什么？

2. 摄入量

（1）油脂的摄入量不宜过多，建议每人每日烹调油用量不超过 25 ~ 30 g，避免在体内蓄积形成多余的脂肪，对健康不利。

（2）制品类调味品摄入时应遵循既不偏食也不过量的原则，其中每人每日食盐摄入量不超过 6 g，包括味精、酱油、耗油、酱菜、酱等中的食盐量。

案例分析

①张女士和其丈夫都是高血压患者，高血压患者需要控制钠盐摄入；②两人日常饮食偏咸，喜食腌制食品，腌制食品钠盐含量过高。

建议清淡饮食，控制钠盐摄入，少食或禁食腌制食品。

3. 食疗作用

油脂在日常饮食中不可或缺，表 2-5-7 列出了常见烹调油的食疗作用。

表 2-5-7　常见烹调油的食疗作用

常见烹调油	食疗作用
猪油	①有润肠通便的功效 ②可防治脱发 ③能用于干咳不止
橄榄油	①可降低血黏度，有预防血栓形成和降血压的作用 ②能防止皮肤产生皱纹
芝麻油	①可促食欲、助消化 ②可防治心血管疾病 ③有润肠通便、润嗓利咽的功效
花生油	①可预防动脉硬化和冠心病 ②能延缓脑功能减退 ③具有健脾润肺、解积食、驱脏虫的功效
葵花子油	①对失眠有辅助治疗作用 ②可增强记忆力 ③可预防动脉硬化、高血压、冠心病

在菜肴中加入调味品，不仅可以增加食物的色、香、味，还具有一定的营养价值。表 2-5-8 列出了常见天然植物调味品的食疗作用。

表 2-5-8　常见天然植物调味品的食疗作用

常见天然植物调味品	食疗作用
葱	能预防心血管疾病、老年性痴呆、呼吸道传染病、胃癌
姜	①有和胃止呕的功效 ②可防治感冒
蒜	①对病原菌和寄生虫有杀灭作用 ②可防止血栓形成，预防癌症发生 ③能延缓衰老 ④能防止铅中毒

思考与练习

1. 比较芝麻油、橄榄油、花生油的食疗作用的异同。

2. 简述食用菌类的特殊成分。

3. 案例：肖女士，36 岁，3 天前常规体检时发现甲状腺肿大，门诊确诊为缺碘性甲状腺肿大。

请问肖女士如何通过饮食调理来治疗甲状腺肿大？

提示：缺碘者宜用碘化盐调味，多食含碘丰富的食物。

模块三

食品安全

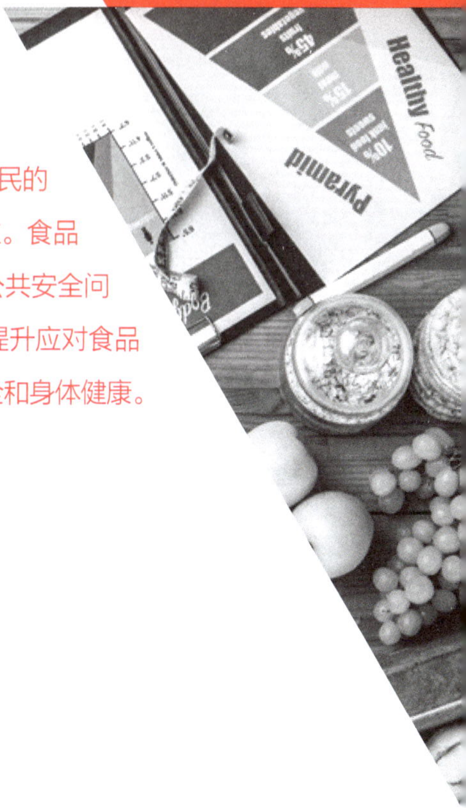

民以食为天，食以安为先。食品安全关系着国民的生命安全和身体健康，因此受到全社会的广泛关注。食品安全问题已经成为世界各国共同面对的全球性公共安全问题。作为一名照护者，应树立大健康理念，提升应对食品安全挑战的能力，保证照护对象的饮食安全和身体健康。

课题一 食品安全与危害

能力目标

- 能实施食品安全危害因子或因素的一般控制。
- 能运用食品安全知识对食品安全事故进行分析。

食品安全标准体系是食品安全法律法规体系的重要组成部分，是食品生产经营者从业和政府监管部门执法的重要依据。食品安全标准化是解决食品安全问题的根本措施，将食品安全标准体系贯穿种植（养殖）、加工和流通的全过程，实现标准化管理，才能有效控制食品安全危害因素，从而保障食品安全。

一、食品安全标准

案例 1

2008 年 6 月至 9 月，甘肃省报告多例婴幼儿泌尿系统结石病例，随后多个省市出现类似病例。截至同年 12 月 12 日，全国累计核实诊断相似病例 29.6 万例，患儿均进食过三鹿牌婴幼儿奶粉。经查，该起事件实为不法分子在原料奶中加入三聚氰胺以虚增原料奶蛋白含量所致，河北省石家庄市三鹿集团有限公司则利用这些原料奶生产婴幼儿配方奶粉，造成进食此类奶粉的婴幼儿患病。该事件是一起重大食品安全事故，三鹿集团有限公司终因该事件宣告破产，有关当事人被追究法律责任。

讨论

处理该起食品安全事故的依据是什么？

1. 国内食品安全标准

（1）食品安全标准的主要内容

食品安全标准属于强制执行的标准，食品生产加工经营者必须严格遵照执行。《中华人民共和国食品安全法》（以下简称《食品安全法》）规定，食品安全标准应当包括下列内容：

1）食品、食品添加剂、食品相关产品中的致病性微生物，农药残留、兽药残留、生物毒素、重金属等污染物质以及其他危害人体健康物质的限量规定。

2）食品添加剂的品种、使用范围、用量。

3）专供婴幼儿和其他特定人群的主辅食品的营养成分要求。

4）对与卫生、营养等食品安全要求有关的标签、标志、说明书的要求。

5）食品生产经营过程的卫生要求。

6）与食品安全有关的质量要求。

7）与食品安全有关的食品检验方法与规程。

8）其他需要制定为食品安全标准的内容。

（2）我国食品安全与膳食营养的相关法律法规和部门规章

1）《食品安全法》。

2）《保健食品注册与备案管理办法》。

3）《食品安全国家标准　食品添加剂使用标准》。

案例 1 分析

①三聚氰胺为非法添加的非食用物质；②该起食品安全事故造成严重后果，须按照食品安全管理法律法规依法处理。

4）《预包装食品营养标签通则》。

5）《中国居民膳食指南（2016）》。

2. 国际食品安全标准

（1）世界卫生组织的相关法规及理念

世界卫生组织（World Health Organization，WHO）提出了“健康不仅是躯体上没有疾病，还要具备心理健康、社会适应良好和有道德”的理念，颁布了《国际卫生条例》，在一定程度上降低了国际食品安全风险，对所有 WHO 成员均具有约束力。WHO 提出不健康饮食是导致众多疾病的主要原因之一。

(2)国际食品法典委员会相关法规及理念

国际食品法典委员会(Codex Alimentarius Commission,CAC)是世界上第一个政府间协调、制定国际食品标准法规的国际组织。

《国际食品法典》是 CAC 为解决国际食品贸易争端和保护消费者健康而制定的一套食品安全和质量的国际标准、食品加工规范和准则,并被认可为国际农产品及食品贸易仲裁的唯一依据。目前,该法典共有 237 个食品的产品标准、41 个卫生法规和技术规范、185 个农药评价标准、3 274 个农药残留限量标准、25 个污染物限量标准、1 005 个食品添加剂评价标准和 54 个兽药评价标准。

(3)国际标准化组织食品标准体系

国际标准化组织(International Organization for Standardization,ISO)是世界上最大的国际标准化专门机构。ISO 在食品及食品相关产品的标准化方面主要有 4 个技术委员会,分别是 ISO/TC 34(食品技术标准化技术委员会)、ISO/TC 93(淀粉和衍生物及其副产品标准工作的技术委员会)、ISO/TC 166(食品接触瓷器、玻璃制品技术委员会)和 ISO/TC 176(质量管理和质量保证技术委员会)。目前,ISO 共制定颁布了 850 余项食品及食品相关产品标准。

二、食品安全危害

案例 2

2011 年 11 月中旬,A 市某高校 60 余名学生出现恶心、呕吐、腹泻等症状,对 13 名患病学生采集肛拭检验,诺如病毒核酸检测呈阳性。调查发现,在该起校园诺如病毒感染暴发事件中,超市销售的凉菜被确认为导致事故暴发的因素,其污染可能来源于运输和开放式的售卖环境,或食品加工人员在加工过程中造成的污染。

讨论

如何消除影响食品安全危害因素?

食品安全危害是指潜在损害或危及食品安全和质量的因子或因素。它们可以通过各种方式存在于食品中,一旦这些因子或因素没有被控制或消除,该食品就会成为威胁人体健康的有害物质。

1. 食品安全危害致病因子

（1）细菌：如副溶血性弧菌、沙门氏菌、肉毒梭菌等致病菌。

（2）病毒：如甲型肝炎病毒、诺如病毒、口蹄疫病毒等。

（3）寄生虫：如猪（牛）带绦虫、旋毛虫、管圆线虫。

（4）天然毒素：如河豚毒素、组胺、龙葵碱、皂苷、红细胞凝集素等。

（5）化学毒素：如亚硝酸盐、有机磷等农药、瘦肉精等。

（6）放射性物质：如 Cs^{137}、Sr^{90}、Zn^{65} 等。

2. 影响食品安全性的因素

（1）环境因素：如生产地的大气、土壤、水体质量。

（2）人为因素：如农户对农药、化肥的使用，养殖企业对饲料添加剂、兽药、渔药的使用，加工单位对食品添加剂的使用。

（3）技术因素：包括监测技术、加工技术的先进性，配套设备的水平。

（4）消费者因素：如饮食行为的合理性，生活方式的健康程度等。

（5）管理因素：如对食品质量的分析检测频率，对违法行为处罚的力度与威慑力，食品安全信用体系、溯源管理、预警系统的建立等。

3. 食品安全危害因子或因素的控制

（1）食品生物性污染的控制

食品生物性污染的控制是把好“病从口入”的重要关口，主要从原料质量、加热烹调、消毒和从业人员健康管理等方面进行。

（2）食品化学性污染的控制

1）重金属

重金属难以自然降解，被列为环境持久性污染物，对食品的污染是长期的。重金属主要通过原料采购渠道管理和理化检测来控制。

2）农用化学品

国家允许使用对人体无公害的农药、化肥、兽药、渔药等农用化学品。在食品加工过程中，农用化学品主要通过严格的理化检测来控制。

3）加工污染物

食品安全标准对食品添加剂的使用、食品容器和包装材料等各类有害溶出物均有强制性标准。加工污染物主要通过添加剂管理和理化检测来控制。

4）食品天然毒素

食品天然毒素主要分为加工可去除的天然毒素和加工难去除的天然毒素。前者属于有条件加工的有毒动植物，在合理加工后即可去除，可以利用；后者指经过加工仍然不能去除的，应列入禁止生产经营的食品。

（3）食品物理性污染的控制

食品物理性污染的控制主要从加强从业人员管理和食品加工全过程监控等方面进行。

案例 2 分析

①病毒是导致该起食品安全事故的诱因；②食用方式和食品安全管理存在问题是导致诺如病毒感染的根本原因。

故需要加强人员健康管理和加工环境卫生管理，改变食品加工方式，倡导健康的食用方式。

思考与练习

1. 简述常见的食品安全危害致病因子及控制方法。

2. 案例：某环保组织发布的关于茶叶中农药残留的调查报告指出，送检的国内 9 大品牌茶叶企业的 18 种茶叶样本全部被检出农药残留，其中少则检出 3 种农药残留，多则达 17 种，不少样本还被检测出违禁农药，从而引发公众“还能不能喝茶”的争议。

试从食品安全标准的角度分析饮茶的安全性。

提示：①判断农药残留量是否在标准限定的范围之内；②判断农药是否存在违禁使用的情况。

课题二
食源性疾病

能力目标

- 能判别食源性感染疾病和食物中毒。
- 能对常见的食品安全危害进行控制。
- 能对食品安全事故进行应急处置。

全球每年发生食源性疾病达数十亿例。即使在发达国家，也至少有三分之一的人曾患食源性疾病，其发病率居各类疾病总发病率的前列，是当今世界备受人们关注的公共卫生问题。食源性疾病一般会引起人体胃肠道功能紊乱，如腹痛、腹泻，常伴有恶心、呕吐，严重者可造成脱水、全身衰竭甚至死亡。本课题主要分析食源性疾病的危害因素，并提出相应的控制措施，从而降低食源性疾病的发生率，确保公众的膳食安全。

一、食源性疾病简介

1. 食源性疾病的概念

食源性疾病是指所食用食物中含有大量有害的微生物、由细菌或霉菌产生的毒素、有毒化学物，以及本身含有的自然毒性成分导致的，通常具有感染性或中毒性的一类疾病。食源性疾病一般具有以下特征：在暴发或传播流行过程中，食物是传播病原物质的媒介；其病原物质是存在于食物中的各种致病因子；摄入含有致病因子的食物可引起急、慢性病理过程为特征的中毒或感染两类临床综合征。

2. 食源性疾病的分类

按发病机制分类，可将食源性疾病分为以下四类：

（1）食源性感染疾病

食源性感染疾病是指病原体污染食物后经口侵入人体，或易感个体摄入污染寄生虫或其虫卵的食物而引起的感染性疾病。食源性感染疾病通常有以下两种临床表现：

1）食源性肠道传染病

食源性肠道传染病是指病原体污染食物经口侵入人体而定位于肠道及其附属器官（如肝、胆等）的急性传染性疾病，如伤寒、副伤寒、霍乱、细菌性痢疾、甲型病毒性肝炎、柯萨奇病毒感染、埃可病毒感染、阿米巴痢疾及某些肠道寄生虫病。

2）食源性寄生虫病

食源性寄生虫病是指因摄入含有蛔虫卵、旋毛虫、绦虫等寄生虫卵的食物，或进食生的或半生不熟的感染囊尾蚴、旋毛虫、华支睾吸虫等的鱼、虾、蚌等食物后引起的人体寄生虫感染性疾病。

（2）食物中毒

食物中毒也称食源性中毒，是指摄入含有生物性、化学性有毒有害物质的食物或者把有毒有害物质当作食物摄入后出现的非传染性的急性、亚急性疾病。

（3）食源性变态反应性疾病

食源性变态反应性疾病是指某些食物或食物成分中的特殊物质使机体免疫系统产生特异性抗体而引起的不良反应。

（4）食源性放射病

食源性放射病是指摄入因各种原因（如核试验、核事故）沾染了放射性核素的某些食物而引起的内照射放射病。

食源性感染疾病和食物中毒是两类最为常见的食源性疾病，可呈现极大规模暴发，对人类造成巨大危害，已成为国际范围内最主要的食品安全问题。

3. 常见食源性疾病的防控

（1）食源性感染疾病的防控

案例 1

我国上海市 1988 年曾发生甲型肝炎暴发流行，患者多达 30 余万人，事后发现主要病因为沿海居民食用毛蚶、蛏子、蛤蜊等贝类时仅用开水焯烫，其中所含甲肝病毒未被杀灭。

讨论

如何预防食源性甲型肝炎？

食源性感染疾病多因摄入食物引起，因此加强食品卫生监督管理、倡导合理饮食、控制食品污染、提高食品卫生质量可有效预防。食源性感染疾病的防控措施详见表 3-2-1。

表 3-2-1　食源性感染疾病的防控措施

要点	具体内容	理由
清洁	①拿取食物前、准备食物期间勤洗手 ②便后洗手 ③清洗和消毒用于准备食物的所有场所和设备 ④避免虫、鼠及其他动物进入厨房和接近食物	致病微生物可能存在于泥土、水、动物和人身上，抹布、刀、砧板也可能携带，稍经接触即可污染食物并造成食源性疾病
生熟	①生的肉、禽和海产品要与其他食物分开 ②处理生的食物要有专用的设备和用具 ③使用器皿储存食物，以避免生熟食物互相接触 ④食物要彻底做熟，尤其是肉、禽、蛋和海产品 ⑤熟食再次加热要彻底	①生的食物，尤其是肉、禽和海产品及其汁水，都可能含有危险的微生物，在准备和储存食物时可能会污染其他食物 ②适当烹调可杀死几乎所有危险的微生物。研究表明，烹调食物的温度达到 70 ℃时有助于确保安全食用
温度	①熟食在室温下存放不得超过 2 小时；在温度高于 60 ℃条件下存放不得超过 4 小时 ②所有熟食和易腐烂的食物应及时冷藏（储存温度最好在 5 ℃以下），食物不宜在冰箱中储存过久 ③不要在室温下解冻冷冻食物	食物在室温下储存时，微生物可迅速繁殖；温度保持在 5 ℃以下或 60 ℃以上，可使微生物生长速度减慢或停止；有些危险的微生物在 5 ℃以下仍能生长
水和原材料	①使用安全的水处理食物 ②挑选新鲜和有益健康的食物 ③选择经过安全加工的食物，如经过低热消毒的牛乳 ④水果和蔬菜要清洗干净，尤其在生食前 ⑤不要食用超过保鲜期的食物	①原材料，包括水和冰，均可被危险的微生物和化学品污染 ②受损和霉变的食物中可形成有毒化学物质 ③谨慎选择原材料，并采取简单的措施（如清洗、去皮），可减少危险

案例 1 分析

①甲肝病毒主要通过肠道传播；②甲肝病毒在 100 ℃时加热 1 分钟即可全部灭活。

故需要采用合理的食品加工方式，有效切断病毒传播途径和控制传染源。

（2）食物中毒的防控

案例 2

某年春季，某大学午餐后 40 分钟左右陆续有食堂就餐学生出现上腹部不适、胃脘部烧灼感，继而出现呕吐、腹泻、头晕、头痛等症状。餐后 3 小时发病达高峰，发病人数共计 170 余人。经调查，该食堂于上一年冬季购进马铃薯共 3 000 千克，购进后直接堆放在密闭不通风的库房内达 4 个月之久，马铃薯都已发芽，有的已发黑腐烂。检验留样菜品，在酸辣土豆丝中检测出高含量龙葵素。

讨论

请判断本案例为食物中毒还是食源性感染疾病?

食物中毒不包括因暴饮暴食而引起的急性胃肠炎、食源性肠道传染病、寄生虫病，以及因一次大量或者长期少量摄入某些有毒有害物质而引起的以慢性毒性为主要特征（如致畸、致癌、致突变）的疾病。

食物中毒按病原物分类，可分为细菌性食物中毒、真菌性食物中毒、化学性食物中毒、动物性食物中毒和植物性食物中毒五类，详见表 3-2-2。食物中毒的常见风险类别及预防方法详见表 3-2-3。

表 3-2-2　食物中毒的类别

类别	定义	特点	典型案例
细菌性食物中毒	摄入被细菌或其毒素污染的食物引起的急性或亚急性疾病	食物中毒中最常见的一类，通常有明显的季节性，多发生于气候炎热的季节，一般以 5 ~ 10 月份最多，发病率较高，但病死率一般较低	金黄色葡萄球菌毒素性中毒、副溶血性弧菌性中毒等

续表

类别	定义	特点	典型案例
真菌性食物中毒	食用被真菌及其毒素污染的食物所引起的中毒	有明显的季节性和地区性，发病率较高，病死率与中毒食物种类有关	霉变甘蔗中毒等
化学性食物中毒	摄入化学性有毒食物引起的中毒	季节性、地区性均不明显，发病率、病死率较高	农药、亚硝酸盐中毒等
动物性食物中毒	摄入动物性有毒食物引起的中毒	发病率和病死率因致毒食物种类不同而异，有地区性	河豚中毒等
植物性食物中毒	摄入植物性有毒食物引起的中毒	季节性、地区性比较明显，多散在发生，发病率、病死率因引起中毒的食物种类不同而异	毒蘑菇、发芽马铃薯、木薯霉变引起的中毒等

案例 2 分析

①午餐后 40 分钟左右陆续有就餐学生出现症状，人数总计达 170 余人；②症状主要表现为上腹部不适、胃脘部烧灼感，恶心、呕吐等；③事后调查发现食堂使用已发芽变质马铃薯；④在留样菜品中检测出高含量龙葵素。

故判断本案例为植物性食物中毒。

表 3-2-3　食物中毒的常见风险类别及预防方法

类别	高风险食物	风险因子	预防方法
微生物风险	凉菜、糕点、裱花蛋糕、生食水产品、生寿司等	细菌、病毒、寄生虫	选购原料：①向可靠和信誉良好的供货商购买原料和食品；②不采购可能有使用安全问题的原料和食品；③保证生食水产品不受污染；④禁止提供生食的淡水鱼或禽肉、蛋类 处理食物：①从业人员应保持身体健康和个人卫生；②食物应煮熟煮透（中心温度不低于 70 ℃）；③有潜在危害的食物经煮熟后，如需食前冷藏储存，应采用以下冷却方法，再放入冰箱：先在 2 小时或更短时间内使食物的温度从 60 ℃降至 20 ℃，在其后 4 小时内使食物的温度从 20 ℃降至 4 ℃；④避免生熟交叉污染；⑤食物烹煮前彻底解冻；⑥鸡蛋外壳须经清洗后方可使用 储存食物：①控制加工量，剩余食物应丢弃；②妥善储存，防止交叉污染；③热食热存（60 ℃以上）、冷食冷存（10 ℃以下），熟制高风险食物如存放温度在 10 ~ 60 ℃之间，存放时间应小于 2 小时；④食品和食材冷藏温度 0 ~ 10 ℃，冷冻温度 -20 ~ -1 ℃，注意储存期限

续表

类别	高风险食物	风险因子	预防方法
化学性风险	添加亚硝酸盐食品、含瘦肉精肉类食品、农药污染食品	亚硝酸盐、瘦肉精、农药	①餐饮场所禁止储存或使用亚硝酸盐 ②从持有许可证及信誉良好的供货商处购买食材 ③加强农药残留量检测 ④蔬菜粗加工时用食品洗涤剂溶液浸泡 30 分钟后再冲净，烹调前再经烫泡 1 分钟，可有效去除蔬菜表面残留的大部分农药
生物毒素风险	河豚、毒蘑菇、发芽马铃薯，豆浆、四季豆，珊瑚鱼类，青皮红肉类海鱼，双壳贝类水产	动物和植物天然毒素、雪卡毒素、组胺、贝类毒素	①加强对有毒食物的认识 ②禁止使用河豚（含干制品）、毒蘑菇、发芽马铃薯等含有毒有害物质的食物 ③豆浆彻底加热煮透，煮沸后再以文火维持煮沸 5 分钟左右 ④四季豆烹调时要先放入开水烫煮 10 分钟以上再炒，保证煮熟焖透 ⑤向信誉良好及持有许可证的供货商购买来自安全水域或养殖区的水产 ⑥避免进食 1.5 kg 以上或生殖期在 3 ～ 4 月份的珊瑚鱼 ⑦禁止购入不新鲜或腐败或未使用符合要求的冷链温度运输的鱼类，尤其是有过敏性疾病的患者要避免食用青皮红肉鱼类 ⑧贝类水产加工时要将内脏、生殖腺和卵彻底清理弃置

4. 食源性疾病的应急处置

根据《食品安全法》《食品安全法实施条例》等法律法规规定，食源性疾病的应急处置要求如下：

（1）报告

事故单位和接收病人进行治疗的单位应当及时向事故发生地县级人民政府食品安全监督管理、卫生行政部门报告。任何单位或者个人不得对食品安全事故隐瞒、谎报、缓报，不得隐匿、伪造、毁灭有关证据。

医疗机构发现其接收的病人属于食源性疾病病人或者疑似病人的，应当按照规定及时将相关信息向所在地县级人民政府卫生行政部门报告。

（2）现场处置

发生食品安全事故的单位应当立即予以处置，防止事故扩大。

二、生物性危害及控制

生物性危害主要为致病微生物导致的危害，是引起食源性疾病最主要的原因。常见的致病微生物包括细菌、病毒和寄生虫。

1. 细菌

细菌能引起食源性感染、中毒和毒素介导的感染。它们大多数可存在于食物的天然生长环境中。正确烹调可杀灭这些细菌，在冷冻环境中运输和储存可抑制其生长。引起食源性疾病的常见致病菌详见表 3-2-4。

表 3-2-4　引起食源性疾病的常见致病菌

常见致病菌	常见污染食物	污染途径	主要临床表现	生长和杀灭条件	主要预防措施
沙门氏菌	肉、禽、蛋、乳等，其中肉类占多数	人员、苍蝇、鼠类、污水	腹痛、腹泻、恶心、呕吐等，内毒素可引起头痛、高热	常温生长、耐盐 烹饪时彻底加热可杀灭菌体	避免有腹泻等病症人员上岗；加热杀灭致病菌；食物生熟分开，防止交叉感染；严格洗手
副溶血性弧菌	海产品、盐腌食品	交叉感染	上腹部阵发性绞痛、腹泻、呕吐、发热，腹部压痛明显，腹泻剧烈者可有脱水	含盐 2% ~ 3.5% 时生长较好 烹饪时彻底加热或在食醋中浸泡 1 分钟可杀灭菌体	不生食海产品，饮食加食醋，避免交叉感染
金黄色葡萄球菌	奶、肉、蛋、鱼及其制品，剩米饭、凉皮等	带菌者体液污染食品	恶心、呕吐、腹部痉挛痛、腹泻水样或血样便，伴发热	生长温度 6.5 ℃以上，在 20 ~ 37 ℃下 4 小时便产生肠毒素，很难破坏 彻底加热可杀菌	调离皮肤有创伤的人员，保持良好的个人卫生；控制食品加工与食用时间间隔及保存温度
致病性大肠杆菌	生牛肉、受污染的果蔬等	动物粪便、污水	恶心、呕吐、腹部痉挛痛、腹泻水样或血样便，伴发热，严重者引起死亡	生存力强，室温可存活数周，但对热和漂白粉敏感 加热彻底可杀菌	在 4 ℃以下冷藏，充分加热杀菌，防止交叉污染，禁止患病人员上岗

续表

常见致病菌	常见污染食物	污染途径	主要临床表现	生长和杀灭条件	主要预防措施
痢疾杆菌	水、牛奶、沙拉、蔬菜	人畜粪便污染的水、食品接触面及手污染	腹痛剧烈、呕吐及频繁腹泻，并伴有水样便或黏液脓血便，里急后重，恶寒、高热	在自然界活力弱，37 ℃最适合生长，少量活菌即可致病；耐寒不耐热 烹饪加热彻底可杀菌	避免有腹泻等病症人员上岗；食品烧熟煮透，生熟分开，防止交叉污染；严格洗手，消灭苍蝇
单核细胞增生李斯特菌	奶及奶制品、肉类制品、蔬菜沙拉和水果等即食食品	冰箱冷藏、带菌者手污染	腹泻、腹痛、发热，出现败血症、脑膜炎、孕妇流产和死胎、新生儿肺炎	低温下可生长，耐盐耐碱，不耐酸、不耐热 加热彻底可灭菌	充分加热食品，防止熟食品再次污染
变形杆菌	熟肉及内脏的熟制品	带菌操作者、生熟交叉污染	恶心、呕吐、腹泻，腹痛剧烈、绞痛或刀割样疼痛；低热	腐败菌，一般不致病；不耐热；低温下可繁殖 加热彻底可杀菌	充分加热杀菌，防止交叉污染，禁止有病人员上岗
肉毒杆菌	自制发酵豆及豆制品、罐头，厌氧条件下保存的肉类制品	环境、土壤、人畜粪便等	乏力、头晕、头痛、食欲不振、走路不稳等；脑神经受损症状	中温菌，厌氧生长 芽孢很耐热，高压蒸气 121 ℃、30 分钟才能杀死；产生不耐热的外毒素，100 ℃、10 ～ 20 分钟可破坏	原料彻底清洁处理，罐头彻底灭菌；食物迅速冷却并低温储存；防止毒素产生；食用前加热以灭活毒素
蜡样芽孢杆菌	奶类、肉类、蔬菜；米、谷类、含淀粉食物	土壤和灰尘	腹泻、腹绞痛、呕吐	15 ℃以下菌体不繁殖 烹饪加热彻底可杀灭菌体；灭活芽孢需要 100 ℃、20 分钟	剩余食物彻底加热，正确加热、冷却、保存食物
产气荚膜梭菌	香料、肉汁、未正确冷却的食物	土壤、人畜粪便	剧烈腹痛、长时间严重腹泻	生长适宜温度为 37 ～ 47 ℃，厌氧生长，产肠毒素 可较强抵抗消毒剂	正确加热、冷却和再加热食物

2. 病毒

病毒是一种可以在生物体间传播并感染其他生物体的微小生物，具有传染性。病毒不能在食物内繁殖，只能在某些活组织内存活，通常只需极少的数量即可使人致病，加工食品时彻底加热可以灭活其中的病毒。我国食品的病毒污染以肝炎病毒污染最为严重。引起食源性疾病的常见病毒详见表 3-2-5。

表 3-2-5　引起食源性疾病的常见病毒

常见病毒	常见污染食物	污染途径	主要临床表现	主要预防措施
甲型肝炎病毒	贝类、沙拉、饮用水等	粪便、污水污染或携带病毒的从业人员，进食前未充分煮熟或生熟交叉污染	发热、疲乏、食欲不振、肝功能损害	保持良好的卫生操作环境，确保生产用水卫生；不生食贝类，彻底加热水产品；防止生熟交叉污染
戊型肝炎病毒	受污染的水或食物（贝类、猪肝等）	粪口传播，粪便污染的水或食物未彻底煮熟	黄疸、伴有食欲减退，乏力、发热、呕吐、腹泻、肝区疼痛等	加强环境消毒和从业人员健康管理工作，管好饮用水源，食物要烧熟煮透
诺如病毒	饮用水、生食鱼贝类、沙拉等	肠道传播为主，污染的水源、食物、物品、空气，以及病毒携带者的分泌物	恶心、呕吐、腹部痉挛痛、腹泻、发热	禁止生食贝类等水产品，食物要烧熟煮透；生吃的蔬菜、水果要彻底清洗
轮状病毒	沙拉配料及不熟的海产品	粪口传播，被污染的饮用水源和食物	腹泻（特别是婴幼儿）、呕吐、低热	保持良好的个人卫生和洗手习惯；正确加工食物，食用冷藏食品要进行彻底加热
口蹄疫病毒	牛、羊、猪等偶蹄动物产品	病畜和携带病毒的家畜	先期表现为咽痛、全身关节酸软，随后高热，口腔黏膜出水疱，牙龈、舌部溃烂，吞咽困难、厌食、流涎、口臭	加强原料检验检疫情况查验；食物采用高温处理，确保烧熟煮透，或采用后熟处理（即烧熟后采用 0 ~ 60 ℃经 48 小时，或 60 ℃以上经 30 小时，或 10 ~ 12 ℃经 24 小时存放后食用）

续表

常见病毒	常见污染食物	污染途径	主要临床表现	主要预防措施
禽流感病毒	携带病毒的鸡、鸭等家禽	呼吸道传播，接触禽类、禽类粪便，污染的水源，来往于疫区的人员和车辆，野生候鸟的迁徙等	多见流感样症状，少数消化道症状，疾病发展迅速者可因进行性肺炎致肺出血、败血症等并发症死亡	加强原料检验检疫，禁止使用病禽肉；发现病禽肉需用消毒剂灭活后进行无害化处理
SARS病毒	携带病毒的野生动物	主要通过直接接触和飞沫传播，但曾有通过消化道排泄物和气溶胶导致暴发的案例	潜伏期1～10天，多为2～7天内；发烧、头痛、肌肉酸痛，乏力，干咳少痰，严重者可出现呼吸窘迫；重症患者比例和死亡率高	禁止采购及食用野生动物，不制作和销售生冷食品，加强食品加工人员健康管理和加工环境清洁消毒
新冠病毒（COVID-19）	携带病毒的野生动物	通过飞沫、直接接触传播，气溶胶和粪口传播有部分研究证据支持，但截至目前尚不明确	潜伏期1～14天，多为3～7天；发烧、乏力、干咳，重症患者多在发病一周后出现呼吸困难和（或）低氧血症，严重者快速进展为急性呼吸窘迫综合征	禁止采购及食用野生动物，不制作和销售生冷食品，加强食品加工人员健康管理和加工环境清洁消毒

3. 寄生虫

食源性寄生虫是一类生活在有生命的宿主体表或体内的生物，感染的主要食品有蔬菜、水果、鱼、肉等。人感染寄生虫大多是由于生食、半生食等不良饮食习惯，或食品加热不彻底所导致。低温冷冻或食品加工时彻底加热食品均能有效杀灭寄生虫。引起食源性疾病的常见寄生虫详见表3-2-6。

表 3-2-6　引起食源性疾病的常见寄生虫

常见寄生虫	常见污染食物	污染途径	主要临床表现	主要预防措施
囊尾蚴、绦虫	含活的带绦虫囊尾蚴的猪肉和牛肉等	被污染的食物加工不当、生熟交叉污染	贫血、消瘦、腹痛、消化不良、腹泻等症状；肌肉酸痛、僵硬；出现神经症状，甚至死亡；影响视力，甚至失明	加强肉品卫生检验，不吃未彻底煮熟的肉类；加强卫生管理
旋毛虫	含有旋毛虫囊包的畜肉	被污染的畜肉加工不当、生熟交叉污染	头晕、头痛、腹痛、腹泻、发热等，轻者肌肉酸痛、眼睑和下肢浮肿，严重者出现呼吸、咀嚼及语言障碍	加强对动物肉品的旋毛虫检验
管圆线虫	福寿螺、鱼等淡水产品	含管圆线虫幼虫的食物加工不当、生熟交叉污染	头痛、头晕、发热、颈部僵直、面神经瘫痪等；幼虫引起嗜酸性粒细胞增多性脑膜脑炎或脑膜炎，严重者可致昏迷、痴呆，甚至死亡	加热杀死寄生虫，不食用生鲜或者未经彻底加热的螺、鱼、虾、蟹和其他海产品，加强螺肉加工人员的防护
肺吸虫	淡水鱼虾	生食或进食被污染食物、生熟交叉污染	急性腹痛、腹泻、便血；形成多发性囊肿，出现剧烈的头痛、癫痫、瘫痪、视力减退、颈项强直、失语等	水产冷冻或彻底加热，不生食或半生食淡水食物，不饮生水
肝吸虫	淡水鱼虾	生食或进食被污染食物、生熟交叉污染	食欲差、腹泻、腹胀、肝肿大	水产冷冻或彻底加热，不生食或半生食淡水食物

三、化学性危害及控制

化学性危害是指由可使人致病的有毒化学物质引起的危害。这些化学物质可源于食品本身，也可以是受到外来污染所致。化学性污染包括各种有害金属、非金属、有机化合物和无机化合物。

1. 自身引入污染

河豚、高组胺鱼、四季豆、生豆浆、霉菌和部分野生蘑菇等食物本身含有毒物质或食物过敏原。这些食物有些属于禁止供应品，有些则可通过适当的加工去除毒素后供应。引起化学性食物中毒的常见天然毒素详见表 3-2-7。

表 3-2-7　引起化学性食物中毒的常见天然毒素

致病因子	带毒食物	主要临床表现	主要预防措施
河豚毒素	河豚	口唇指端麻木、恶心、呕吐，四肢乏力、瘫痪，死亡率高	餐饮单位禁止养殖河豚和经营未经加工的河豚整鱼，禁止经营所有品种的野生河豚，未经国家批准不得经营河豚制品
组胺	青皮红肉鱼（如青占鱼、金枪鱼、秋刀鱼等）	支气管痉挛，毛细血管扩张，低血压，心律失常甚至心脏骤停	保证储存加工的鱼新鲜，防止鱼类腐败变质，禁止出售、加工、使用腐败变质的鱼
贝类毒素	织纹螺，海产贝类，如蚝、蚬、青口、螺、扇贝及带子等	口唇、舌头、上下肢和颈部麻木，肌肉协调能力丧失，死亡率高	选择信誉良好的供货商，不经营国家明令公告餐饮单位不得采购、加工和销售的织纹螺
雪卡毒素	珊瑚礁附近觅食的鱼类（珊瑚鱼），如东星斑、苏眉等	腹泻、呕吐、四肢及口角麻痹、关节及肌肉疼痛，可持续数月	向信誉良好及持有许可证的供货商购买来自安全水域或养殖区的鱼类，避免在 3 ~ 4 月份进食生殖期珊瑚鱼或 1.5 kg 以上的珊瑚鱼
皂素、红细胞凝集素	四季豆、扁豆、荷兰豆	恶心、呕吐、腹痛、头晕、出冷汗	烹调时先将豆类放入开水中烫煮 10 分钟后再炒，可有效去除有毒物质；烧熟炒透
皂素、抗胰蛋白酶	大豆、生豆浆	胃部不适、恶心、呕吐、腹胀、腹痛、头晕、无力	将豆浆煮透，尤其要防止“假沸”，烧煮时应将上涌的泡沫除净，煮沸后再以文火维持沸腾 5 分钟
龙葵素	发芽马铃薯	咽喉瘙痒、烧灼感，舌发麻，胃部烧灼疼痛，恶心、呕吐、腹胀、腹泻，严重者烦躁、抽搐，甚至呼吸麻痹而致死	马铃薯应存放于凉爽、通风、干燥处；不吃发芽马铃薯，或将芽眼部挖去，煮透、加醋烧制
类秋水仙碱	鲜黄花菜	腹泻水样便为主，伴恶心、呕吐、腹痛、口渴、喉干	食用干制品或鲜黄花菜必须用水浸泡或开水焯烫，彻底加热

续表

致病因子	带毒食物	主要临床表现	主要预防措施
银杏酸、银杏碱	银杏	恶心、呕吐、腹痛、腹泻，烦躁不安、昏迷、抽搐、呼吸困难或衰竭，可致死	不生吃银杏及变质银杏，加水煮熟后弃水食用
霉菌毒素	霉变的谷粒、花生、玉米及制品、核桃、山核桃、牛奶、花生油等	急性：发热、呕吐、黄疸、肝出血、腹水，易致死； 慢性：长期小剂量可致癌	向信誉良好的供货商采购食物；物理筛选出霉粒，保持谷粒和坚果干燥；防止产品受潮长霉等
蘑菇毒素	野生蘑菇	抽搐、痉挛、昏迷，甚至出现幻觉、溶血症状和肝脏损伤等，死亡率高	不采摘、不采购、不食用野生蘑菇
食物过敏原	牛奶、鸡蛋、大豆、含麸质谷类、坚果、花生、鱼、贝类、甲壳类及其制品	皮疹、瘙痒、口唇和舌头肿胀、呕吐、腹泻，严重者呼吸困难、喉头水肿	菜单、包装、标签上须正确标明是否含有常见的食物过敏原，以使敏感者避免接触

2. 外来有毒物质污染

外来有毒物质是在食品生产（包括饲料作物生产、畜牧养殖与兽药生产）、包装、运输过程中或因环境污染产生的，而非主观意愿造成。这类有毒物质主要来源于农药、兽药残留，环境污染带来的化学物质，食品加工中使用的化学物质，食品加工中产生的化学物质，容器具、加工设备、包装材料、运输工具带来的有害化学物质等。引起化学性食物中毒的常见外来有毒物质详见表 3-2-8。

表 3-2-8　引起化学性食物中毒的常见外来有毒物质

致病因子	带毒食物	主要临床表现	主要预防措施
亚硝酸盐	腌菜，存放过久或腐败的蔬菜；误加亚硝酸盐的食品	口唇、指甲及皮肤出现青紫，严重者因呼吸衰竭而致死	禁止储存或使用亚硝酸盐；保持蔬菜新鲜，勿食存放过久或变质的蔬菜；不吃腌制不透的腌菜；避免误食

续表

致病因子	带毒食物	主要临床表现	主要预防措施
有机磷等农药	受农药污染的蔬菜、水果等	头痛、恶心、呕吐、视力模糊，严重者瞳孔缩小、呼吸困难、昏迷，可致死	选择信誉良好的供货商，选择未受农药污染的蔬菜；蔬菜粗加工时以蔬菜清洗溶液浸泡30分钟后再冲净，烹调前再经烫泡1分钟，可有效去除大部分农药
瘦肉精	受污染的猪肉或内脏	心跳加快、肌肉震颤、头晕、恶心、脸色潮红	选择信誉良好的供货商，不采购市场外无证摊贩经营的产品；选用带有肥膘的猪肉，猪内脏选择有品牌的定型包装产品
桐油	含有桐油的食品	恶心、呕吐、腹泻、胸闷、烦躁、头痛、头晕等，意识模糊、呼吸困难、昏迷或休克	不使用来历不明的油，食品加工用油使用前应闻味辨别

3. 人为添加化学物质污染

人为添加化学物质是指在食品生产、加工、运输、销售过程中人为加入的化学物质，主要是各类食品添加剂。按照国家标准规定的要求使用食品添加剂，对人体是安全的，但如果使用不当或超剂量使用，就有可能造成食品化学危害。

食品添加剂的种类很多，包括防腐剂、营养素添加剂、抗结剂、消泡剂、抗氧化剂、漂白剂、膨松剂、着色剂、护色剂、乳化剂、被膜剂、保水剂、稳定剂、甜味剂、增稠剂、香精等，具体使用须符合《食品安全国家标准　食品添加剂使用标准》(GB 2760—2014)。

四、物理性危害及控制

物理性危害是指在食物中发现的非正常的可能使人致病或致伤的物理材料。

1. 异物

食品中的各种有害异物是物理性危害的主要表现形式，人误食后可能造成身体外伤、窒息或其他健康问题。

（1）主要来源

1）植物收获过程中掺入的玻璃、铁丝、石头等。

2）水产品捕捞过程中掺杂的鱼钩等。

3）畜禽肉或鱼肉剔骨时遗留的骨头碎片或鱼刺。

4）维护不良的设备和设施在食品加工制作过程中脱落的金属或玻璃碎片等。

5）食品制作人员掉落的毛发等。

（2）预防异物混入的主要措施

1）加工前应认真检查待加工食品是否含有或混有异物，尤其是深色酱料等不易观察的原料。

2）破损食物器皿要弃置，厨房电灯应有防爆灯罩，天花板、墙壁和用具应维修妥善，刷锅用具应牢固，避免脱落掉入食品中。

3）有效防治虫鼠。

4）加强食品安全意识，禁止从业人员在食品操作区、其他操作区及处理食物时吸烟。

5）从业人员规范着装，不佩戴首饰，帽子应严格罩住头发，口罩应罩住口鼻。

2. 放射性物质

放射性物质（如 Cs^{137}、Sr^{90}、Zn^{65} 等）虽然可以通过稀释或扩散使其在环境中的浓度不断降低，但会通过食物链各个环节浓集，使食品中含量较高。放射性物质污染食品能造成急性和亚急性、慢性及潜在的健康危害，尤其是有些水生生物（如水藻、牡蛎、鱼类等）对某些放射性物质有较大的浓集作用，以致含量超过允许量标准，威胁人类健康。因此，需要严格按照食品放射性污染物的限量标准和检测方法进行监测，确保食品安全。

思考与练习

1. 比较食源性感染疾病和食物中毒。

2. 案例：某企业从某肉联厂冷库购买 300 kg 金枪鱼作为福利分给 100 多名职工。职工回家后有的将鱼红烧，有的将鱼油炸，食用后半小时左右，有 73 人先后开始出现面部和颈部皮肤潮红、头昏、头痛、恶心、呕吐、腹痛、腹泻、两眼充血、胸闷、气喘、心悸和脉搏增快等中毒症状。经食品安全监管部门取证调查证实，这是由于食用金枪鱼造成的中毒事故。

请分析食用金枪鱼中毒的原因，并根据所学知识谈谈如何预防此类食物中毒。

提示：①金枪鱼属于青皮红肉鱼，这类鱼中的组氨酸含量较高，当鱼不新鲜或腐败变质时会生成组胺；②预防此类食物中毒应从食材新鲜程度、食材加工处理和禁忌人群管理等方面进行考虑。

模块四

营养评价与改善

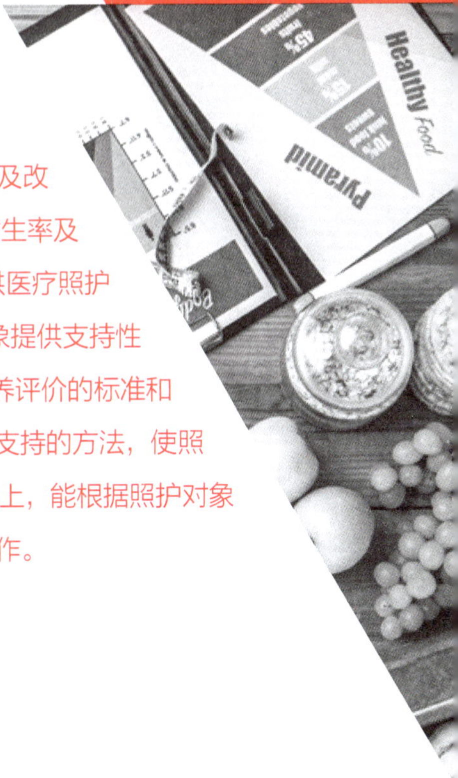

营养照护是指对营养缺乏的个体提供营养评价及改善方案，以改善机体的营养状况，降低并发症的发生率及再住院率。在整个照护过程中，照护者除了提供医疗照护外还需兼顾照护对象的生活品质，为照护对象提供支持性及维护性的服务。本模块主要通过介绍营养评价的标准和方法，以及营养平衡、营养改善和营养支持的方法，使照护者在确定照护对象营养状况的基础上，能根据照护对象的状况提出建议指导并进行相关操作。

课题一 营养评价

能力目标

- 能了解国际、国内的营养标准。
- 能测定并评价人体营养状况。
- 能对膳食营养进行调查、分析和评价。

营养评价是指通过人体体格测量、实验室指标收集和判断、膳食历史及现状的调查及多项综合营养评价等手段，对照营养标准，判定机体营养状况，提出科学的膳食平衡建议。营养评价是健康评价的方式之一，用以了解机体的营养素摄入与代谢是否达到平衡。

一、营养标准

1. 国内营养标准

《国民营养计划（2017—2030 年）》中指出：营养是人类维持生命、生长发育和健康的重要物质基础。国民营养事关国民素质提高和经济社会发展，要以人民健康为中心，以普及营养健康知识、优化营养健康服务、完善营养健康制度、建设营养健康环境、发展营养健康产业为重点，关注国民生命全周期、健康全过程的营养健康，提高全民健康水平。

在国家政策的引导下，国家卫生健康标准委员会已经形成了完整的营养标准体系，满足各个年龄段和各个病种的膳食营养素指导及疾病筛查等方面的要求。目前国家卫生健康标准委员会已公布 31 个营养类标准，具体见表 4-1-1。

表 4-1-1 国家卫生健康标准委员会公布的 31 个营养类标准

类别	营养标准
营养素参考摄入量类	①中国居民膳食营养素参考摄入量（宏量营养素）WST 578.1—2017 ②中国居民膳食营养素参考摄入量（常量元素）WST 578.2—2018 ③中国居民膳食营养素参考摄入量（微量元素）WST 578.3—2017 ④中国居民膳食营养素参考摄入量（脂溶性维生素）WST 578.4—2018 ⑤中国居民膳食营养素参考摄入量（水溶性维生素）WST 578.5—2018
膳食指导类	①成人糖尿病患者膳食指导 WST 429—2013 ②高血压患者膳食指导 WST 430—2013 ③高尿酸血症与痛风患者膳食指导 WST 560—2017 ④高温作业人员膳食指导 WST 577—2017 ⑤恶性肿瘤患者膳食指导 WST 559—2017 ⑥老年人膳食指导 WST 556—2017 ⑦慢性肾脏病患者膳食指导 WST 557—2017 ⑧脑卒中患者膳食指导 WST 558—2017 ⑨妊娠期糖尿病患者膳食指导 WST 601—2018
筛查类	①临床营养风险筛查 WST 427—2013 ②人群贫血筛查方法 WST 441—2013 ③人群铁缺乏筛查方法 WST 465—2015 ④人群维生素 A 缺乏筛查方法 WST 553—2017 ⑤人群叶酸缺乏筛查方法 WST 600—2018
判定与评估类	① 5 岁以下儿童生长状况判定 WST 423—2013 ②成人体重判定 WST 428—2013 ③紧急情况下的营养保障指南 WST 425—2013 ④人群健康监测人体测量方法 WST 424—2013 ⑤老年人营养不良风险评估 WST 552—2017 ⑥学生餐营养指南 WST 554—2017 ⑦肿瘤患者主观整体营养评估 WST 555—2017 ⑧食物血糖生成指数测定办法 WST 652—2019
其他类	①膳食调查方法：24 小时回顾法 WST 426.1—2013 ②膳食调查方法：称重法 WST 426.2—2013 ③食物成分数据表达规范 WST 464—2015 ④营养名词术语 WST 476—2015

2. 国际营养标准

国际营养科学联合会（International Union of Nutritional Sciences，IUNS）由世界各国营养学及相关专家和团体组成，是营养科学领域最权威的国际性学术组织。IUNS 颁布人体每日所需营养标准包括 4 类 43 种营养素，具体见表 4-1-2。

表 4-1-2　人体每日所需营养标准

类别	营养素
基础营养类	蛋白质、糖类、脂肪、膳食纤维、水分
维生素类	维生素 A、维生素 B_1、维生素 B_2、维生素 B_3、维生素 B_5、维生素 B_6、维生素 B_9、维生素 B_{12}、维生素 C、维生素 D、维生素 E、维生素 H、维生素 K
矿物质类	钙 Ca、磷 P、钾 K、镁 Mg、钠 Na、氯 Cl、硫 S、铁 Fe、铜 Cu、碘 I、锰 Mn、锌 Zn、钴 Co、钼 Mo、氟 F、铬 Cr、硒 Se
氨基酸类	异亮氨酸、亮氨酸、赖氨酸、蛋氨酸、苯丙氨酸、苏氨酸、色氨酸、缬氨酸

二、人体营养状况测定和评价

1. 人体体格测量

人体体格测量数据和身体形态能较好地反映营养状况，体形的大小和生长速度是营养状况的灵敏指标。体格测量数据是评价群体或个人营养状况的常用指标。

（1）成人体格测量

成人体格测量时，身高、体重、上臀围、腰围等指标最常用，其中最重要的是身高和体重。这两个指标综合反映各类营养素及能量的摄取、储存和利用等情况，同时也反映机体及其各组成部分的发育水平和营养状况。成人身高在成年后基本无变化，而体重会在营养素和能量供应过剩或不足时发生明显变化，因此成人体重常作为重要的临床观察指标。

1）成人身高测量

成人身高在一天之中会有一定变化，通常变化幅度在 1 ~ 2 cm，且“早高晚矮”，这与构成人体身高的关节组织和韧带的松弛有关。身高测量一般宜在上午 10 点左右进行，此时身高约为全天的中间值。

2）成人体重测量

成人体重在一天之中因受饮食、运动、排泄等因素影响而变化较大。体重测量宜选择清晨空腹便后进行。

（2）儿童体格测量

医学上将 3 ~ 14 岁年龄界定为儿童。儿童生长发育测量主要指标有身高、体重、坐高、头围和胸围。

1）儿童身高、体重、坐高测量

儿童身高的测量时间同成人，测量可选用电子式身高计、机械式身高计、软尺、立尺等。坐高可反映躯干的生长情况，与身高比较时，还可说明下肢与躯干的比例关系。身高坐高计是用来测量儿童身高和坐高的专用器械。测量体重时，7 岁及以下的儿童可选用杠杆式体重计，测试范围 35 ~ 50 kg，误差不大于 50 g；大于等于 8 岁的儿童测量同成人。

2）儿童头围测量

儿童头围是指经眉弓上方突出处，绕经枕后结节一周的长度。头围主要反映儿童颅脑发育情况。如果儿童头围明显超出正常范围，则可能患脑积水、巨脑症及佝偻病等疾病；如果儿童头围过小，则有可能患脑发育不全、小头畸形等疾病。

3）儿童胸围测量

儿童胸围是指从两乳头下缘到后面两肩胛骨下角下缘绕胸一周的长度。胸围是表示胸腔容积、背肌和胸肌发育水平、皮下脂肪蓄积状况的重要指标之一。通过儿童胸围测量数据，能了解其呼吸器官的发育程度。

2. 实验室指标收集和判断

实验室指标收集和判断是指通过检查确定送检物质的内容、性质、数量、浓度等指标，从而反映机体的营养状况，为进一步实施预防措施提供依据。

（1）头发收集

头发的基本成分是角蛋白，占发干总重量的 85% ~ 90%，此外头发还含有类脂质、色素、微量元素及水。由 18 种氨基酸组成的角蛋白为头发生长提供了所需营养成分。头发样本来源丰富，收集方法简单，且富含微量元素，因此是评价机体营养状况和环境重金属污染程度的重要指标。临床上，常通过头发检测来确诊是否缺乏某种营养素。

（2）尿液收集

尿液中的营养素及其代谢产物可以间接反映人体的营养状况，脂类不完全代谢产生的酮体、蛋白质代谢产生的氮类都可以进入尿液，水溶性维生素过量摄入也

会从尿液排出。作为评价营养状况的重要手段，尿液检验对于营养学研究具有如下意义：

1）测定人体蛋白质的代谢和需求量。

2）测定水溶性维生素的代谢和需求量。

3）测定矿物质需求量，评价矿物质代谢。

4）研究某些药物的代谢情况。

（3）粪便收集

粪便中的营养素及其代谢产物是反映机体营养状况的重要指标。人体未吸收的蛋白质可通过粪便排泄，粪便中的氮含量可以反映蛋白质的吸收情况，粪便的颜色可以部分反映人体膳食结构，粪便的黏稠度可以部分反映蛋白质、膳食纤维、水的摄入情况。粪便检验对于营养学研究具有如下意义：

1）测定人体蛋白质的需求量。

2）评价食物蛋白质的营养价值。

3）测定人体矿物质的需求量。

4）评价食物中矿物质吸收率以及影响矿物质吸收的因素。

5）用于检测体内矿物质随粪便排泄的情况。

3. 营养状况和体征判别

营养状况与食物的摄入、消化、吸收和代谢有密切关系，可作为评价健康和疾病严重程度的标准之一。通常采用消瘦、超重、肥胖来描述营养状况。常用的评价体格测量指标有标准体重法、体质指数（BMI）、腰围（WC）、腰臀比（WHR）等。体质指数是评价 18 岁以上成人群体营养状况的常用指标，不仅能反映胖瘦程度，而且与皮褶厚度、上臀围等营养状况指标也有很好的相关性。体质指数的计算公式为：

$$BMI=体重（kg）/身高^2（m^2）$$

（1）WHO 对成人 BMI 的划分：18.5 ~ 24.9 kg/m^2 为正常范围，< 18.5 kg/m^2 为低体重（营养不良），≥ 25.0 kg/m^2 为超重；肥胖前状态 25.0 ~ 29.9 kg/m^2，一级肥胖 30.0 ~ 34.9 kg/m^2，二级肥胖 35.0 ~ 39.9 kg/m^2，三级肥胖 ≥ 40.0 kg/m^2。

（2）中国成人判断超重和肥胖程度的界限值：BMI < 18.5 kg/m^2 为低体重，BMI=18.5 ~ 23.9 kg/m^2 为正常范围，BMI=24.0 ~ 27.9 kg/m^2 为超重，BMI ≥ 28 kg/m^2 为肥胖。

三、膳食调查和评价

1. 食物摄入量调查

膳食调查是对个人、家庭或人群在一定时间内各种食物摄入量及营养素摄入状况的调查，其内容包括：①收集调查对象的基本信息、疾病史、过去饮食情况；②记录一定时间内个体或群体所摄入的食物种类及数量；③记录被调查者的进餐时间、餐次分配等饮食习惯；④询问其使用的烹饪加工方式方法。常见的膳食调查方法有称重法、24 小时回顾法、食物频率法、记账法、化学分析法等。在进行膳食摄入量调查时，需选择一种能正确反映被调查个体或群体食物摄入量的适当方法，必要时也可同时使用两种方法。

（1）称重法

称重法一般调查周期为 3 ～ 7 天，具体做法为对每餐食用前的各种食物进行称量、记录，对剩余或废弃部分进行称量并加以扣除，并记录在称重记录表（见表 4-1-3）中，从而准确得出个人每种食物摄入量。称重法能准确测定食物份额的重量，获得可靠的食物摄入量，是个体膳食摄入调查的理想方法。

表 4-1-3　称重记录表

食物编码	食物名称	结存量	第 1 日		第 2 日		第 3 日		3 日合计		剩余总量	实际消耗量
			购进量	废弃量	购进量	废弃量	购进量	废弃量	3 日购进总量	3 日废弃总量		

调查员：　　　　　　　　　　　　　　调查时间：

说明：实际消耗量 = 结存量 + 3 日购进总量 − 3 日废弃总量 − 剩余总量。

（2）24 小时回顾法

24 小时回顾法又称膳食询问法、膳食回顾法，是采用与调查者和调查对象通电话、面对面访谈等方式，让调查对象回顾前一天自己摄入的所有食物的数量，并对其食物摄入量进行评价的调查方法。该方法由调查员询问调查对象，并记录在 24 小时回顾调查表（见表 4-1-4）中，必要时可借助食物模型、食物图谱等对其食物摄入情况进行计算和评价。

表 4-1-4　24 小时回顾调查表

序号	姓名	性别	年龄	联系电话		
进餐时间	食物名称	原料名称	原料编码	原料重量	进餐地点	备注

调查员：　　　　　　　　　　　　　　　　调查时间：

2. 膳食营养素摄入量计算

膳食营养素主要包括糖类、蛋白质、脂肪、维生素和矿物质五大类。通过膳食营养素摄入量计算，可以得知营养素的摄入种类是否齐全、数量是否充足、比例是否合适，从而判断膳食营养摄入是否均衡。计算食物中营养素含量的公式为：

$$X=W\,(g)\times A\times EP/100\,(g)$$

式中：X——食物中要计算的营养素含量，W——食物的实际重量，A——100 g 该食物中 X 营养素的含量，EP——可食部。

3. 膳食营养分析与评价

只有将膳食各部分营养调查结果互相参照、综合分析，才能对人群营养状况进行全面评价。膳食营养分析与评价主要包括膳食营养素分析与评价和膳食模式分析与评价。

（1）膳食营养素分析与评价

膳食营养素分析与评价是以调查对象 24 小时膳食调查结果为基础，通过各类食物实际摄入量计算每类食物中营养素摄入量，特别是产能营养素摄入量，从而进一步求出膳食中营养素总的摄入量；再根据调查对象的年龄、性别、劳动强度，将计算出的每种营养素总的实际摄入量与膳食营养素参考摄入量（DRIs）中的数据进行比较，分析评价膳食中摄入的营养素是否达到标准，并根据数据分析结果提出科学的膳食营养建议。

（2）膳食模式分析与评价

膳食模式分析是根据调查对象 24 小时膳食调查结果，计算谷薯类、蔬菜水果类、畜禽鱼蛋类、奶类、大豆坚果类 5 大类食物以及烹饪加工用盐油摄入量，然后与膳食宝塔中理想的膳食模式进行比较，对调查对象的膳食结构进行分析。膳食模式评价是将 5 大类食物细分为 9 类食物，评价时先记录调查对象各类食物的实际摄入量，然后与按照不同的劳动强度与膳食宝塔推荐的不同能量需求水平的平衡膳食模式和食物量进行比较，分析判断各类食物摄入量是否满足不同人群的需要，并提出科学的膳食平衡建议。

思考与练习

1. 简述常用成人体格测量方法及注意事项。

2. 简述尿液检验用于营养学研究的意义。

3. 案例：李某，男，18 岁，身高 168 cm，体重 75 kg，胸围 108 cm。试评价李某的健康情况。

4. 计算 250 g 西红柿中维生素 C 的含量（EP=97，A=19）。

课题二
营 养 平 衡

能力目标

- 能根据案例判别营养不良和营养过剩。
- 能分析营养不良和营养过剩的原因。
- 能对营养不良和营养过剩进行相应调控。

营养素之间关系密切，补充时必须强调平衡。但目前大多数人对食物所含营养成分了解不全面，对营养素获取存在盲目性，很少从整体上考量营养与健康的关系，导致营养失衡的现象比比皆是。营养失衡主要表现为营养不良和营养过剩两种倾向。本课题主要分析导致营养不良和营养过剩的原因，并提出相应的调控方案，使照护对象达到营养平衡摄入、恢复身体健康。

一、营养不良及调控

案例 1

小儿，男，18 个月，因消瘦、纳差、腹泻、易躁、夜间多啼就诊。家长诉患儿近 3 个月来反复腹泻，大便水样或不成形，每日约七八次，有手足抽搐现象，喜啼，尤其夜间。患儿为足月顺产，身长 50 cm，体重 4 kg，出生后奶粉喂养，少量辅食。医师查体：患儿身长 71 cm，体重 9 kg，乳牙仅 6 颗，面黄形瘦，头发稀疏，皮下脂肪薄，肋骨外翻。

讨论

该患儿营养状况如何？应如何调控？

1. 营养不良

营养不良是指能量、蛋白质和其他营养素缺乏或失衡的营养状况，营养不良可对机体组织的形态、机体功能和临床结局产生可观察的不良反应。营养不良包括蛋白质—能量营养不良、维生素缺乏和矿物质缺乏。

营养不良的常见原因及表现如下：

（1）蛋白质—能量营养不良

蛋白质—能量营养不良（protein-energy malnutrition，PEM）是由于能量和蛋白质摄入不足引起的营养缺乏性疾病，其结果是体重减轻，实际上是直接或间接地使体内各种器官组织的重量减轻、功能减弱。蛋白质—能量营养不良根据表现一般分为干瘦型营养不良、水肿型营养不良和混合型营养不良。

1）干瘦型营养不良

体重低于标准体重的 60%，表现为生长发育迟缓、消瘦无力、贫血、无水肿，抵抗力下降、容易感染其他疾病等。

2）水肿型营养不良

体重在标准体重的 60% ~ 80%之间，表现为水肿、腹泻，常伴有突发感染、生长滞缓、头发改变、表情冷漠或情绪低落、虚弱无力等。

3）混合型营养不良

体重低于标准体重的 60%，表现介于前两者之间，有水肿。

（2）维生素缺乏

维生素缺乏症是指长期严重缺乏一种或多种维生素，导致机体出现各种相应的临床表现。根据发病机理，机体维生素缺乏的原因可以分为原发性和继发性两种。表 4-2-1 列出了维生素 A、维生素 B_1、维生素 B_2、维生素 C、维生素 D、叶酸等常见维生素缺乏的产生原因及主要表现。

表 4-2-1　常见维生素缺乏的产生原因及主要表现

种类	产生原因	主要表现
维生素 A 缺乏	①摄入量不足：饮食中缺乏维生素 A 及胡萝卜素，多在婴幼儿中发生 ②消化吸收利用不良：胃肠功能紊乱、幽门梗阻、胃肠切除、肝病等疾病造成维生素 A 吸收障碍 ③需求量增加：消耗性疾病、生长发育期等导致维生素 A 需求量增加	①皮肤：缺乏初期表现为干燥，后期表现为上臂、大腿等躯干部位及背部、颈部多发丘疹，形成皮肤干燥症并伴有皱纹 ②眼部：角膜呈现干燥、变粗、混浊等状态，发生软化，严重时可导致失明

续表

种类	产生原因	主要表现
维生素 B_1 缺乏	①摄入量不足：食物中维生素 B_1 易损失 ②消化吸收利用不良：胃肠道及肝胆疾病、浓茶、咖啡、酗酒等造成维生素 B_1 吸收障碍 ③需求量增加：消耗性疾病、妊娠哺乳期等导致维生素 B_1 需求量增加	①干性脚气病：早期症状为下肢酸软无力，伴有沉重感，肌肉酸痛，运动和感觉障碍；病程长者出现肌肉萎缩、步态异常现象 ②湿性脚气病：下肢常出现水肿，重时可遍及全身；常伴心悸、心动过速 ③混合性脚气病：同时出现干性脚气病和湿性脚气病的症状
维生素 B_2 缺乏	①摄入量不足：食物中维生素 B_2 易被破坏 ②消化吸收利用不良：小肠切除、消化道梗阻、腹泻、慢性全身虚弱性疾病等造成维生素 B_2 吸收障碍 ③需求量增加：妊娠哺乳期、甲状腺功能亢进、体力劳动、寒冷等导致维生素 B_2 需求量增加	①皮肤：常表现为瘙痒、干燥、角化，口角炎和唇炎 ②眼部：表现出球结膜充血等现象，严重者有视力模糊、畏光、流泪等症状
维生素 C 缺乏	①摄入量不足：饮食中缺乏维生素 C ②需求量增加：新陈代谢率增高时导致维生素 C 需求量增加 ③不良生活习惯：酗酒、挑食易导致维生素 C 缺乏	①早期症状无特异性，多表现为疲倦、乏力、食欲下降、牙龈出血等；长期缺乏可导致牙龈出血加重，甚至牙齿脱落 ②严重时可发生颅内出血、猝死等急性事件
维生素 D 缺乏	①摄入量不足：饮食中缺乏维生素 D，钙、磷摄入不足 ②消化吸收利用不良：胃肠道、肝肾疾病等导致维生素 D 吸收障碍 ③日光紫外线照射不足	①佝偻病：多见于生长发育期的儿童。初期表现出夜惊、多汗等症状，后期出现中度的骨骺改变体征，如“方颅”“串珠肋”“漏斗胸”“膝内翻”“膝外翻”等 ②骨软化症：多见于骨生长发育已完成的成年人，常表现为腰酸背痛、骨压痛、行动不便等

续表

种类	产生原因	主要表现
叶酸缺乏	①摄入量不足：饮食中缺乏叶酸 ②消化吸收利用不良：胃肠道功能紊乱、小肠部分切除等导致叶酸吸收障碍 ③需求量增加：妊娠期、恶性肿瘤、贫血等导致叶酸需求量增加 ④药物相互作用：抗惊厥药物、避孕药物等导致叶酸生成减少	①一般为非特异性，表现为头晕、疲倦乏力、记忆力差等；少数人会出现贫血、食欲不佳或腹泻等消化道功能紊乱症状 ②孕妇缺乏叶酸时可导致胎儿神经管畸形，增加胎儿的畸形率

（3）矿物质缺乏

矿物质在人体内的均衡情况直接或间接影响人体健康。矿物质不能在体内生成，必须通过饮食补充；需通过排泄途径排出体外，不能在体内自行消失，随年龄增长矿物质在体内的含量逐步增加。机体长期严重缺乏一种或多种矿物质将出现各种相应的临床表现，表 4-2-2 列出了铁、钙、钾三种常见矿物质缺乏的产生原因及主要表现。

表 4-2-2　常见矿物质缺乏的产生原因及主要表现

种类	产生原因	主要表现
铁缺乏	①摄入量不足：饮食中缺铁 ②消化吸收利用不良：胃肠道功能紊乱、胃大部分切除等导致铁吸收障碍 ③需求量增加：妊娠哺乳期、生理期等导致需铁量增加 ④丢失过多：慢性胃肠道失血、血红蛋白尿、多次献血等导致慢性长期铁丢失	①初期表现出疲劳、倦怠 ②严重时表现出烦躁、冷漠、呆板、注意力不集中、记忆力衰退、认知能力下降、睡中惊醒、生长发育迟缓等神经系统症状，常出现面色苍白、头发无光泽、畏寒怕冷、月经量减少等贫血现象
钙缺乏	①摄入量不足：饮食中缺钙 ②消化吸收利用不良：腹泻、肝炎、维生素 D 合成障碍等导致钙吸收障碍 ③需求量增加：妊娠哺乳期、生长发育高峰期等导致需钙量增加 ④钙调节激素分泌失调	①初期表现出皮肤干燥瘙痒、毛发稀、指甲脆、牙齿松动、骨痛等症状 ②严重时表现出肢体麻木、下肢抽搐、腰酸背痛、身高变矮等症状
钾缺乏	①摄入量不足：饮食中缺钾 ②丢失过多：频繁呕吐、严重腹泻、长期使用利尿药、镁缺失等导致钾丢失过多	①症状较轻时表现出精神萎靡、四肢无力、厌食、恶心、呕吐等症状 ②严重时出现四肢瘫软、停止排便排气等症状，甚至出现呼吸衰竭

案例 1 分析

该患儿的病史特征为：①出生时足月顺产，体重身长正常，但后期生长发育迟缓；②病程有 3 个月，消瘦，胃口差，反复腹泻，头发稀疏，易烦躁不安哭闹，尤其夜间，牙齿发育不良，肋骨异常，伴有手足抽搐现象。

故考虑维生素 D 和钙缺乏。

2. 营养不良的调控方法

（1）蛋白质—能量营养不良的调控

1）治疗

蛋白质—能量营养不良人群的蛋白质和能量摄入量应比正常人高：成人每天需摄入 1.2 ~ 1.5 g/kg 优质蛋白质，能量为 35 ~ 40 kcal/kg；一岁以下的婴儿，每天需摄入 3.5 g/kg 优质蛋白质，能量为 150 kcal/kg。该类人群营养补充应逐渐增加，蛋白质从每天 0.75 g/kg 逐步增加到需求量，能量从每天 20 ~ 25 kcal/kg 逐步增加到需求量。

根据照护对象情况，选择合理的营养补充方式：多数患者可选择口服蛋白粉，重度低白蛋白血症患者可根据症状输注血浆白蛋白。根据照护对象的体重，给予相对较高的能量摄入，如可将每天的餐饮次数增至 5 ~ 6 次，在稀饭中添加红枣、核桃、花生等坚果或干果。

2）预防

加强营养教育，接受营养教育的对象不仅是照护对象本人及家属，还应包括照护者在内的所有社会人员。蛋白质—能量营养不良可以预防，只要养成良好的饮食习惯，保证每天科学摄入，就能达到良好预期。

预防方案：选用蛋白质和热量较高的食物，如大豆、乳制品、鱼虾类、瘦肉类与蛋类；安排好每日三餐主食摄入，保证能量正常需求；采用蒸、煮、炖等合理的烹饪方法，避免脂肪、维生素、蛋白质等营养素的流失。

（2）维生素缺乏的调控

各种维生素缺乏的治疗方式都有其自身的特点，治疗过程中应秉持“针对病因、剂量适宜、全面考虑、循序渐进、充分利用、持之以恒”的原则进行调控。表 4-2-3 列出了常见维生素缺乏的治疗和预防。

表 4-2-3　常见维生素缺乏的治疗和预防

种类	治疗	预防
维生素 A 缺乏	①早期以每天口服 3 000 μg 维生素 A 治疗 ②急性期以每天肌内注射 15 000 ~ 25 000 μg 维生素 A 治疗	①通过动物性食物如蛋类、肝等保证维生素 A 供给 ②通过番茄、苋菜、桃等保证胡萝卜素供给
维生素 B_1 缺乏	①干性脚气病：轻型以每天口服 5 mg 维生素 B_1 进行治疗，重型以肌内注射或静脉滴注 10 mg/ 次、一天 2 次进行治疗 ②湿性脚气病：急性期静脉滴注 20 mg 维生素 B_1，随后每 4 小时肌内注射 10 mg 维生素 B_1，心力衰竭好转后口服片剂	①注意饮食调配，精米、精面和杂粮、粗粮掺吃 ②烹调过程中避免加碱，避免过度淘米，避免去除米汤和菜汤
维生素 B_2 缺乏	口服治疗用制剂如复合维生素 B 或维生素 B_2，每天 2 次，每次 5 mg	①选择如动物内脏、蛋类、奶类、大豆、绿叶蔬菜等富含维生素 B_2 的食物 ②烹调过程中避免加碱，适量加醋，防止破坏维生素 B_2
维生素 C 缺乏	①症状较轻时，每天服用 200 ~ 300 mg 维生素 C ②症状较重时，每天服用 300 ~ 500 mg 维生素 C	①选择如西蓝花、橙子、猕猴桃等富含维生素 C 的新鲜蔬菜和水果 ②烹调过程中切好即制，大火急炒，防止维生素 C 氧化破坏
维生素 D 缺乏	服用维生素 D 制剂，治疗期每天口服 125 ~ 400 μg，4 ~ 6 周后改为每天 25 μg 的预防剂量	①选用富含维生素 D 和钙的食物，如蛋黄、肝、虾皮、牛奶等，保证每天 10 μg 的摄入量 ②鼓励户外活动，保证日光照射
叶酸缺乏	每天口服或肌内注射叶酸制剂，剂量为每次 5 ~ 10 mg，每天 2 ~ 3 次。同时配合复合维生素 B 制剂或维生素 B_{12} 制剂可提高疗效	①选用富含叶酸的植物性和动物性食物，如菠菜、莴苣、蘑菇、肉类等 ②烹调过程避免长时间或重复加热

（3）矿物质缺乏的调控

各种矿物质缺乏的调控应结合自身的特点，治疗过程中应特别注意物质之间的相互作用。表 4-2-4 列出了铁、钙、钾三种矿物质缺乏的治疗和预防。

表 4-2-4 常见矿物质缺乏的治疗和预防

种类	治疗	预防
铁缺乏	①口服或肌内注射治疗性铁剂，如硫酸亚铁、右旋糖酐铁等 ②治疗时避免同时服用钙制剂、抗酸制剂、铁制剂	①选用富含铁的食物，尤其是黑色食物，如黑木耳、黑芝麻、猪肝等，同时配合摄入维生素 C、蛋白质等营养素 ②避免饮用浓茶、咖啡
钙缺乏	口服葡萄糖酸钙、碳酸钙等钙剂和维生素 D 制剂	①选用富含钙的食物，如乳制品、虾皮、豆制品、蘑菇等 ②同时补充促进钙吸收的物质，如乳糖、维生素 D
钾缺乏	①常规治疗为口服 10%氯化钾口服液或氯化钾片剂 ②比较严重的患者可静脉滴注含 10%氯化钾制剂的生理盐水，用于及时纠正临床症状	选用富含钾的食物，如黄豆、香蕉、橘子、西红柿、紫菜等

案例 1 分析

该患儿表现为维生素 D 和钙缺乏，且存在以下现象：①生长发育迟缓，后期奶粉喂养，月龄 18 个月仅少量辅食，说明有喂养不当；②反复腹泻，说明营养素易缺失。

因此，调控要点为：①提供治疗维生素 D 和钙缺乏症措施；②制定维生素 D 和钙缺乏症预防方案。

二、营养过剩及调控

案例 2

孙某，男，47 岁，身高 176 cm，体重 120 kg，身形肥胖，面部油腻，毛孔粗大，易长痘；食量大，喜食肉食甜食，易便秘；日常慵懒、乏力、嗜睡，不爱运动，近两月走楼梯常气急，有膝关节痛。

讨论

孙某的营养状况如何？应如何调控？

1. 营养过剩

营养过剩是指机体能量、营养素摄入过多，而机体的相对消耗较小，造成的能量储备现象，包括脂肪过多引起的肥胖、维生素过量、矿物质过量等。

营养过剩常见类型的产生原因及主要表现如下：

（1）脂肪过多引起的肥胖

肥胖是指人体脂肪过量储存，全身脂肪组织块增大，与其他组织失去正常比例的状态。肥胖由遗传、饮食、运动等多种因素相互作用导致，其中饮食是导致肥胖最常见的原因，主要包括摄食过多、膳食结构中各营养素间不均衡、不良进食习惯等。

肥胖常见的表现有怕热多汗、乏力易累、气喘心悸、腰背疼、关节疼、皮肤皱褶处皮炎、溃烂等。部分肥胖者可出现睡眠呼吸暂停综合征、静脉血栓以及自卑、焦虑、抑郁等心理问题，女性还可表现出月经初潮提前、月经紊乱或闭经、不育等。此外，肥胖还与多种疾病的发生密切相关，如高血压、血脂异常、2 型糖尿病、脑卒中等。

案例 2 分析

孙某的病史特征为：① 47 岁，身高 176 cm，体重 120 kg，BMI=38.7 kg/m^2（$120/1.76^2$），指数偏高；②面部油腻，毛孔粗大，易长痘，说明体脂有过多现象；③近两月走楼梯常气急，有膝关节痛，说明心功能出现问题、骨骼负荷过重。

（2）维生素过量

人体每天需要的维生素量较少，仅以毫克或微克计算。脂溶性维生素可随脂质吸收进入人体并在机体内储存，排泄率不高，摄入量过多时易引起中毒现象。与脂溶性维生素不同，水溶性维生素经肠道吸收后多余部分大多从尿中排出，在人体内储存较少，即使摄入量偏高也一般不会引起中毒现象。表 4-2-5 列出了维生素 A 和维生素 D 两种常见的脂溶性维生素过量的产生原因及主要表现。

表 4-2-5 常见脂溶性维生素过量的产生原因及主要表现

种类	产生原因	主要表现
维生素 A 过量	①过量食用维生素 A 含量高的食物，或补充过量的维生素 A 制剂 ②体质特异性：维生素 A 的吸收、利用、排泄及肝内储存有个体差异	①急性维生素 A 过量表现为食欲减退、烦躁或嗜睡、头晕头痛、呕吐，婴幼儿还可表现为前囟隆起、头围增大等 ②慢性维生素 A 过量表现为烦躁、食欲减退、皮疹、皮肤瘙痒、脱屑、脱发、口唇干燥、骨痛，孕妇维生素 A 过量可导致胎儿畸形
维生素 D 过量	①预防治疗维生素 D 缺乏病时补充维生素 D 剂量过大 ②误将其他疾病诊断为维生素 D 缺乏病而长期给予大剂量维生素 D 治疗	①早期症状表现为烦躁、精神不振、头痛、恶心、呕吐、烦渴、多尿等 ②长期慢性过量可引起骨骼、肾、血管、皮肤的钙化，影响身体和智力的发育，严重者可因高钙血症和肾功能衰竭而致死

（3）矿物质过量

食物中都含有种类不同、数量不一的矿物质，进食是人体获得矿物质的主要途径。某些矿物质的生理剂量与中毒剂量非常接近，因此过量摄入不但无益反而有害。当摄入过量矿物质时会出现一系列相应的临床表现，表 4-2-6 列出了碘和钙两种常见矿物质过量的产生原因及主要表现。

表 4-2-6 常见矿物质过量的产生原因及主要表现

种类	产生原因	主要表现
碘过量	①水源性碘过量：长期饮用含碘量过高的水 ②食源性碘过量：沿海地区居民长期食用过多含碘食材 ③医源性碘过量：长期服用胺碘酮、华素片	①高碘性甲状腺肿，多呈弥漫性 ②碘致甲状腺功能亢进症状，表现为突眼、易激动、震颤、心悸、食欲亢进、怕热等；碘致甲状腺功能减退症状，表现为淡漠、心率减慢、食欲不佳、畏寒等 ③自身免疫过程增强的改变，如自身免疫性甲状腺炎
钙过量	①钙摄入过量：过多食用钙强化食品和钙补充剂，长期饮用硬度过大的水 ②钙吸收过量：摄入过多糖类和氨基酸，与钙形成可溶性络合物；维生素 D 过度活化，使钙过度吸收	①肾结石、皮肤粗糙、早衰等 ②奶碱综合征：表现为易兴奋、头疼、眩晕、恶心、呕吐、肌痛，严重者出现记忆丧失、嗜睡和昏迷 ③婴儿囟门过早闭合，限制脑的发育，形成小头畸形；青少年骨骼过早钙化闭合，使身高受到限制

2. 营养过剩调控方法

（1）脂肪过多引起肥胖的调控

1）治疗

脂肪过多引起肥胖的调控治疗方法包括饮食疗法和运动疗法，其中饮食疗法又分为节食疗法、低能量疗法和极低能量疗法。节食疗法可在营养师的指导下进行，易于操作；低能量疗法需要在医生的指导下进行；极低能量疗法一般需要住院观察，在医生的密切指导下进行。

以下主要对节食疗法进行介绍：首先，要控制每天的能量摄入量，每天应摄入的总能量（kcal）= 理想体重（kg）×（20 ~ 25）（kcal/kg），根据“早餐占 30%，午餐占 40%，晚餐占 30%”的能量分配原则分配全天总能量。在减肥初期，若感觉饥饿可少食多餐，如在早餐或午餐中减少约 5%的能量摄入，用于午后。其次，在每餐摄入总能量恒定的情况下调整宏量营养素的分配比例，使脂类的摄入量占比为 20%，蛋白质的摄入量占比为 20% ~ 25%，碳水化合物的摄入量占比为 55% ~ 60%。最后，在控制宏量营养素摄入量的前提下，合理选择食物种类和搭配方案，保障维生素和矿物质的正常摄入。

2）预防

加强营养教育，接受营养教育的对象不仅是肥胖家族史者、经常在外就餐者，还包括孕期超重者及已经确诊为高血脂、冠心病等患者乃至全体社会人员。

脂类过剩引起的肥胖的预防方案为：多用植物烹调油代替动物烹调油，以减少饱和脂肪酸的摄入；选用低能量食品代替高能量食品，增加饱腹感；选用粗杂粮、蔬菜水果代替精细食品，确保维生素和矿物质的摄入。此外，还要改变不良的饮食习惯和行为，如纠正夜餐习惯、控制零食摄入、克服嗜食癖好、控制进食速度等。

案例 2 分析

孙某表现为肥胖且喜食肉食、甜食，日常慵懒、乏力、嗜睡，不爱运动，有便秘现象，说明饮食及生活方式不当、营养素摄入及代谢消耗不平衡。

因此，调控要点为：①提供治疗肥胖措施；②制定体重超标预防方案。

（2）维生素过量的调控

维生素作为六大营养素之一，在人体中扮演着不可或缺的角色。随着营养知识的普及，部分人群因了解不透彻陷入了盲目补充维生素的怪圈，从而导致机体出现维生素过量的情况。表 4-2-7 列出了维生素 A 和维生素 D 过量的治疗及预防。

表 4-2-7　常见维生素过量的治疗及预防

种类	治疗	预防
维生素 A 过量	立即停服维生素 A 补充剂，并在数月内不再服用维生素 A，避免症状复发	①减少富含维生素 A 食物（如鳕鱼、羊肝、牛肝、鸡肝、猪肝）的摄入数量和频率 ②再次给予维生素 A 补充剂需谨慎，以免维生素 A 过量症状复发
维生素 D 过量	①立即停止服用维生素 D 制剂和钙补充剂 ②在医生指导下服用利尿药，加速排泄；口服肾上腺皮质激素，减弱维生素 D 的作用，降低血钙至正常含量 ③避免晒太阳，食用钙含量低的食物	①减少富含维生素 D 食物（如动物肝脏、奶油和蛋黄）的摄入数量和频率 ②准确判断是否患有维生素 D 缺乏病及其严重程度，不要滥用维生素 D ③使用 SPF 值较高的防晒乳，与物理防晒相结合，减少阳光照射的持续时间和次数

（3）矿物质过量的调控

与维生素过量类似，人体矿物质过量的原因也多为过量使用营养强化食品或营养补充剂。因此要结合照护对象特点，在防治过程中控制食源性或医源性矿物质摄入。表 4-2-8 列出了碘和钙过量的治疗及预防。

表 4-2-8　常见矿物质过量的治疗及预防

种类	治疗	预防
碘过量	立即停服碘补充剂或含碘药物，严格控制高碘食物和水的摄入量	减少高碘食品（如紫菜、鲜海鱼、贝类、含碘盐）的摄入数量和频率，多食含碘低的陆地食物（如水果、蔬菜）
钙过量	①立即停服维生素 D 和钙补充剂 ②通过输液治疗扩充血容量，联合应用利尿药以促进肾脏对钙的排出	①减少高钙食品（如牛奶及其制品、大豆及其制品）的摄入数量和频率 ②减少摄入硬度过大的水 ③减少摄入能促进钙吸收的营养素，如维生素 D 和一些氨基酸

思考与练习

1. 简述维生素 A、维生素 D 缺乏和过剩的原因。

2. 简述常见矿物质过剩的治疗与预防方法。

3. 案例：连某，20 岁，大学二年级在读，高考体检正常，13 岁月经初潮。她因自认为体形偏胖，一年半前开始节食，早餐水果一个，中餐全素食一小碗，晚餐不食。连某目前身高 160 cm，体重 36 kg（节食前体重 47 kg），皮下脂肪少，面色苍白，头发黄、易脱落，皮肤干燥、皮屑多，停经三月；日常烦躁易怒，易疲劳、乏力、头晕，易感冒，餐后常有呕吐现象。

试分析连某的营养状况，并对其做营养改善指导。

提示：①根据 BMI，连某节食前体重已正常偏低，节食以来体重减轻较多，消瘦，考虑营养素缺乏；②连某皮下脂肪少，脸色差，头发皮肤异常，易疲劳乏力，抵抗力差，月经失调，考虑有哪些营养素缺乏；③连某节食、有呕吐现象，说明营养素摄入不足、丢失过多，考虑做营养改善时应该如何指导。

4. 案例：葛某，女，30 岁，身高 163 cm，体重 53 kg，已婚，育一子 5 岁，日常饮食以海产品为主，喜食偏咸菜肴；2 年前体重 62 kg，近 2 年来逐渐易激动、烦躁、心悸、怕热、多汗，常有失眠现象，多餐多食，月经近 2 个月来量少色淡。

试分析葛某的营养状况，并对其做营养改善指导。

提示：①根据 BMI，葛某近 2 年体重减轻，消瘦，易激动、烦躁、心悸，怕热、多汗，均为代谢增高现象；又由于她喜食海产品和偏咸菜肴，伴随有失眠、多食、月经异常症状，考虑为某类营养素失衡所致；②结合上述情况，考虑是否需要营养改善；③考虑做营养改善时应该如何指导。

课题三 营养改善

能力目标

- 能进行营养风险筛查。
- 能设计并实施营养干预方案。
- 能合理控制饮食、因时择食。

照护对象存在的营养与健康问题，可以通过营养干预、运动方案的设计和实施、饮食制度改善、食品强化、营养教育等多种措施进行改善。本课题主要从营养风险筛查、营养干预方案设计和实施两个方面强化营养管理和营养干预，并从合理饮食、因时择食等方面对照护对象饮食制度改善提出建议。

一、营养管理和营养干预

1. 营养风险筛查

案例 1

王某，男，67 岁，因“发热 20 天，咳嗽咳痰两周，加重 5 天”入院，诊断为慢性阻塞性肺病。膳食调查：食欲差，近 20 天进食量极少，仅进食少量米汤等流食。查体：身高 175 cm，体重 52.5 kg，近 1 个月体重下降 3.5 kg；肌肉、脂肪重度消耗，无水肿。实验室检查：白蛋白 28 g/L，血红蛋白 90 g/L。

讨论

王某是否存在营养风险？

营养风险是指因营养有关因素对照护对象临床结局（如感染相关并发症、理想和实际住院日、生存期等）产生不利影响的风险，不是指发生营养不良的风险。

营养风险筛查是指由医生、护士或照护者进行的，判断照护对象是否具有营养风险，了解是否需要制订营养支持计划的过程。营养风险筛查 2002（Nutritional Risk Screening 2002，NRS 2002）是目前常用的营养风险筛查方法。《临床营养风险筛查》（WS/T 427—2013）规定，NRS 2002 适用于：年龄 18 ~ 90 岁、住院过夜、入院次日 8 时前未进行急诊手术、神志清楚、愿意接受筛查的成年住院患者。患者应在入院 24 小时内进行营养风险筛查，其内容主要包括初步筛查和最终筛查两个部分。

（1）初步筛查

初步营养检测内容包括体质指数、过去 3 个月体重变化情况、过去一周内摄食变化情况以及是否有严重疾病四个方面，具体见表 4-3-1。表中任一问题回答“是”，直接进入第二步营养监测；所有问题均回答“否”，则需每周重复筛查 1 次；即便所有问题均回答“否”，但照护对象接受腹部大手术治疗，仍然可以制订预防性营养支持计划，以降低营养风险。

表 4-3-1　NRS 2002 初步筛查表

筛查项目	是	否
1. 是否 BMI < 18.5 kg/m^2？		
2. 在过去 3 个月是否有体重下降？		
3. 在过去 1 周是否有摄食减少？		
4. 是否有严重疾病？		

（2）最终筛查

NRS 2002 最终营养筛查包括营养状况受损评分、疾病严重程度评分和年龄评分三项评分内容，详见表 4-3-2。

表 4-3-2　NRS 2002 最终营养筛查

项目＼标准＼分值	0 分	1 分	2 分	3 分
营养状况受损评分	BMI ≥ 18.5 kg/m^2	—	—	BMI ＜ 18.5 kg/m^2，且伴一般临床情况差
	近 1 ～ 3 个月体重无下降	近 3 个月内体重下降＞5%	近 2 个月内体重下降＞5%	近 1 个月内体重下降＞5%，或近 3 个月内体重下降＞15%
	近一周进食量无变化	近一周进食量减少 25%～50%	近一周进食量减少 51%～75%	近一周进食量减少 76%及以上
疾病严重程度评分	—	髋骨折，慢性疾病急性发作，或有并发症、慢性阻塞性肺病、血液透析、肝硬化、糖尿病、一般恶性肿瘤	腹部大手术、脑卒中、重症肺炎、血液恶性肿瘤	颅脑损伤、骨髓移植、APACHE-Ⅱ 评分（急性生理与慢性健康评分）＞10 分的 ICV 患者
年龄评分	18 ～ 69 岁	70 岁及以上	—	—

（3）评分结果及判定

1）NRS 2002 总评分计算方法

每项评分内容的最后得分为该项最高评分分值，将营养状况受损评分、疾病严重程度评分和年龄评分三项相加所得分值即为 NRS 2002 总评分。

2）结果判定

NRS 2002 总评分≥3 分，表明有营养风险，应进行营养治疗；NRS 2002 总评分＜3 分，表明目前没有营养风险，应每周重复进行筛查。

案例 1 分析

王某，67 岁，BMI =17.14 kg/m^2（52.5/1.75^2），1 个月内体重下降 6.7%，且进食量极少。NRS 2002 总评分为 4 分，表明王某有营养风险。

2. 营养干预方案设计和实施

营养干预是指针对特殊营养问题的不同危险因素，开展有组织、有计划的干预活动，创造有利于健康的环境，从而改变人们的饮食行为，降低风险因素水平，预防营养相关疾病，促进健康，提高生活质量。

（1）社区营养干预方案设计和实施

案例 2

某村居民膳食中存在维生素 A 缺乏的问题，请设计营养干预计划和具体实施方案。

社区营养干预是指在社区内开展的一系列与社区营养相关的活动，主要对象为老年人、儿童、婴幼儿、孕妇、乳母等特殊人群。通过分析人群中存在的营养问题及产生原因，采取特定的食物营养干预措施加以改善。社区营养干预方案的设计与实施包括以下步骤：

1）科学分析

在完成社区相关调查的基础上，科学分析社区人群目前的营养现状，为下一步开展社区主题活动做好信息准备。

2）活动策划

围绕社区相关调查的结论，分析确定社区活动主题，撰写本次社区活动的实施方案。

3）工作人员培训

围绕本次活动方案对工作人员进行培训，使其掌握本次活动的内容、方法、形式、要求以及入户调查的注意事项。

4）信息收集

社区相关调查活动实施结束后，第一时间整理入户访谈和调查表所取得的信息，并进行统计分析。

5）综合分析

围绕本次社区调查的主题，采取正确的比率计算，并与人群调查表的信息对比，最终得出本次活动的结论。

6）社区诊断

社区诊断是对前一阶段入户访谈、社区调查、信息收集、综合分析的工作总结，主要包括：明确社区各类人群的分类、人群存在的主要问题、人群的营养和健康问题、人群慢性非传染性疾病的发展趋势，以及针对营养与健康的问题提出相应措施等。

7）总结评价

作为社区营养干预的最后阶段，此阶段应归纳参与本次活动全体人员的工作思路、意见、评价和建议，并由活动负责人撰写本次营养干预的总结，并针对本社区的现状，提出正确、合理、可实施的营养干预方案。

案例 2 分析

营养干预计划和具体实施方案应包括：分析该村营养状况，培训工作人员，收集信息并分析该村居民缺乏维生素 A 的原因，提出食品强化和营养知识宣传等营养干预方法，开展活动，形成活动评价。

（2）成人运动方案设计和实施

案例 3

李先生，40 岁，自述身体健康，BMI=26.3 kg/m^2，请为其设计一套运动健身方案。

1）成人运动指南

对于平时缺乏身体活动的成人，有规律地参加中等强度的身体活动可有效改善其健康状况和生活质量；对于平时已经有适量运动的成人，增加身体活动量可以产生有益健康的更大效应。不同人群的运动能力、运动反应及运动适应有所不同，进行运动时应从实际出发，既要有针对性，又要有可操作性。针对成人的运动指南如下：

①运动类型：以有氧运动和耐力运动为主，如走路、慢跑、骑车、游泳、做操、跳舞、爬山、水上运动、滑雪、滑冰等，以及羽毛球、乒乓球等球类运动。

②运动强度：控制在中等强度，约消耗 4 ~ 7 kcal/min（如快走 5.5 ~ 6 km/h，相当于最大心率的 60% ~ 70%），每天运动以消耗能量 150 ~ 300 kcal、自觉稍

累的疲劳程度为宜。耐力型中等强度的有氧运动有助于改善脂质代谢，减少腹部脂肪，预防和控制肥胖症的发生。

③运动时间：每天 30 ~ 60 分钟或者每周 150 分钟以上。每天运动时间可以累计，但每次运动时间应在 10 分钟以上，如每天 30 分钟，可以分三次完成，每次 10 分钟。

④运动频率：每周 5 ~ 7 天，最好每天 1 次。

2）成人运动方案设计和实施工作程序

成人运动方案设计的关键是促进其养成每天都有一定身体活动的良好习惯。一方面，平时缺乏身体活动的人，只有经过一定时间规律适应的运动积累，才会出现相应的健康效应；另一方面，日常有适量运动的人，如果停止规律的活动，相应的健康促进效应会逐渐消失。成人运动方案设计和实施工作程序如下：

①一般情况调查：了解调查对象的工作性质及工作中的身体活动状况，为后期运动量设计和指导做准备。

②运动习惯调查：了解调查对象目前的运动状况和运动水平，特别是运动习惯，为后期运动指导提供依据。

③估计能量需要和运动水平：根据调查对象的一般情况、工作性质、目前的运动水平，参考推荐的每日膳食能量摄入标准，确定其每日膳食能量需求量。例如，40 岁的男性，脑力工作为主，运动水平低，其每日膳食能量摄入量应为 2 400 kcal；如果是女性，则为 2 100 kcal。

④确定运动能量消耗量：按确定的每日膳食能量摄入量的 10% ~ 20%计算。例如，每日膳食能量摄入量为 2 400 kcal，那么运动能量消耗量应为 240 ~ 480 kcal。

⑤制定运动处方：运动处方制定应先确定运动目标，即每日运动能量消耗量；然后选择调查对象喜欢并能坚持的运动方式，以有氧耐力运动为主，力量运动为辅；最后根据成人运动指南，合理控制运动频率、运动时间，根据目前运动水平从弱到强、从短到长逐渐增加运动强度。

⑥运动指导：根据运动目标和目前运动水平逐渐增加运动量至推荐量，一般以每周 10%~ 20%的速度递增。

案例 3 分析

为李先生设计一套运动健身方案的流程应包括：①健康评估，确保运动安全；②确定运动目标，体重维持或略微减少；③制定运动方案，包括适应阶段、维持阶段和巩固阶段；④制定方案说明，向李先生解释说明运动开展的意义及注意事项，改善其对运动的了解和参与度。

二、饮食制度改善

1. 饮食节制

案例 4

一初中男生的某日午餐有鸡肉汉堡包 2 个、香辣鸡翅 2 只、可乐 300 mL、冰激凌 1 杯。

讨论

分析该男生午餐存在的主要问题，并提出合理的膳食改善建议。

饮食节制是指根据机体的生理、病理需求，在确保满足机体所需的各种营养素的前提下，减少摄入脂肪类、糖类等热量较高的食物。

（1）饮食过度的危害

根据“耗能学说”，人体摄入的热量越多，相应地需要消耗的物质就越多，体内各器官负担增加，从而导致疾病或早衰。如果体内每日摄入的食物超过所需能耗，多余的热量将会在体内转化并以脂肪形式储存于皮下或者脏器，进而导致人体发胖。研究表明，长期饱餐者除了易发胖，还会增加心血管疾病、糖尿病、肿瘤、胆结石的发病概率。

（2）三餐合理分配

营养学家认为，合理的营养制度中早餐与晚餐应各占全日进食量的 30%，午餐占全日进食量的 40%。

1）早餐营养全面

经过一夜代谢，体内所摄取的食物营养在清晨已消耗殆尽。为了保证上午各种活动的热量供给，早餐营养必须全面，以确保摄取足够的热量和营养素。长期不吃早餐易增加突发心脏病风险，诱发胃炎、胆结石。早餐结构不合理，如仅饮一杯茶水或咖啡、南方居民习惯吃泡饭、北方居民习惯吃大饼油条等，不仅不能够满足体内营养素需求，而且人体易出现低血糖症状。

2）午餐营养充足

午餐是一日饮食中最主要的一餐，既要补充上午消耗的热量和营养素，又要为午后的活动储备能量，因此午餐需要营养充足、种类齐全。为了适应当前快节奏的工作与生活，许多人午餐往往以快餐或便餐代替，虽然节省了时间，却不能很好地满足机体对营养素的需求。

案例 4 分析

鸡肉汉堡包以炸鸡肉和沙拉酱为主，辅以少量的蔬菜；香辣鸡翅是油炸高蛋白食品；可乐和冰激凌属于高能量食品。因此，该男生午餐存在的问题为：①高能量、高蛋白，低膳食纤维、低碳水化合物；②油炸食品多。

建议：鸡肉汉堡包 2 个，鲜黄瓜 1 根或蔬菜沙拉 1 份，茶水 1 杯。

3）晚餐适量而定

晚餐的进食量应根据餐后活动量、睡觉时间、个人身体状况而定。晚餐后人体活动量减少，体内消耗随之减少；入睡后机体各器官由兴奋转为相对抑制状态，消化道血液供给与消化液分泌减少，导致胃肠功能下降。这种情况下如果摄入过多食物，不仅会导致消化功能紊乱而产生消化不良，而且会因食物停滞在胃内促使大脑兴奋性提高而影响入睡。因此，晚餐需要种类齐全，但进食量不宜过多。

（3）饮食节制注意事项

一个人的饮食习惯是长时间形成的，受遗传、气候、环境、信仰等因素影响，因此要尽量满足而不宜过分忌口。不科学的饮食节制方法会造成饮食单调而缺乏营养。例如，为了体形苗条而长期过度限制饮食的人群，因限制体内必需营养素的摄入，往往造成营养不良，影响体力或智力的发展，也会导致胆汁中胆固醇呈高度饱和状态，形成结石等疾病。

2. 饮食时间

（1）定时进食

人体在进餐前可引起一系列体内反应：中枢神经系统兴奋，消化系统接受反馈后活动增强，如分泌消化液、胃肠蠕动加快等；同时，呼吸系统、循环系统活动增强，加强养料和氧气供应，以适应消化、吸收活动的变化。人体的消化机能、酶催化活动以及各种生理功能都具有时间节律性，只有适应这种规律才能促进正常代谢、确保身体健康。因此，定时进餐是身体形成节律性最有效的动力，可以推动节律准时运转。

（2）一日饮食

一日三餐可按照“上午养阳，下午养阴”模式进行调配。早餐以阳性食物为主，味以辛甘为主，包括畜肉类、禽肉类等阳热类动物性食物以及辛热类植物性食物。午餐可以用阳性食物与阴性食物互相搭配。晚餐以阴性食物为主，味以酸咸为主，包括水产类以及谷类、蔬菜、水果等清热滋阴性食物。同时应注意避免食用极端阳性或阴性的食物，不要过于辛热或过于清凉。

（3）四季饮食

1）春季饮食

春季饮食必须适应自然界的温和气候，在保证平衡膳食的基础上，还需多补充一些 B 族维生素丰富的食物，如豆类、动物肝脏、蛋类、乳类、坚果类等食物。老年人还应尽量多选择维生素 C 丰富的食物，少食生冷、刺激性食物。患有哮喘病的人群可以服用适量蜂蜜、姜汁水。

2）夏季饮食

夏季机体为了适应外界的炎热环境，会出现一系列生理变化。针对出汗引起的体内水分和矿物质流失，需防止缺钾，可多食用豆类、蔬菜、水果等含钾丰富的食物。针对夏季机体代谢加快、蛋白质分解加速，可适量食用蛋类、乳类、瘦肉类等食物以补充足量蛋白质。此外，夏季高温易导致食物腐败，因此应注意食品卫生，防止发生急性胃肠炎、细菌性食物中毒、痢疾等胃肠道疾病。

3）秋季饮食

秋季天气干燥，需多饮白开水、清茶和汤水，以补充体内的水分，同时建议多食用柔润食物，如糯米、芝麻、菠菜、番茄、乳类等，少进食葱、姜、蒜、辣椒、韭菜等刺激性食物。

4）冬季饮食

冬季天气寒冷，人体各种生理功能降低，尤其是老年人耐寒能力较差，更需要在饮食上加强自我保健。冬季进补以日常饮食为主，主食可为五谷杂粮相互搭配，同时选用温热食材，如羊肉、鸡肉、牛奶、大枣等。进补时需根据个人体质辨证进补，阴虚者可补银耳，气虚者可补人参，血虚者可补阿胶等。

思考与练习

1. 简述 NRS 2002 总评分的计算方法及结果判定。

2. 简述社区营养干预方案设计与实施要点。

3. 简述饮食节制要点及注意事项。

4. 简述如何通过四季饮食改善营养。

5. 案例：魏某，男，42 岁，在夏季喜食烧烤、羊肉串等温热食材，在冬季喜食豆类、蔬菜、水果等含钾丰富食物。

请分析魏某的饮食习惯有何问题，并提出合理的建议。

提示：结合饮食时间中四季饮食习惯及注意事项进行分析。

课题四
营 养 支 持

能力目标

- 能正确认识和服用保健食品。
- 能选择合适的肠内营养支持方案。
- 能选择合适的肠外营养支持方案。

合理的营养支持可改善潜在和已发生的营养不良状态，防止并发症的产生。广义的营养支持是指应用保健食品等多种产品提供营养物质，以满足不同人群的营养和代谢需求，并进行代谢调理。狭义的营养支持特指临床营养支持，是在患者不能通过饮食摄取营养物质或营养物质摄取不足的情况下，通过肠内营养、肠外营养或两种共用的支持方式为机体补充或提供维持人体必需的营养素。本课题主要介绍营养支持的产品及其应用，以指导照护者根据照护对象的情况给予营养支持的建议，并能够进行选择应用，从而更好地完成照护工作。

一、保健食品

1. 保健食品简介

案例 1

某市一家杂粮加工厂为拓宽销路，注册网店从事玉米片销售。在未依法取得法定权威机构认定的情况下，该厂擅自在网店上发布“降血压、降血脂、抗动脉硬化、预防肠癌”等广告宣传内容，消费者受其误导，将玉米片当成药品及保健食品进行购买。

讨论

分析消费者受误导的原因。

（1）保健食品的概念

国外保健食品行业发展迅速，具有较完善的安全体系。其中，欧美国家保健食品行业发展较早，日本后来者居上，率先将保健食品纳入法制管理。相较于发达国家，我国保健食品行业起步晚，发展仍处于初级阶段，未来发展空间广阔。当前，国际上对保健食品的概念并无统一的定论，表 4-4-1 列出了中国、日本、美国、加拿大等对保健食品的不同称谓和定义。尽管保健食品的称谓和定义各不相同，但基本认知是趋于一致的，即保健食品是不同于食品又有别于药品的一类特殊食品。

表 4-4-1　各国对保健食品的称谓和定义

国家	称谓	定义
中国	保健食品	具有特定保健功能或以补充维生素、矿物质为目的的食品，即适宜特定人群食用，具有调节机体的功能，不以治疗疾病为目的，且对人体不造成任何急性、亚急性或者慢性危害的食品
日本	功能食品（机能食品）、特殊营养食品	以补充营养成分为目的，适合婴儿、幼儿、孕妇、病人使用的特殊用途食品；可做明确标示，以供人们挑选
美国	膳食补充剂	含生理活性成分，能预防和治疗疾病或促进健康的食品
加拿大	天然健康食品	用于减轻或预防紊乱或者非正常身体状态或者相关症状，能恢复、矫正、修复人体组织功能的物质
澳大利亚	补充医药产品	能维持或促进人体健康，具有营养支持作用；能减轻非严重疾病或症状，降低非严重疾病或症状的风险程度，协助治疗非严重疾病或症状的产品
欧盟	特殊营养食品	含有特殊营养成分或经过特殊生产加工工艺，使其营养价值明显区别于一般食品的一类食品

（2）保健食品的特征属性

保健食品是食品的一个种类，需符合《食品安全法》规定的“无毒、无害，符合应当有的营养要求”的要求，确保食用安全性。此外，保健食品还应具有保健功能性，能通过一定的途径调节特殊人群的特殊生理机能。表 4-4-2 列出了保健食品、药品、普通食品三者的主要区别。

表 4-4-2　保健食品、药品、普通食品的主要区别

类别 项目	保健食品	药品	普通食品
使用目的	不以治疗为目的，主要辅助或调节人体机能	应有明确的治疗目的及相应的适应证或功能主治	为人体提供能量和应用成分，维持正常新陈代谢
用量	明确规定每日食用量	有用量限定，遵医嘱或按说明书	无规定食用量
毒副作用	不能有任何急性、亚急性或者慢性危害	一般有不良反应	无毒副作用
使用期限	可以长期使用	大多有规定的使用疗程	无特殊要求
使用途径	只能口服	口服、注射、外用等	只能口服
有效成分检测	粗略测定	精确检测	不测定
销售地点	药店、保健食品商店或大型商超	药店或医院（乙类非处方药可在大型商超购买）	大型商超或食品店
宣传限制	可以宣传功能，但不能宣传疗效	可以宣传疗效	不能宣传功能和疗效
注册备案要求	依据《保健食品注册与备案管理办法》进行注册或备案	依据《药品注册管理办法》进行注册	无产品注册或备案要求

案例 1 分析

普通食品、保健食品欺诈和虚假宣传是长期存在的顽疾，受害人多为老年人、病人。一些生产经营者为了谋取利益，采用发布虚假广告和不正当手段推销产品，通过故意混淆普通食品、保健食品和药品三者的概念，特别是普通食品、保健食品违法宣称疗效，诱使消费者上当受骗。照护者在指导照护对象选择保健食品时，应向其解释清楚三者的区别。

（3）保健食品的功能范围

保健食品只具有调节生理机能的作用，没有任何治疗疾病的作用，消费者应根据其功能范围进行选择。表 4-4-3 列举了目前常见保健食品的品名、功能、主要原料及功效成分（标志性成分）。

表 4-4-3 常见的保健食品

品名	功能	主要原料	功效成分 / 标志性成分
破壁灵芝孢子粉胶囊	增强机体免疫力	破壁灵芝孢子粉	灵芝三萜
鱼油软胶囊	调理机体亚健康状态	鱼油、天然维生素 E	二十碳五烯酸（EPA）、二十二碳六烯酸（DHA）
辅助降血糖胶囊	预防疾病的发生，对已有疾病有控制作用	葛根、黄芪、丹参、吡啶甲酸铬	葛根素、粗多糖、吡啶甲酸铬
琵易咀嚼片	辅助临床治疗和减轻临床治疗中的毒副作用	大豆分离蛋白、大米蛋白、葛根提取物	蛋白质、葛根素
玛咖西洋参片	调节机体生理功能	玛咖粉、西洋参提取物	蛋白质、总皂苷
人参软胶囊	增强机体在应急状态下的适应能力	人参提取物、中碳链脂肪酸（辛癸酸甘油酯）	总皂苷
钙铁锌咀嚼片	对各种营养素的代谢与平衡有改善作用	碳酸钙、葡萄糖酸锌、葡萄糖酸亚铁	钙、铁、锌
褪黑素片	帮助机体从异常状态恢复到正常状态	褪黑素、维生素 B_6	褪黑素、维生素 B_6
天然番茄红素软胶囊	减轻周围环境中有害、有毒因素对健康的影响	番茄油树脂、大豆油、明胶、天然维生素 E、蜂蜡	番茄红素
排铅颗粒	促进机体内有毒有害物的分解与排泄	浓缩猕猴桃汁、硫胺素盐酸盐	维生素 C、硫胺素

2. 保健食品选择

案例 2

张某，84 岁，患有老年性耳聋。某日某报广告推荐了一款保健食品，宣称“耳鸣耳聋服药根治，无论什么性质的耳聋，3 个月保证彻底治好，重获新生”。张某求愈心切，加之该保健食品有退款承诺，故他花了 4 012 元买了 3 个月的产品，但连续服用 3 个月后并没有达到广告宣称的效果。

讨论

分析张某选择保健食品时存在的误区。

生活中很多消费者认为“保健品”就是“保健食品”的简称，实际上我国的“保健品”囊括了保健用品、保健化妆品、保健器械、保健食品等用于人体的产品，并不等于“保健食品”。消费者应树立正确的保健意识，有针对性地选择适合自己的保健食品，达到增强体质、维持身体健康的功效。

（1）树立正确的保健意识

1）正确看待保健食品

保健食品是一种具有特定保健功能的产品，可以帮助特定人群调节生理机能，达到强化或改善的效果。但它并不能代替食物成为身体获取营养素和能量的根本来源，更不能取代药物进行治疗。患病人群，尤其是高血压、高血脂、糖尿病等慢性疾病患者，应在医生指导下选择合适的药物进行治疗，不能用保健食品替代药物，停止正常药物治疗。另外，部分保健食品中含有人参、灵芝等药食同源的成分，盲目选用、过量使用反而会加重身体代谢负担，对身体造成不必要的伤害。

2）正确对待广告宣传

随着物质生活水平的不断提高，人们对健康的渴望日益强烈，对保健食品也日益关注。保健食品生产企业往往利用电视、报纸、广播等多种媒介，通过义诊、健康讲座、广告等形式对其产品进行宣传。消费者的个体差异性较大，应理性选择保健食品。

（2）确认产品信息

消费者在购买保健食品时，要注意确认专有标识、保健功能、适宜人群及不适宜人群等产品信息，判断是否符合自己的身体状况和健康需求；或通过咨询医生或药师来选择适合自己的保健食品。

案例 2 分析

①造成耳聋的原因有很多，一定要去正规医院，多听取医生的意见，根据医嘱有针对性地治疗；②保健食品不是药品，不能取代药物治疗，消费者在选择保健食品时应树立正确的保健意识；③面对带有“根治”“彻底治好”等字眼的广告时，消费者不能盲目相信，要格外注意，提高警惕。

3. 保健食品服用

案例 3

李某，男，46 岁，从事高空作业，近年来随着年龄增长出现失眠症状。在一次健康讲座中李某得知褪黑素可有效缓解失眠，在详细了解保健食品功能范围后他购买了某品牌褪黑素片，该产品中含有维生素 B_6。李某根据说明书标示的用法用量开始服用该产品，每日晚上睡前 30 分钟服用 1 片；服用 1 个月后发现效果不佳，开始自行增加剂量，每日 3 次，每次 1 片，饭后 30 分钟服用，长达 1 月余。至今，李某的失眠症状仍未得到缓解。

讨论

分析李某的情况，并指导其合理服用保健食品。

（1）服用原则

保健食品的服用对象主要包括亚健康人群、患病人群、健康但有特定生理需求的人群。保健食品服用过程中应秉持以下原则：

1）因人而异，有的放矢

不同的保健食品具有不同的适应人群和适应证。在服用保健食品时，应结合自身的身体状况、年龄、体质和营养素水平进行，同时应关注保健食品的适宜人群范围，防止不当服用。例如，孕妇体内维生素 A 过量时可导致胎儿畸形，甚至引起流产，因此孕妇需在测定体内维生素 A 水平后再决定是否需要补充富含维生素 A 的保健食品。

2）因时制宜，因地制宜

气候、地理环境等因素会对人体的生理机能和病理变化产生影响。照护者在指导照护对象使用保健食品时，可结合相关医学知识进行。例如，夏季时因气候炎热，机体大量出汗导致无机盐、水溶性维生素等大量丢失，因此可适当服用矿物质、维生素类保健食品。

3）药品为主，保健为辅

患病人群必须及时选用药物对病情进行控制，不能用保健食品代替药品；病情得到缓解后可适当服用保健食品，以促进机体调节功能的改善和提高，在药品和保健食品的共同作用下治疗疾病、恢复健康。

4）按量服用，不适停用

服用保健食品时应以其标识和说明书标注的用法用量为标准，避免过量。服用过程中应关注使用效果，达到效果后可停止服用；应用期间若出现过敏或其他不适情况，应立即停止使用。

5）关注标识，避免重复

避免同时服用多种保健食品，以免重复成分日摄入剂量超过规定范围，对身体造成伤害。表4-4-4列出了常见保健食品的适宜/不适宜人群及用法用量。若无特殊需要，不建议给婴幼儿服用保健食品；其他人群可根据保健食品中的适宜人群及功能范围进行有针对性的选择。

表4-4-4　常见保健食品的适宜/不适宜人群及用法用量

品名	适宜人群	不适宜人群	常见规格及用法用量
破壁灵芝孢子粉胶囊	免疫力低下者	儿童少年	每100 g含灵芝三萜3.0 g；每日2次，每次2粒，口服
鱼油软胶囊	血脂偏高者	儿童少年	每100 g含EPA 18.3 g、DHA 12 g；每日2次，每次1粒，随餐服用
辅助降血糖胶囊	血糖偏高者	儿童少年	每100 g含葛根素2.51 g、粗多糖3.0 g、吡啶甲酸铬24.8 mg；每日3次，每次3粒，温开水送服
琵易咀嚼片	有化学性肝损伤者	儿童少年	每100 g含蛋白质17.1 g、葛根素4.8 g；每日2次，每次2片，咀嚼服用
玛咖西洋参片	婴幼儿、儿童少年、乳母、孕妇除外	婴幼儿、儿童少年、孕妇、乳母	每100 g含蛋白质8 g、总皂苷0.43 g；每日2次，每次3片，口服
人参软胶囊	处于缺氧环境者	儿童少年、孕妇、乳母	每100 g含总皂苷2.4 g；每日1次，每次4粒，口服
钙铁锌咀嚼片	需要补充钙、铁、锌的7～17岁男性及成人	无	每片含钙113.76 mg、铁1.67 mg、锌1.62 mg；每日2次，每次2片，咀嚼服用

续表

品名	适宜人群	不适宜人群	常见规格及用法用量
褪黑素片	40 岁以上睡眠状况不佳者	儿童少年、妊娠期妇女、心脑血管疾病患者、肝肾功能不全及酒精过敏者	每 100 g 含褪黑素 0.51 g、维生素 B_6 0.2 g；每日 1 次，每次 1 片，睡前 30 分钟服用
天然番茄红素软胶囊	接触辐射者	无	每 100 g 含番茄红素 1 g；每日 2 次，每次 2 粒，吞食
排铅颗粒	接触铅污染环境者	糖尿病患者	每 100 g 含维生素 C 140 mg、硫胺素 7 mg；成人每日 2 次，每次 2 袋；儿童每日 2 次，每次 1 袋

（2）注意事项

为了充分发挥保健食品的功能，服用保健食品时要注意以下事项：

1）服用时间

保健食品没有严格的服用时间规定，但如果能在适宜的时间服用能有效提高吸收率，更好地发挥产品效能。一般来说，氨基酸及本草类保健食品建议空腹或饭前服用，复合维生素、鱼油等胶囊型保健食品建议饭后半小时服用，B 族维生素建议早晨服用以防影响睡眠，含红景天的保健食品建议午饭后服用以提高血液含氧量，褪黑素片建议晚上睡觉前半小时服用以促进睡眠。

2）服用方式

保健食品均为口服制剂。其中液体制剂可直接服用；胶囊、片剂等固体制剂建议以温开水送服，防止水温太高对维生素 C 等受热不稳定的营养物质造成破坏；袋泡茶型需用热水冲泡，以使有效成分迅速释出。

3）服用禁忌

许多慢性疾病患者在使用药物进行治疗的同时，还服用保健食品进行机体调节，这种情况下要注意保健食品与药品之间是否存在配伍禁忌。例如，大蒜油等大蒜制剂不得与华法林等抗凝血药物共用，防止出现脑出血现象；松果菊不得与他汀类等降脂药共用，避免导致肝损伤；含甘草、鹿茸的保健食品不得与水杨酸类药物共用，避免导致消化道溃疡。为避免配伍禁忌，建议将保健食品服用时间与药物服用时间间隔 1 ~ 2 小时。

案例 3 分析

分析：①李某在健康讲座中获知褪黑素可有效缓解失眠，自行选择服用；②李某从事高空作业，危险性高；③李某前期根据说明书标示的用法用量进行服用，服用 1 个月后自行增加剂量；④李某的失眠症状仍未缓解。

指导：①正规保健品对治疗某些疾病有一定的辅助治疗和补充能量的作用，但不能代替药物治疗；②李某从事的高空作业操作风险大，不得在操作前或操作中服用该保健食品；③保健食品明确规定每日食用量，李某不得自行调整，且本品含维生素 B_6，建议李某在服用本品时不同时服用含维生素 B_6 的其他保健食品或药品，防止摄入过多维生素；④李某长期服用褪黑素片但症状未缓解，建议其去正规医院就诊。

二、肠内营养支持

案例 4

温某，女，71 岁，身高 165 cm，体重 45 kg。3 日前温某因车祸撞击、头部倒地入院，检查过程中出现“头晕头痛、呕吐”等症状，被确诊为“脑梗死”。她既往有肝炎及慢性肾炎史，目前处于昏迷状态，生命指征平稳。

讨论

（1）温某有无营养风险？是否需要进行营养支持？

（2）如果需要肠内营养支持，可采用何种肠内营养剂？

（3）对温某进行肠内营养支持时，建议采用何种方案？

肠内营养（enteral nutrition，EN）支持是指经口或导管，将一些不需消化或只需化学性消化就能吸收的营养物质及其他营养素注入患者的胃肠道内，为人体代谢提供所需营养素的一种营养支持方式。与肠外营养支持相比，肠内营养支持更符合生理模式，可长期连续使用，不仅有利于营养素的吸收利用，而且能帮助维持肠黏膜结构和屏障功能的完整性，避免肠道黏膜出现失用性萎缩。

案例 4 分析

①温某，71 岁，身高 165 cm，体重 45 kg；②目前昏迷。

温某年老体重轻，本身属于消瘦状态，NRS 评分大于 3 分，营养风险较高；因脑部外伤导致中枢神经系统紊乱，现处于昏迷状态，无法自主进食，需进行营养支持；胃肠功能正常，可进行肠内营养支持。

1. 肠内营养剂

肠内营养支持在我国发展迅速，应用范围较广。表 4-4-5 列出了我国肠内营养剂的分类原则、种类及特点。

表 4-4-5　肠内营养剂的分类

分类原则	种类		特点
组成成分	非要素制剂（又称多聚体膳）		①以整蛋白或蛋白质游离物为氮源，渗透压接近等渗 ②口感较好，口服、管饲均可，适用于胃肠道功能比较好的患者 ③使用方便，耐受性强，适用范围广
	要素制剂（又称单体膳或化学组成明确制剂）		①以氨基酸或短肽、脂肪、葡萄糖、矿物质和维生素混合物等单体物质为基质 ②适用于肠道功能低下的患者 ③易吸收，低脂，无乳糖
	组件制剂（又称不完全营养制剂）		①仅以氨基酸组件、短肽组件、整蛋白组件、糖类组件、长链甘油三酯（LCT）组件、中长链甘油三酯（MCT）组件、维生素组件中某种组件为主的制剂 ②可对完全制剂进行补充强化，使用过程中可多种配合使用，以满足患者的特殊需要 ③对于有明显消化吸收功能障碍的患者，宜选用 MCT
适用人群	通用型制剂		参照一般人群营养摄入需求进行配方调配
	特定疾病专用型制剂	糖尿病制剂	降低碳水化合物占比，加入膳食纤维、低聚糖等成分
		肝病制剂	降低芳香族氨基酸、脂肪含量，增加支链氨基酸占比，添加膳食纤维等成分
		肾病制剂	降低蛋白质、钠、磷水平，以 8 种必需氨基酸作为氮源
		创伤制剂	增加蛋白质及支链氨基酸占比，多以乳清蛋白作为氮源，一般用于手术后、烧伤等高代谢患者
		呼吸系统疾病制剂	降低碳水化合物占比，增加脂肪占比，控制蛋白质在适量水平

案例 4 分析

①温某胃肠功能正常；②温某既往有肝炎及慢性肾炎史，考虑肝肾功能不佳。

肠内营养剂可考虑选用口感较好的非要素制剂，但应注意降低芳香族氨基酸、脂肪含量，降低钠、磷水平，增加支链氨基酸占比。

2. 肠内营养支持应用

近年来，肠内营养技术在临床工作中得到了广泛应用，其可行性主要取决于患者小肠的吸收能力。随着医学的发展，专业人员对肠内营养支持的适应证、禁忌证及并发症有了更明晰的认识。

（1）适应证

肠内营养支持适应证主要包括摄食困难、胃肠道疾病和胃肠外疾病三大类。此外，肠内营养支持还可作为肠外营养支持的补充过渡手段，突破营养液体积与浓度的限制，保障营养素供给。

1）摄食困难

摄食困难包括因食管肿瘤手术、烧伤、口腔咽喉炎等造成的经口进食困难，因大面积烧伤、脓毒血症、癌症化疗等疾病导致营养需求增加造成的经口摄食不足，因脑血管意外、脑部外伤等疾病导致中枢神经系统紊乱和知觉丧失造成的无法经口摄食。

2）胃肠道疾病

多数原发性胃肠道疾病患者可利用肠内营养剂改善机体营养状况。常见的胃肠道疾病包括胃肠道炎症、胃溃疡、胃肠道瘘、胃瘫痪、短肠综合征、吸收不良综合征、胰腺疾病、结肠手术与诊断准备、神经性厌食等。

胃肠道疾病的治疗过程一般都涉及肠外营养支持与肠内营养支持的共同使用，可在机体恢复部分胃肠功能后由肠外营养支持过渡到肠内营养支持，并逐渐调整肠内营养支持的剂量至完全满足机体需求时停止肠外营养支持。当胃肠功能恢复正常时，可过渡到经口进食。

3）胃肠外疾病

胃肠外疾病主要包括手术前后的营养治疗、肿瘤放化疗、肝功能衰竭、肾衰竭、心血管疾病、先天性氨基酸代谢疾病、慢性消耗性疾病等。其中，择期手术的患者建议在术前两周进行肠内营养支持以改善患者营养状况，降低术后的并发症与死亡率；术后根据胃肠道功能恢复情况，尽早从小剂量开始进行肠内营养支持。对于因缺乏氨基酸代谢过程中的关键酶引起的遗传性疾病，可通过肠内营养支持补充相应氨基酸。

（2）禁忌证

下列情况不宜使用或应慎用肠内营养支持：

1）休克患者。

2）没有明显肠内营养支持适应证的疾病。

3）胰腺炎急性期。

4）胃肠蠕动严重减慢或完全性肠梗阻患者。

5）严重吸收不良综合征及长期少食衰弱的患者：早期需先进行一段时间的肠外营养支持，改善其小肠酶的活力及肠黏膜细胞的状态后方可使用肠内营养支持。

6）缺乏足够小肠吸收面积的空肠瘘患者。

7）年龄小于 3 个月的婴儿只可采用等渗液体进行肠内营养支持，使用过程中应注意补充足够的水分。

8）小肠广泛切除后，早期（1 个月内）应进行完全肠外营养支持，1 个月后可逐渐向肠内营养支持过渡，以刺激肠黏膜的增生和代偿。

9）严重应激状态、麻痹性肠梗阻、上消化道出血、腹膜炎、顽固性呕吐或严重急性期腹泻。

10）接受大剂量类固醇药物治疗、症状明显的糖尿病患者及糖耐量异常的患者，均不能耐受肠内营养支持的高糖负荷。

（3）并发症

肠内营养支持可引起的并发症一般分为胃肠道并发症、机械性并发症、感染性并发症和代谢并发症四类。

1）胃肠道并发症

因配方选择不当、输注浓度与速度不当、温度低等营养制剂原因，及胃轻瘫、菌群失调等非营养制剂原因导致的胃肠道并发症是肠内营养支持最常见的并发症，多表现为恶心、呕吐、反流、腹胀、腹泻、便秘，往往在危重病人接受肠内营养支持初期发生。一旦出现上述症状，应暂停肠内营养支持，待其缓解后再重新开始。

2）机械性并发症

机械性并发症是指因导管过粗、材料较硬、放置时间过长等造成咽部刺激和接触部位黏膜损伤、导管堵塞及异位。在选择导管时应注意其管径不宜太粗；若需进行长期肠内营养支持，建议选择胃或空肠造口置管；导管堵塞错位时应予以调整或更换。

3）感染性并发症

感染性并发症是指因吸入性肺炎、肠道菌群移位、营养液污染、输液器污染、推食器污染等导致病人感染。建议在肠内营养支持时采取空肠置管，避免采用分次注射或滴注的方式；营养液配制过程中及置管过程中应保证无菌操作；定期更换输注器具。

4）代谢并发症

代谢并发症多因肠内营养剂配方不能充分满足所有个体的营养需求导致。危重、年老、意识障碍的病人及伴有慢性疾病的患者易发生代谢并发症，多表现为糖代谢紊乱、水和电解质失衡。预防及治疗代谢并发症的关键是认真监测、及时纠正。对于因糖尿病、重症胰腺炎及感染、创伤等引起的葡萄糖耐量下降的病人，在进行肠内营养支持时应降低葡萄糖的供给量，并补充胰岛素或降糖药物。对于消化液大量丢失及应用利尿药物的重症病人，应注意钠、钾、镁等的补充。

3. 肠内营养支持方案

（1）供给途径

对于营养不良或可能发生营养不良的患者，当存在不能进食或消化吸收功能障碍时，只要胃肠道还具有一定的功能，就可以选择肠内营养支持为患者补充营养。在进行肠内营养支持时应秉持“能经口饮食者，首选经口途径补充营养物质；如果存在解剖或原发疾病的因素不能经口补充者，采用管饲的方式”的原则。

1）口服

口服是指需进行营养治疗的患者在非自然饮食条件下，经口摄入由极易吸收的中小分子营养素配制而成的肠内营养剂。口服适用于意识清醒，无口腔、咽喉疾病，咀嚼、吞咽正常，但存在一定消化吸收障碍的患者。口服是最经济、安全、简单的提供营养方法，且符合生理过程。

口服肠内营养支持液可为非等渗液，其营养成分配比、温度、口感均可根据患者需求及喜好进行调整。对于食欲不佳的患者，必要时可适量补充胰酶等促进消化的药物。通常口服营养的起始浓度和剂量需根据患者的胃肠道耐受性决定，在第 3 ~ 4 天达到目标剂量。手术患者术后的进食时间、进食数量、肠内营养剂种类由患者具体状况决定，一般非腹部小手术无全身反应者术后即可进食，全身麻醉者需完全清醒且无恶心、呕吐等状况后方可进食，腹部手术尤其是胃肠手术需禁食 24 ~ 28 小时后方可少量进食。

2）管饲

管饲营养指经鼻—胃、鼻—十二指肠、鼻—空肠置管或经胃、空肠造口置管输注肠内营养剂的方法，适用于不能主动经口进食、经口摄食不足或消化吸收功能严重受损的患者。管饲营养的适应证广、费用低、治疗效果好，是目前广泛应用的临床营养方法。

管饲的供给途径包括：

①经鼻—胃管途径：常用于胃肠功能正常，经短时间管饲即可过渡至口服饮食的非昏迷患者，如颌面（口腔）、鼻咽部大手术或创伤、烧伤后影响经口进食的患者。该途径不可用于需长时间接受肠内营养支持的患者及昏迷病人，避免产生反流与误吸。经鼻—胃管途径具有操作简单方便、可行性高、对营养制剂渗透压不敏感的优点。

②经鼻—十二指肠、鼻—空肠置管途径：与上述途径应用特点基本相似，但要求营养制剂的渗透压不宜过高，在喂养的初始阶段滴注速度不宜过快。该途径因导管通过幽门进入十二指肠或空肠，可有效降低反流与误吸的发生率。

③经胃、空肠造口置管途径：通过手术方式经胃或空肠造口植入导管，适用于需长时间接受肠内营养支持的患者。该途径具有导管可长时间放置、上呼吸道感染及吸入性肺炎等感染性并发症发生概率小、肠内营养支持的同时可进行胃肠减压及经口进食、患者心理负担轻等优点。常见的造口置管方法包括在行原发病手术时同时置管和经内窥镜胃造口置入导管两种方式，后者可在床边施行，尤其适合于需要给予肠内营养支持的危重病人。

案例 4 分析

①温某因头部撞击致脑梗；②温某目前处于昏迷状态，生命指征平稳。

温某目前已昏迷，且无法判断苏醒时间，可能需要长时间接受肠内营养支持。故考虑，经内窥镜胃造口置入导管。

（2）供给方式

肠内营养支持根据供给次数和动力来源可分为多种方式，采用何种方式取决于患者病情、肠内营养剂的性质、喂养管的类型及大小与位置、营养素的需求量等。表 4-4-6 列出了肠内营养支持供给方式的分类原则、种类、定义及特点。使用推注法和滴注法时应使患者处于半卧位，避免误吸及反流。

表 4-4-6　肠内营养支持供给方式

分类原则	种类	定义	特点
供给次数	一次性输注	用注射器将配好的肠内营养剂于 10 分钟内注入；输注剂量不宜过多，一般为 250 ~ 500 mL；浓度不宜过高	适用于已由其他途径供给大部分营养素的患者，如需补充特定营养素的患者；易引起恶心、呕吐、腹痛等并发症
	间歇性输注	将每天所需肠内营养剂分成若干份，每间隔 3 ~ 4 小时输注一份，每次输注 30 ~ 40 分钟	前期注射浓度不宜过高，剂量不宜过大，患者适应后可逐渐增加营养液浓度和输注剂量，减少管饲次数；并发症较一次性输注少
	持续性输注	将肠内营养剂持续输入，一般可维持 12 ~ 24 小时	适用于危重症患者、十二指肠或空肠近端喂养的患者；营养液消化吸收率高，不易出现腹胀、腹泻、反流等症状
动力来源	推注	用注射器将肠内营养剂缓慢推入导管中，推注速度≤ 30 mL/min	简单易行；患者初期不耐受，易出现恶心、腹胀、腹泻等状况，长期应用后可适应
	重力滴注	将肠内营养剂装入塑料袋或其他容器中，利用输液管与喂养管相连，在重力作用下使营养液滴注，滴速一般为 30 mL/min	多数患者可耐受，患者有较长的下床活动时间；患者偶有腹胀、腹泻，可能导致胃排空延迟
	经泵输注	将肠内营养剂装入密封袋或瓶中，在泵带动下将营养制剂输入喂养管，每天可持续 16 ~ 24 小时	营养液在喂养管中蠕动前进，输液泵可精确调整输注速度和输液量，多用于危重患者的营养治疗

（3）注意事项

在进行胃内喂养时，应使患者处于半卧位，并提前将营养液复温到 40 ℃；喂养过程中紧密监测肠内营养剂的浓度、速度、输入量，可逐渐增加浓度或速度直至满足要求，但两者不可同时增加，以减少不良反应的发生；喂养后应用 30 ~ 50 mL 清水冲洗管道，保证清洁。此外，照护者应定期检测照护对象的生化指标、肝肾功能、体重、液体出入量等指标并进行记录：管饲前 5 日，应每天记录能量及氮摄入量，稳定后可调整为每周记录 1 次。照护者在照护过程中对于可能出现的并发症应提前预防，若出现异常及时进行处理。

三、肠外营养支持

案例 5

赵某，男，66 岁，有慢性肾炎史，胃癌全胃切除术后第 4 天。查体：T 37.8 ℃，P 105 次/分，R 24 次/分，BP 100/60 mmHg；左上腹轻压痛，无反跳痛和肌紧张。实验室检查：血清白蛋白 25 g/L；血红蛋白术后第一天 100 g/L，术后第二天 96 g/L，术后第三天 93 g/L；粪便隐血试验（++++）。

讨论

（1）你建议为赵某实施何种营养支持？肠内还是肠外？

（2）如果选用肠外营养支持，肠外营养剂中应选择何种氨基酸制剂？

（3）为赵某实施营养支持时，建议采用何种方案？

肠外营养（parenteral nutrition，PN）支持是指经胃肠道以外的途径即静脉途径，将足够的热量、必需氨基酸和非必需氨基酸、维生素、电解质及微量元素按一定的比例和速度供给手术前后及危重患者，保证胃肠道功能障碍或胃肠道需要休息的患者即使在不能进食的情况下也能通过血液循环的方式获得正常营养，以改善患者的营养状况，帮助维持体重和愈合创伤，同时使胃肠道得到充分休息。

案例 5 分析

赵某现阶段的状况：①术后第 4 天，肠胃功能未恢复；②血清白蛋白 25 g/L，属严重营养不良；③血红蛋白进行性下降，粪便隐血试验（++++）。

考虑赵某目前处于禁食期，且有消化道出血征象，为肠内营养支持的禁忌证，建议目前对赵某先提供肠外营养支持。

与肠内营养支持相比，肠外营养支持可根据患者的需求调整配方成分，且不需要考虑肠道功能；但肠外营养支持对技术和物质条件要求较高，可能发生较为严重的并发症。目前在临床领域常将肠外营养支持与肠内营养支持结合使用，以加强疗效。

1. 肠外营养剂

肠外营养剂是按药品生产要求，将糖类、氨基酸、脂肪、电解质、维生素及矿物质等营养素配制成符合标准的静脉输注混合液的制剂。肠外营养剂没有统一的配方，应根据患者的年龄、性别、体重、体表面积及病情进行配制。临床上通常是将上述多种营养素联用或单用，以保证患者获取适量营养物质，维持机体的稳定。表 4-4-7 列出了我国常见肠外营养剂的种类及特点。

表 4-4-7　我国常见肠外营养剂的种类及特点

种类			特点
糖类制剂	葡萄糖		①能被所有器官利用，大脑、红细胞等只能以其为能量物质 ②来源方便丰富，价格低廉，无配伍禁忌，与氨基酸同时使用可提高氨基酸的利用度 ③常规使用浓度为 5% ~ 50%，70%葡萄糖制剂专供肾衰竭患者使用
	果糖		①利用率与葡萄糖相似，代谢时对胰岛素依赖较低，与葡萄糖联合使用效果更佳 ②适用于糖尿病、肝硬化等患者，不宜用于酸中毒、痛风患者
	转化糖		①由蔗糖水解而成，为葡萄糖、果糖混合物，常规使用浓度为 5%、10%、20% ②适用于糖尿病、肝病患者
氨基酸制剂	平衡氨基酸制剂		①由 8 种必需氨基酸、精氨酸、组氨酸、甘氨酸组成 ②可帮助机体合成蛋白质，改善大型手术前的营养状态
	疾病适用型氨基酸制剂（非平衡型制剂）	肝病氨基酸制剂	①高支链氨基酸含量高，但配方差异较大 ②可维持血氨基酸平衡，对肝性脑病有效
		肾病氨基酸制剂	①由必需氨基酸与组氨酸等组成 ②可减少氮终末代谢产物，纠正钙磷代谢紊乱，改善营养状况
		严重创伤用氨基酸制剂	①含 45%支链氨基酸，是唯一可在肌肉代谢的氨基酸 ②可纠正创伤后负氮平衡
	特殊氨基酸制剂		①含谷氨酰胺或精氨酸 ②谷氨酰胺可保护肠黏膜，精氨酸具有提供营养和免疫调节作用

续表

<table>
<tr><th colspan="2">种类</th><th>特点</th></tr>
<tr><td rowspan="6">脂肪乳剂</td><td>长链脂肪乳剂</td><td>①以大豆油、红花油为原料，以卵磷脂为乳化剂，含少量甘油
②可提供能量，预防必需脂肪酸缺乏症</td></tr>
<tr><td>中 / 长链脂肪乳剂</td><td>①由 50%中链脂肪乳和 50%长链脂肪乳混合而成
②可快速提供能量，快速从血中清除，更有利于改善氮平衡</td></tr>
<tr><td>橄榄油脂肪乳剂</td><td>①由 80%橄榄油和 20%大豆油组成
②可选择性调节免疫应答，减少炎症反应</td></tr>
<tr><td>鱼油脂肪乳剂</td><td>①在脂肪乳剂中添加鱼油
②可减少炎症反应，避免血栓形成，改善机体免疫功能</td></tr>
<tr><td>结构中 / 长链脂肪乳剂</td><td>①由长链三酰甘油和中链三酰甘油分解为甘油、中链脂肪酸和长链脂肪酸，中 / 长链脂肪酸随机结合在甘油骨架上
②可作为更稳定的能量来源</td></tr>
<tr><td>SMOF 脂肪乳剂</td><td>①由大豆油、中链三酰甘油、橄榄油、鱼油、维生素 E 组成
②被认为具有最佳的调节机体免疫功能</td></tr>
<tr><td colspan="2">电解质制剂</td><td>①多为单一制剂，如氯化钠、氯化钾、碳酸氢钠、硫酸镁、磷制剂、葡萄糖酸钙等溶液
②可维持人体内环境稳定，维持酶活性，维持神经、肌肉的应激性，维持营养代谢</td></tr>
</table>

案例 5 分析

赵某既往有慢性肾炎史，为避免赵某在治疗过程中出现严重肾功能不全的情况，肠外营养剂中氨基酸制剂应首选肾病氨基酸制剂，其渗透压相对较低，可减少产生氮的中末端产物，有利于缓解肾的压力。

2. 肠外营养支持应用

（1）适应证

凡需要营养治疗，又不能或不宜接受肠内营养支持的患者，均为肠外营养支持的适应证。肠外营养支持根据疗效显著程度可分为强适应证、中适应证和弱适应证，详见表 4-4-8。

表 4-4-8　肠外营养支持适应证

适应证疗效显著程度	具体种类
强适应证	①胃肠道梗阻 ②胃肠道吸收功能障碍 ③经过大剂量放化疗或接受骨髓移植的患者 ④中重急性胰腺炎 ⑤严重营养不良伴胃肠功能障碍（3 ~ 5 天可恢复者无须肠外营养支持） ⑥严重的分解代谢状态（5 ~ 7 天内胃肠道无法利用者）
中适应证	①大手术创伤和复合性外伤（5 ~ 7 天内胃肠道无法利用者手术后 48 小时开始） ②重度应激状态 ③肠瘘 ④肠道炎性疾病 ⑤妊娠剧吐或神经性拒食 ⑥需接受大手术或强烈化疗的中度营养不良（大手术前 7 ~ 10 天开始） ⑦入院后 7 ~ 10 天内不能建立充足的肠内营养 ⑧炎性粘连性肠梗阻
弱适应证	①营养良好的患者于轻度应激或创伤情况下，消化道功能 10 天内可恢复 ②肝脏、小肠等脏器移植后功能尚未恢复期间

（2）禁忌证

患者生命指征不稳定时，不宜进行营养支持。下列情况不宜应用或应慎用肠外营养支持：

1）胃肠道功能正常或有一定胃肠道功能，经肠道能获得足量营养者。

2）一般状况良好，估计需肠外营养支持少于 5 日者。

3）原发病需急诊手术者，如急性化脓性胆管炎、严重创伤等患者，术前应纠正水电解质紊乱、酸碱失衡，以补液为主，不宜进行肠外营养支持。

4）预计肠外营养支持导致的并发症危险性超过其功效者。

5）心血管功能紊乱或严重代谢紊乱者。

6）临终或不可逆昏迷者。

（3）并发症

肠外营养支持与肠内营养支持是完全不同的营养治疗途径，前者难以发挥机体自身的代谢调节反应，长期使用易导致多种并发症，在实施过程中应进行密切的监测、观察与指导。

1）胃肠道并发症

胃肠道并发症是指因长期不能经口进食、肠外营养支持等造成肠道黏膜结构及功能受到影响而产生的并发症。胃肠道并发症易导致肠源性感染，多表现为不明原因发热。研究表明，谷氨酰胺可有效改善肠道黏膜萎缩，促进肠道功能恢复。尽早恢复肠内营养是预防此类并发症的唯一途径。

2）机械性并发症

机械性并发症包括因中心静脉导管置入不当等造成气胸、血胸、液气胸、动脉损伤、神经损伤、胸导管损伤、空气栓塞、导管栓塞、静脉血栓等，因护理不当造成导管脱出、折断等，因导管拔除操作不当导致中心静脉导管拔除意外综合征。可通过调整患者体位、严格遵守操作规程、借助 X 射线确定深静脉导管位置来预防此类并发症。

3）感染性并发症

感染性并发症是指因导管置入未严格执行无菌技术、营养液配制或输注过程受污染、护理不当、导管放置时间过长、本身异物反应等原因造成患者感染导致的导管性败血症。感染性并发症是肠外营养支持最常见、最严重的并发症，多表现出寒战、高热且无其他感染病灶。建议在进行肠外营养支持时采用严格无菌穿刺插管技术，每天定时对穿刺导管周围皮肤进行消毒，并注意保持导管出口处皮肤干燥，避免经导管采血或输血，可有效预防导管性败血症的发生。

4）代谢并发症

代谢并发症包括糖代谢紊乱、氨基酸代谢紊乱、脂肪代谢紊乱、酸碱平衡紊乱、电解质及微量元素缺乏症。在输注肠外营养剂 4 小时后密切监测血糖，可及时发现血糖变化并进行调控，以预防糖代谢紊乱；使用结晶氨基酸作为氮源，可有效降低氨基酸代谢紊乱的发生率；每周输注脂肪乳剂不少于 2 次，可有效降低脂肪代谢紊乱；以乙酸盐、磷酸盐代替氨基酸溶液中的盐酸精氨酸、盐酸组氨酸，可有效预防酸碱平衡紊乱，防止高氯性酸中毒。

5）肝胆系统并发症

由于肠外营养剂中糖类、脂肪、氮类比例失调，因此肠外营养支持易导致脂肪肝、肝内毛细胆管胆汁淤积、门静脉炎等肝胆系统并发症，多为成人发生。症状较轻时，可通过调整与纠正营养治疗方案、减少或停止肠外营养支持使肝功能恢复。

3. 肠外营养支持方案

（1）供给途径

肠外营养支持途径分为中心静脉置管途径和外周静脉置管途径，支持途径的选择取决于病人的血管穿刺史、静脉解剖条件、凝血状态、预期使用时间、护理环境及原发病性质等因素。中心静脉置管途径包括锁骨下静脉置管、颈内静脉置管、颈外静脉置管、股静脉置管，锁骨下静脉置管因穿刺部位平坦、置管操作方便等优点已成为临床最广泛应用的途径。表 4-4-9 从适应证、导管位置、优缺点几个方面对中心静脉置管途径与外周静脉置管途径进行了对比。

表 4-4-9　中心静脉置管途径与外周静脉置管途径的对比

供给途径	中心静脉置管途径	外周静脉置管途径
适应证	①肠外营养支持时间＞2 周 ②肠外营养剂可为高渗（渗透压高于 1 200 mOsm/L）、高浓度状态	①肠外营养支持时间≤2 周 ②肠外营养剂渗透压低于 900 mOsm/L ③中心静脉置管禁忌或不可行者 ④导管感染或有脓毒症者
导管位置	导管末端位于中心静脉，多在上腔静脉与右心房交会处	导管位于周围静脉，通常在前臂
优点	①输液不受液体浓度和速度的限制，可 24 小时不间断输注液体 ②经锁骨下静脉置管易固定、易护理 ③能避免病人遭受反复周围静脉穿刺的痛苦，避免表浅静脉栓塞、炎症等并发症	①简便易行 ②可避免中心静脉置管相关并发症 ③可及时发现静脉炎的发生
缺点	①经颈内静脉置管致使转颈活动和贴敷料受限，易发生局部血肿、动脉损伤、置管感染并发症 ②经颈外静脉置管错位率高 ③经股静脉置管感染发生率高	①输液渗透压不能过高，需反复穿刺 ②易发生静脉炎 ③不宜长期使用

鉴于中心静脉置管和外周静脉置管的局限性，临床上正在推行新的肠外营养支持途径——经外周置入中心静脉导管（peripherally inserted central catheter，PICC）。PICC 多采用肘部静脉，操作方便，便于护理；可为患者提供中长期的营养治疗，时间从 7 天到 1 年不等；对肠外营养剂的渗透压及浓度要求不高，也可用

于输注化疗药物等刺激性药物。

案例 5 分析

赵某胃癌全胃切除术后 4 天。

建议采用经锁骨下静脉置管为赵某提供肠外营养支持，此营养支持具有操作方便、肠外营养剂渗透压及浓度不受限制等优点。

（2）供给方式

肠外营养支持早期采用多瓶系统，即将氨基酸、葡萄糖和脂肪乳等营养制剂分别加入每瓶内，以 Y 型连接管或三通阀组成不同的输液组合，进行平行同时输注或序贯串输，每日需更换 6 ~ 8 瓶液体。这种方法工作量大，易发生错漏，营养素的利用也远不够理想；容器和导管数量多，感染风险增大；营养素配比变化大，易导致高血糖及电解质紊乱等代谢并发症。多瓶系统唯一的优点是针对病情变化快的患者（如 ICU 的患者）可根据需求进行灵活调整。目前使用较普遍的是“全合一”（the all in one，AIO）系统，该系统能够满足 90%肠外营养患者的营养需求。“全合一”系统是指将全天需要的所有肠外营养素混合在一个容器中，每位患者用一个硅胶袋和一条输液管即可输注全部所需营养素。该系统的优点是：可有效节约准备、接换、注药的操作时间，方便输注，降低感染率；各种营养素按合理比例同时进入体内，可提高营养利用率，降低代谢并发症发生率，进而降低监测费用。

肠外营养支持根据动力来源可分为重力滴注和泵输注两种方式，后者可精准控制输注速度和体积，危重病人多选用该方法。无论哪种方式都应保持持续输注，控制输注速度，从 1 mL/min 开始低浓度、小量、慢速输注，根据患者耐受程度及病情状况逐渐调整，调整过程中应避免突然改变配方及输注速度，以保证患者能适应浓度和渗透压的变化，停止肠外营养支持时也应逐渐递减。

（3）注意事项

照护者在照护接受肠外营养支持的患者时，应全面监测并记录其体温、血压、心率、脉搏、体重、24 小时液体出入量等指标，若出现异常，应配合医生积极查找原因并积极处理。另外，照护者应密切关注导管有无扭曲脱出、导管接头有无裂损情况，并每天定时对插管处皮肤进行严格消毒处理，确保插管处皮肤无红肿、感染，若出现感染应及时进行处理。

思考与练习

1. 简述保健食品与药品、普通食品的区别。

2. 简述保健食品的服用原则。

3. 简述肠内营养支持和肠外营养支持的适应证。

4. 简述肠内营养支持和肠外营养支持的并发症及其预防方法。

5. 案例：周某，女，60 岁，身高 160 cm，体重 53 kg，患重症急性胰腺炎、腹腔室隔综合征，发病第 7 天。查体：T 38.5 ℃，P 121 次/分，BP 100/60 mmHg，腹压 30 mmHg，一直无法进食。

分析周某是否需要营养支持？如需要，应采取何种营养支持方案？

提示：①计算周某的 NRS 评分，判断其营养状况，据此决定其是否需要营养支持；②营养支持方案选择要点：根据适应证及禁忌证，并结合周某的机体状况进行选择。

模块五

膳食指导

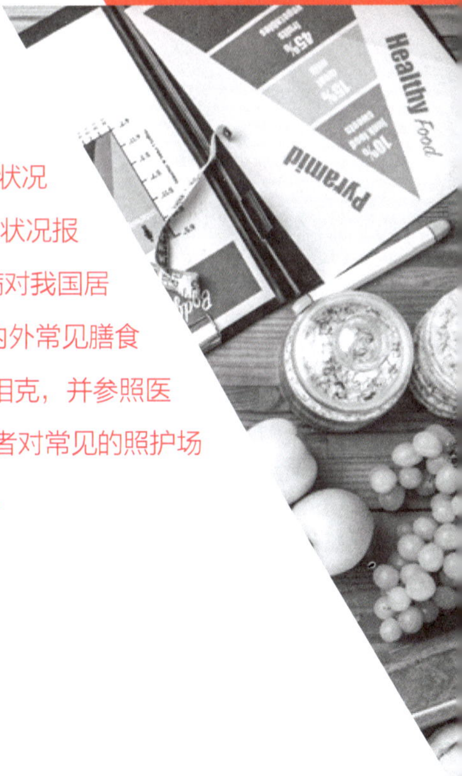

近年来随着社会和经济的发展，我国居民健康状况和营养水平不断改善，但《中国居民营养与慢性病状况报告（2015 年）》显示，与膳食营养相关的慢性病对我国居民健康的威胁日益凸显。本模块主要介绍国内外常见膳食结构、我国现行居民膳食指南和食物相辅相克，并参照医院饮食整理出常见照护膳食，以便照护者对常见的照护场景中涉及的膳食方案进行设计和指导。

课题一
膳 食 平 衡

能力目标

- 能概括国内外常见膳食结构的特点。
- 能根据一般人群膳食指南和膳食宝塔判别食谱是否合理。

膳食平衡是指经过科学设计，使得膳食中食物种类和比例能最大限度满足不同年龄阶段、不同能量需求水平的健康人群的营养与健康需求，避免出现营养不良或营养过剩。

一、膳食结构

膳食结构是对膳食中各类食物的数量及其所占比例的概括性表达，一般根据各类食物所能提供的能量及营养素的数量对人体需要的满足程度来衡量该膳食结构是否合理。膳食结构的形成受一个国家或地区的人口、农业生产、食物流通、食品加工、消费水平、饮食习惯、文化传统、科学知识等多种因素的影响。

案例 1

王某，18 岁，经美国留学回国，喜爱吃西餐，日常肉类、奶类摄入较多，而谷物和蔬菜、水果摄入较少，BMI 为 28.0。王某回国后通过膳食调整，一年后 BMI 下降至 24.0。

讨论

美国的膳食结构有何特点？

1. 国内膳食结构

中国传统膳食结构的特点是以植物性食物和谷类为主，富含膳食纤维，脂肪含量低。中国疾病预防控制中心近年来监测和调查的数据显示：随着我国经济的不断发展和卫生服务水平的不断提高，居民人均预期寿命逐年增长，健康状况和营养水平不断改善，膳食结构和状况有了较大的改变，具体情况见表 5-1-1。

表 5-1-1　中国城乡主要膳食能量构成

项目 \ 区域（年份）	合计			城市			农村		
	1992	2002	2012	1992	2002	2012	1992	2002	2012
谷类食物供能比例（%）	66.8	57.9	53.1	57.4	48.5	47.1	71.7	61.5	58.8
动物性食物供能比例（%）	9.3	12.6	15.0	15.2	17.6	17.6	6.2	10.7	12.5
脂肪供能比例（%）	22.0	29.6	32.9	28.4	35.0	36.1	18.6	27.5	29.7

2. 国际膳食结构

按照食物的主要来源不同，国际膳食结构可分为 4 种类型：动物性食物为主型、植物性食物为主型、动植物性食物平衡型及其他型。

（1）动物性食物为主型

动物性食物为主型的膳食结构常见于欧美等经济发达国家和地区，膳食组成以动物食品为主，年人均消耗肉类多达 100 kg，奶类 100 ~ 150 kg，此外还消耗大量的蛋类，而谷类消耗仅为 50 ~ 70 kg。其膳食营养组成特点为高能量、高蛋白、高脂肪、低膳食纤维。长期以动物性食物为主的饮食，蛋白质、矿物质、维生素等丰富，但容易诱发肥胖症、高脂血症、冠心病、糖尿病、脂肪肝等慢性病。

案例 1 分析

美国的膳食结构属于动物性食物为主型，故其膳食结构特点可参考动物性食物为主型的膳食结构。

（2）植物性食物为主型

植物性食物为主型的膳食结构常见于亚洲、非洲部分国家和地区，膳食组成以植物性食物为主，动物性食物较少，年人均消耗粮食多达 140 ~ 200 kg，而肉、蛋、奶及鱼虾年人均消耗共计仅为 20 ~ 30 kg。此类膳食结构虽然没有欧美发达国家“三高一低”膳食的缺陷，但蛋白质和脂肪的摄入量均较低，且蛋白质来源以植物为主，某些矿物质和维生素不足，易患营养缺乏性疾病。

（3）动植物性食物平衡型

此类膳食结构中动物性食物和植物性食物构成适宜，植物性食物占较大比重，动物性食物仍有适当数量，膳食提供的蛋白质中动物性蛋白质约占 50%以上。此类膳食结构既可满足人体对营养素的需要，又可预防慢性病。日本等一些国家和地区的饮食结构趋于此类膳食结构。

（4）其他型

除上述三种常规类型以外，还有一些具有其他特点的膳食结构，如 1995 年以来人们关注的地中海膳食结构和 1997 年在美国开展的一项大型高血压防治计划提出的降血压饮食方案（Dietary Approaches to Stop Hypertension，DASH）。

1）地中海膳食结构

地中海膳食结构主要由蔬菜、水果、海产品、五谷杂粮、坚果和橄榄油以及少量的牛肉和乳制品、酒类等组成，特点是高膳食纤维、高纤维素、高维生素、低饱和脂肪，可降低心血管疾病、2 型糖尿病、代谢综合征和某些肿瘤的发生风险。

2）DASH

此方案强调摄食足够的蔬菜、水果、低脂（或脱脂）奶，以保证摄入足够的钾、镁、钙等矿物质，并尽量减少饮食中盐和油脂（特别是富含饱和脂肪酸的动物性油脂）的摄入量，从而有效地降低血压。因此，现在常以 DASH 饮食作为预防及控制高血压的膳食结构。

二、膳食指南

膳食指南（dietary guidelines，DG）是根据营养科学原则和百姓健康需要，结合当地食物生产供应情况及人群生活实践，给出的食物选择和身体活动的指导意见。各国的膳食指南均由政府或国家级营养专业团体研究制定，我国现行的《中国居民膳食指南（2016）》包括一般人群膳食指南、特定人群膳食指南和中国居民平衡膳食实践三个部分，以下介绍前两部分。

案例 2

张某，男，25 岁，中等劳动强度，每日所需能量为 2 400 kcal，晚饭后步行 8 000 步，表 5-1-2 为其一日食谱。

表 5-1-2　张某一日食谱

餐次	食物（原料及可食部重量）
早餐	香菇菜包（面粉 25 g，青菜 45 g，香菇 5 g，豆腐干 20 g），白煮蛋（鸡蛋 40 g），牛奶（300 g），苹果（150 g），橄榄油（3 g），食盐（1 g）
午餐	米饭（大米 125 g，小米 25 g），板栗烧鸡（鸡肉 50 g，板栗 15 g），蒜苗肉末（蒜苗 100 g，猪肉 25 g），菠菜蛋汤（菠菜 100 g，鸡蛋 10 g），橄榄油（18 g），食盐（3 g）
晚餐	玉米馒头（面粉 75 g，全玉米面 50 g），蛤蜊豆腐汤（蛤蜊 75 g，南豆腐 75 g），青椒土豆丝（青椒 50 g，土豆 100 g），胡萝卜炒绿豆芽（胡萝卜 100 g，绿豆芽 100 g），香蕉（200 g），橄榄油（9 g），食盐（2 g）

讨论

分析张某的一日食谱是否合理。

1. 一般人群膳食指南

一般人群膳食指南适用于 2 岁以上的健康人群，共有 6 条核心推荐条目。

（1）食物多样，谷类为主

平衡膳食模式是保障人体营养需要和健康的基础，食物多样是平衡膳食模式的基本原则。每天的膳食应包括谷薯类、蔬菜水果类、畜禽鱼奶类、大豆坚果类和纯能量食物（如烹调油）等，建议平均每天至少摄入 12 种以上食物，每周 25 种以上。谷类为主是平衡膳食模式的重要特征，每天摄入谷薯类食物 250 ~ 400 g，其中全谷物和杂豆类 50 ~ 150 g、薯类 50 ~ 100 g，膳食中碳水化合物提供的能量应占总能量的 50%以上。

（2）吃动平衡，健康体重

体重是评价人体营养和健康状况的重要指标，吃和动维持平衡是保持健康体重的关键。

1）健康体重

各个年龄段人群都应该坚持天天运动，以维持能量平衡、保持健康体重。体重过低和过高均易增加疾病的发生风险。

2）食不过量

食不过量是指每天摄入的各种食物所提供的能量不超过也不低于人体所需要的能量。根据《中国居民膳食营养素参考摄入量（2013 版）》，我国成年人（18 ~ 49 岁）轻体力活动者能量需要量：男性为 2 250 kcal，女性为 1 800 kcal。控制总能量摄入、保持能量平衡是长期保持良好的健康状态、维持良好的体形和理想活动水平的关键。

3）坚持日常身体活动

推荐每周应至少进行 5 天中等强度身体活动，累计 150 分钟以上，平均每天主动身体活动 6 000 步。

身体活动强度是指单位时间内身体活动的能耗水平或对人体生理刺激的程度，分为绝对强度和相对强度。国际上通用的表示绝对强度的单位是代谢当量（MET，梅脱）。相对强度属于生理强度的范畴，一般使用最大心率（最大心率 =220- 年龄）的百分比或者自我感知疲劳程度来表达，具体详见表 5-1-3。

表 5-1-3　活动强度对照表

活动强度	相当于最大心率百分数（%）	自觉疲劳程度（PRE）	代谢当量（MET）	相当于最大吸氧量（VO_2max，%）
低强度	40 ~ 60	较轻	< 3	< 40
中强度	61 ~ 70	稍累	3 ~ 6	40 ~ 60
高强度	71 ~ 85	累	7 ~ 9	61 ~ 75

4）减少久坐时间

尽量减少久坐时间，保证每小时能起来动一动。

（3）多吃蔬果、奶类、大豆

蔬菜和水果是平衡膳食的重要组成部分，奶类富含钙，大豆富含优质蛋白质。

1）蔬菜

需保证每天摄入 300 ~ 500 g 蔬菜，其中深色蔬菜应占 1/2。常见的深色蔬菜包括菠菜、韭菜、西蓝花、萝卜缨、芥菜等深绿色蔬菜，胡萝卜、西红柿、南瓜、红辣椒等橘红色及红色蔬菜，茄子、紫甘蓝、红苋菜、黑木耳等紫色(含黑色)蔬菜。

2）水果

保证每天摄入250 ~ 350 g新鲜水果，水果制品不能代替鲜果。常见的水果制品有果汁、果脯、干果等。果汁在加工过程中会使水果中的营养成分如维生素C、膳食纤维等产生一定量的损失；果脯由新鲜水果糖渍而成，维生素损失过多，含糖量较高；干果经历了脱水过程，维生素也有较多损失。

3）奶类

摄入多样化的奶制品，相当于每天液态奶300 g。常见的奶源有牛奶、羊奶、马奶等，其中牛奶的消费量最大。鲜奶加工后可制成各种奶制品，市场上常见的奶制品有液态奶、奶粉、酸奶、奶酪等。各种奶制品的互换关系见表5-1-4。对于乳糖不耐受的人，可选择酸奶或者低乳糖奶制品，或者少量多次，并与其他谷物食物同食，不空腹饮奶。空腹时，牛奶在胃肠道通过的时间短，其中的乳糖不易被小肠吸收而较快进入大肠，可加重乳糖不耐受的症状。

表5-1-4　奶制品互换表

食物名称	鲜牛奶	酸奶	奶粉	奶酪
重量（g）*	100	100	12.5	10

注：* 奶制品按照与鲜牛奶的蛋白质比折算。

4）豆制品和坚果

常吃豆制品和坚果，建议平均每天摄入大豆和坚果25 ~ 35 g。我国的大豆制品通常分为非发酵豆制品和发酵豆制品两类，非发酵豆制品有豆浆、豆腐、豆腐干、豆腐丝、豆腐脑、豆腐皮等，发酵豆制品有腐乳、豆豉等。每周可摄入坚果50 ~ 70 g，相当于每天摄入葵花子仁7 ~ 10 g，即带壳葵花子20 ~ 25 g，或花生15 ~ 20 g，或核桃2 ~ 3个，或板栗4 ~ 5个（淀粉类的坚果能量较低，按照脂肪含量换算，葵花子仁10 g相当于板栗25 g）。如果摄入过多，应减少一日三餐的饮食总能量。常见的豆类食物互换关系见表5-1-5。

表5-1-5　常见的豆类食物互换表

食物名称	大豆	北豆腐	南豆腐	内酯豆腐	豆浆	豆腐干	豆腐丝	素鸡
重量（g）*	50	145	280	350	730	110	80	105

注：* 按蛋白质含量折算。

（4）适量吃鱼、禽、蛋、瘦肉

1）鱼、禽、蛋和瘦肉摄入要适量

每周摄入鱼肉 280 ～ 525 g、畜禽肉 280 ～ 525 g、蛋类 280 ～ 350 g，平均每天摄入总量 120 ～ 200 g。鱼、禽、蛋和瘦肉可提供人体所需的优质蛋白质和多种微量营养素，但部分含有较多的饱和脂肪酸和胆固醇，摄入过多对健康不利，因此建议适量食用。

2）优先选择鱼类和禽类

鱼类和禽类的脂肪含量相对较低，且水产品含有较多的不饱和脂肪酸，对预防血脂异常和心血管疾病等有一定作用。

3）吃鸡蛋不弃蛋黄

蛋黄是蛋类中维生素和矿物质的主要集中部位，并且富含磷脂和胆碱，对健康十分有益。

4）少吃肥肉、烟熏和腌制肉制品

肥肉中的脂肪及饱和脂肪酸含量更高，应少吃肥肉，选择瘦肉。肉在烟熏和腌制过程中易遭受多环芳烃类和甲醛等多种有害物质的污染，摄入过多可增加肿瘤的发生风险。

（5）少盐少油，限糖限酒

1）少盐少油

培养清淡饮食习惯，少吃高盐和油炸食品。成人每日摄入食盐不超过 6 g，摄入过多的盐会导致高血压等慢性疾病；每日摄入烹调油不超过 25 ～ 30 g。烹调油包括植物油和动物油，是人体必需脂肪酸和维生素 E 的重要来源，过多摄入会导致肥胖。食用油在烹制过程中会产生反式脂肪酸，增加心血管疾病的发生风险，建议每日反式脂肪酸摄入量不超过 2 g。

2）限糖

控制添加糖的摄入量，每天摄入不应超过 50 g，最好控制在 25 g 以下。在食品生产和制备过程中添加到食品中的糖及糖浆称为添加糖，主要有蔗糖（如常用的白砂糖、绵白糖、冰糖、红糖）、葡萄糖和果糖。添加糖是纯能量食物，不含其他营养成分。糖容易被人体消化吸收，除果糖外都具有较高的血糖生成指数。对儿童和青少年来说，含糖饮料是其添加糖的主要来源，长期过多饮用不但增加超重肥胖风险，而且会引发多种慢性病，因此建议儿童和青少年不喝或少喝含糖饮料。此外，

烹调用糖应尽量控制在最小量。

3）限酒

控制酒精摄入量，成人男性一天饮用的酒精量不应超过 25 g，女性不应超过 15 g。过量饮酒会增加多种慢性疾病的发生风险，儿童少年、孕妇、乳母等特殊人群不应饮酒。

4）足量饮水

成人每天建议饮水 1 500 ~ 1 700 mL（7 ~ 8 杯），提倡饮用白开水和茶水。

（6）杜绝浪费

勤俭节约是中华民族的传统美德，应尊重劳动、珍惜食物、杜绝浪费。

2. 特定人群膳食指南

特定人群膳食指南包括孕妇乳母膳食指南、婴幼儿喂养指南（0 ~ 24 月龄）、儿童少年（学龄前儿童 2 ~ 5 岁、学龄儿童少年 6 ~ 17 岁）膳食指南、老年人（≥ 65 岁）膳食指南和素食人群膳食指南。除 0 ~ 24 月龄婴幼儿喂养指南外，特定人群膳食指南根据不同年龄阶段人群的生理和行为特点，在一般人群膳食指南基础上进行了补充。

（1）孕妇、乳母膳食指南

1）备孕妇女膳食指南

①调整孕前体重至适宜水平（BMI 达到 18.5 ~ 23.9 kg/m^2）。

②常吃含铁丰富的食物，选用碘盐，孕前 3 个月开始补充叶酸。怀孕前缺铁易导致胎儿生长受限、早产、新生儿低出生体重以及妊娠期缺铁性贫血；孕期缺碘易对胎儿智力和体格发育产生不良影响；叶酸缺乏可影响胚胎细胞增殖、分化，增加神经管畸形及流产的风险。

③禁烟酒，保持健康生活方式。

2）孕期妇女膳食指南

孕期妇女摄入叶酸应达到 600 μgDFE/d，除常吃含叶酸丰富的食物外，还应补充叶酸 400 μgDFE/d；常吃含铁丰富的食物；选用碘盐。孕吐严重者可少量多餐，保证摄入含必要量碳水化合物的食物。孕中晚期适量增加奶、鱼、禽、蛋、瘦肉的摄入。保持适量身体活动，维持孕期适宜增重（孕期适宜体重增长值及增长速率见表 5-1-6），禁烟酒，积极准备母乳喂养。

表 5-1-6　孕期适宜体重增长值及增长速率

孕前 BMI（kg/m^2）	总增重范围（kg）	孕中晚期增重速率（kg/w）
低体重（< 18.5）	12.5 ～ 18	0.51（0.44 ～ 0.58）
正常体重（18.5 ～ 24.9）	11.5 ～ 16	0.42（0.35 ～ 0.50）
超重（25.0 ～ 29.9）	7 ～ 11.5	0.28（0.23 ～ 0.33）
肥胖（≥ 30.0）	5 ～ 9	0.22（0.17 ～ 0.27）

注：双胎孕妇孕期总增重推荐值为：孕前体重正常者 16.7 ～ 24.3 kg，孕前超重者 13.9 ～ 22.5 kg，孕前肥胖者 11.3 ～ 18.9 kg。

3）哺乳期妇女膳食指南

哺乳期妇女应多食用富含优质蛋白质及维生素 A 的动物性食物和海产品，选用碘盐；保证充足睡眠和愉悦心情，促进乳汁分泌；坚持哺乳，适度运动，逐步恢复适宜体重；忌烟酒，避免浓茶和咖啡；产褥期食物多样不过量，重视整个哺乳期营养。

乳母一天的食物建议量：谷类 250 ～ 300 g，薯类 75 g，其中全谷物和杂豆不少于 1/3；蔬菜类 500 g，其中绿叶蔬菜和红黄色等深色蔬菜占 2/3 以上；水果类 200 ～ 400 g；鱼、禽、蛋、肉类（含动物内脏）每天总量为 200 g；牛奶 400 ～ 500 mL；大豆类 25 g，坚果 10 g；烹调油 25 g，食盐不超过 6 g。为保证维生素 A 的供给，建议每周吃 1 ～ 2 次动物肝脏，总量达 85 g 猪肝或 40 g 鸡肝。

（2）婴幼儿喂养指南

婴幼儿喂养指南将婴幼儿分为 6 月龄内和 7 ～ 24 月龄两个年龄段：6 月龄内婴儿主要以纯母乳喂养为目标，正确对待和解决纯母乳喂养中遇到的各种问题，促进婴幼儿健康生长；7 ～ 24 月龄婴幼儿以补充营养和满足饮食行为正常发育为目标，强调顺应性喂养模式。婴幼儿喂养指南详见表 5-1-7。

表 5-1-7　婴幼儿喂养指南

6 月龄内婴儿	7 ～ 24 月龄婴幼儿
①产后尽早开奶，坚持新生儿第一口食物是母乳	①继续母乳喂养，满 6 月龄起添加辅食
②坚持 6 月龄内纯母乳喂养	②从富含铁的泥糊状食物开始，逐步添加达到食物多样
③顺应喂养，建立良好的生活规律	③顺应喂养，鼓励但不强迫进食
④出生后数日开始补充维生素 D，不需补钙	④辅食不加调味品，以尽量减少糖和盐的摄入
⑤婴儿配方奶是不能纯母乳喂养时的选择	⑤注重饮食卫生和进食安全
⑥监测体格指标，保持健康生长	⑥定期监测体格指标，追求健康生长

（3）儿童少年膳食指南

儿童少年膳食指南分为 2 ～ 5 岁学龄前儿童和 6 ～ 17 岁学龄儿童少年两个部分。2 ～ 5 岁儿童摄入的食物种类和膳食结构已开始接近成人，是饮食行为和生活方式形成的关键时期，也是培养良好饮食习惯的重要阶段。本阶段儿童的生长发育速度较快，对各种营养素的需要量较高，但消化系统尚未完全成熟，因此食物的加工烹调应与成人有所区别。6 岁以后儿童少年进入学龄段，生长发育迅速，对能量和营养素的需求相对高于成人，应保证充足的营养，并逐步引导、培养其养成良好的饮食习惯和运动爱好。儿童少年膳食指南详见表 5–1–8。

表 5–1–8　儿童少年膳食指南

2 ～ 5 岁学龄前儿童	6 ～ 17 岁学龄儿童少年
①规律就餐，自主进食不挑食，培养良好饮食习惯 ②每天饮奶，足量饮水，正确选择零食 ③食物应合理烹调，易于消化，少调料、少油炸 ④参与食物选择与制作，增进对食物的认知与喜爱 ⑤经常户外活动，保障健康生长	①认识食物，学习烹饪，提高营养科学素养 ②三餐合理，规律进餐，培养健康饮食行为 ③合理选择零食，足量饮水，不喝含糖饮料 ④不偏食节食，不暴饮暴食，保持适宜体重增长 ⑤保证每天至少活动 60 分钟，增加户外活动时间

（4）老年人膳食指南

随着年龄增加，老年人的器官功能出现不同程度的衰退，摄取、消化、吸收食物的能力有所下降，因而容易出现营养不良、骨质疏松等问题，也极大地增加了慢性病的发生风险。因此，老年人在膳食及运动方面需要特别关注。

老年人膳食应做到食物多样化，保证食物摄入量充足，对于消化能力明显降低的老年人应注意少量多餐，预防营养缺乏。老年人还要主动足量饮水，积极户外活动，延缓肌肉衰减，维持适宜体重（$20.0\ kg/m^2 \leqslant BMI \leqslant 26.9\ kg/m^2$）。

肌肉衰减综合征是与年龄增加相关的骨骼肌量减少并伴有肌肉力量和（或）肌肉功能减退的综合征。吃动结合、保持健康体重是延缓老年肌肉衰减的重要方法，具体可从以下几方面入手：

1）常吃富含优质蛋白质的动物性食物，尤其是红肉、乳类及大豆制品。

2）多吃富含 n-3 多不饱和脂肪酸的海产品，如海鱼和海藻等。

3）增加户外活动时间，多晒太阳，并增加摄入维生素 D 含量较高的食物，如动物肝脏、蛋黄等。

4）可进行拉弹力绳等抗阻运动 20 ~ 30 分钟，每周≥ 3 次。此外，还可增加日常身体活动量，减少静坐或卧床。活动时注意量力而行。

（5）素食人群膳食指南

素食人群应合理搭配膳食，避免因饮食中缺少动物性食物而引起蛋白质、维生素 B_{12}、n-3 多不饱和脂肪酸、铁、锌等营养素缺乏。素食人群食物应多样化，以谷类为主，适量增加全谷物；增加大豆及其制品的摄入，每天 50 ~ 80 g，以保证蛋白质的摄入，且因发酵豆制品中含有一定量的维生素 B_{12}，因此要适当选用发酵豆制品；常吃坚果、海藻和菌菇；蔬菜、水果应充足；合理选择烹调油，人体对脂肪酸的需求是多样化的，特别要满足必需脂肪酸的需求，建议经常变更不同种类的食用油，如选用豆油、菜籽油、亚麻籽油、紫苏油等。

三、中国居民平衡膳食宝塔

中国居民平衡膳食宝塔（以下简称“宝塔”）是根据《中国居民膳食指南（2016）》的核心内容和推荐，结合中国居民膳食的实际情况，把平衡膳食的原则转化为各类食物的数量和比例的图形化表示。

1. 宝塔的基本设置情况（见图 5-1-1）

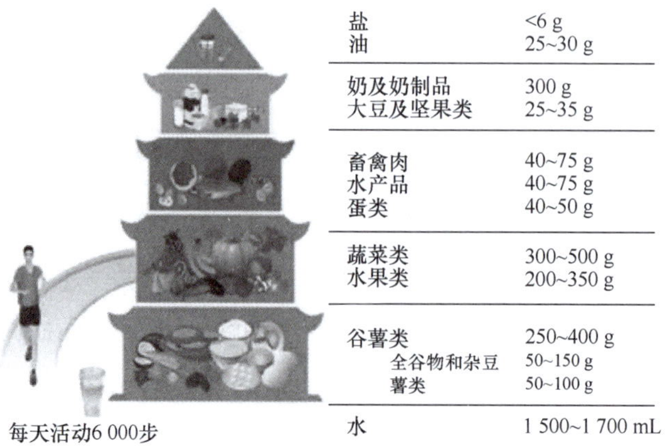

图 5-1-1　中国居民平衡膳食宝塔（2016）

宝塔共分五层，各层面积大小不同，体现了谷薯类、蔬菜和水果、畜禽鱼蛋类、奶类、大豆和坚果类以及烹饪用油盐等 5 类食物及其食物量。5 类食物的数量是根据日能量需求在 1 600 ~ 2 400 kcal 之间时确定的成人每人每天各类食物摄入量的平均范围。宝塔中所提及的食物推荐量都是以原料的生重可食部计算的。

（1）第一层：谷薯类食物

谷薯类是膳食能量的主要来源，指南中推荐 2 岁以上健康人群的膳食应食物多样、谷物为主。成人每人每天应摄入谷薯类 250 ~ 400 g，其中全谷物 50 ~ 150 g（包括杂豆类），新鲜薯类 50 ~ 100 g。谷类、薯类和杂豆是碳水化合物的主要来源。谷类包括稻米、小麦、玉米、高粱等及其制品；薯类包括马铃薯、红薯等，可替代部分主食；杂豆包括大豆以外的其他干豆类，如红豆、绿豆等。全谷物保留了天然谷物的全部成分，是膳食纤维和其他营养素的来源。我国传统膳食中整粒的食物常见的有小米、玉米、绿豆、红豆等，因此在图中把杂豆与全谷物归为一类。

（2）第二层：蔬菜和水果

蔬菜和水果是指南中鼓励多摄入的两类食物，是膳食纤维、微量营养素和植物化学物的良好来源。推荐每人每天摄入蔬菜 300 ~ 500 g，水果 200 ~ 350 g。蔬菜包括嫩茎、叶、花菜类，根菜类，鲜豆类，茄果瓜菜类，葱蒜类，菌藻类，水生蔬菜类等。深色蔬菜一般富含维生素、植物化学物和膳食纤维，推荐每天占总体蔬菜摄入量的 1/2 以上。水果包括仁果、浆果、核果、柑橘类、瓜果、热带水果等。建议吃新鲜水果，在鲜果供应不足时可选择一些含糖量低的干果制品或纯果汁。蔬菜和水果虽在一层，但各有优势，不能相互替代。

（3）第三层：鱼、禽、蛋、肉等动物性食物

此类食物是指南推荐适量食用的一类食物，推荐每天鱼、禽、肉、蛋摄入共计 120 ~ 200 g。新鲜的动物性食物是优质蛋白质、脂肪和脂溶性维生素的良好来源，建议每天畜禽肉的摄入量为 40 ~ 75 g，少吃加工类肉制品。值得注意的是，汉民族的肉类来源以猪肉为主，猪肉含脂肪较高，应尽量选择瘦肉。常见的水产品有鱼、虾、蟹和贝类，此类食物富含优质蛋白质、脂类、维生素和矿物质，推荐每日摄入 40 ~ 75 g，也可适当多吃一些代替畜肉类。蛋类包括鸡蛋、

鸭蛋、鹅蛋、鹌鹑蛋、鸽蛋及其加工制品，蛋类的营养价值较高，推荐每天 1 个鸡蛋（50 g 左右）。吃鸡蛋切忌丢弃蛋黄，蛋黄含胆碱、卵磷脂、维生素 A 等多种营养成分。

（4）第四层：乳类、大豆和坚果

建议多摄入乳类、豆类。乳类、大豆和坚果是蛋白质与钙的良好来源，营养素密度高。乳类包括鲜奶及奶制品，推荐每天摄入相当于 300 g 鲜奶的奶类及奶制品。大豆包括黄豆、黑豆、青豆，常见的豆制品包括豆腐、豆浆、豆腐干等。坚果包括花生、葵花子、核桃、杏仁等，部分坚果的蛋白质与大豆相似，富含必需脂肪酸和必需氨基酸。推荐大豆和坚果制品摄入量为 25 ~ 35 g，其中坚果每周 70 g 左右（每天约 10 g）。

（5）第五层：烹调油和盐

油、盐作为烹调调料，建议尽量少用。推荐成人每天烹调油不超过 25 ~ 30 g，食盐摄入量不超过 6 g。烹调油包括动物油和植物油，建议经常更换种类，以满足人体各种脂肪酸的需要。盐与高血压关系密切，所以除少用食盐之外，还需要控制隐形高盐食物的摄入量。

（6）饮水和运动

水是膳食的重要组成部分，占膳食的 1/3，推荐一天中饮水和整体膳食（包括食物中的水，如汤、粥、奶等）水摄入量共计 2 700 ~ 3 000 mL。轻体力活动的成年人每天至少饮水 1 500 ~ 1 700 mL（7 ~ 8 杯），高温或强体力活动的成年人应适当增加饮水量。运动或身体活动是能量平衡和保持身体健康的重要手段，能有效消耗能量，保持精神和机体代谢的活跃性。

2. 宝塔的应用

（1）摄入量短期内可以适当平均

宝塔建议的各类食物量是一个平均值和比例，每天膳食中应尽量包含五大类的食物，在一段时间内（如 1 ~ 2 周）各类食物摄入量的平均值符合宝塔建议即可。

（2）不同的能量需求要进行换算

宝塔中食物推荐量是根据日能量需求在 1 600 ~ 2 400 kcal 之间时确定的成人每人每天各类食物摄入量的平均范围。不同年龄、不同身体活动水平的人群可以根据自身所需能量进行换算，具体折算方法见表 5-1-9。

表 5-1-9　不同能量需求水平的平衡膳食模式和食物量［g/（d · 人）］

食物种类（g）	不同能量摄入水平（kcal）										
	1 000	1 200	1 400	1 600	1 800	2 000	2 200	2 400	2 600	2 800	3 000
谷类	85	100	150	200	225	250	275	300	350	375	400
——全谷物及杂豆	适量			50 ~ 150					—	—	—
——薯类	适量			50 ~ 100					125	125	125
蔬菜	200	250	300	300	400	450	450	500	500	500	600
——深色蔬菜	占所有蔬菜的 1/2										
水果	150	150	150	200	200	300	300	350	350	400	400
畜禽肉类	15	25	40	40	50	50	75	75	75	100	100
蛋类	20	25	25	40	40	50	50	50	50	50	50
水产品	15	20	40	40	50	50	75	75	75	100	125
乳制品	500	500	350	300	300	300	300	300	300	300	300
大豆	5	15	15	15	15	15	25	25	25	25	25
坚果	—	适量		10	10	10	10	10	10	10	10
烹调油	15 ~ 20	20 ~ 25			25	25	25	30	30	30	35
食盐	< 2	< 3	< 4	< 6	< 6	< 6	< 6	< 6	< 6	< 6	< 6

注：薯类为鲜重。

（3）同类互换，保证食物多样性

食物多样性不仅使人获得均衡的营养，也可促进饮食的顺应性。宝塔包含的每一类食物都有许多品种，虽然每种食物都与另一种不完全相同，但同一类中各种食物所含营养成分往往大体上相近，在膳食中可以互相替换，如大米和面粉互换，大豆和适量豆制品互换，瘦猪肉和等量鸡肉、牛羊肉互换，鱼与虾、蟹等水产品互换，牛奶和羊奶、酸奶、奶粉等互换。通过互换，可避免每天食物品种重复，达到食物多样性。

案例 2 分析

以膳食指南和宝塔为依据，按照张某的具体能量摄入水平计算，分别对各类食物进行换算分析，详见表 5–1–10。

表 5–1–10　张某一日食谱分析

食物类别	目标摄入量（g）	实际摄入量（g）	是否合理
谷薯类 ——全谷类及杂豆类 ——薯类	400 50 ~ 150 50 ~ 100	400 50 100	合理
蔬菜类	500	500	合理
水果类	350	350	合理
畜禽肉类	75	75	合理
水产品类	75	75	合理
蛋类	50	50	合理
奶及奶制品	300	300	合理
大豆及坚果类	25 ~ 35	28.25*	合理
盐	小于 6	6	可略微下调
烹调油	30	30	合理

* 注：此处的豆制品需要换算成大豆的量，板栗也需换算成葵花子仁类非淀粉类坚果。

可见，张某整体食谱设计是合理的，盐的摄入量可再略微下调，尽量控制在 6 g 以内。同时案例中没有提到水的摄入量，应尽量保证每天摄入 1 500 ~ 1 700 mL 的水。

思考与练习

1. 简述国内外常见膳食结构的特点。

2. 案例：林某，女，20 岁，轻体力活动水平，每日所需能量为 1 800 kcal，晚饭后散步 7 000 余步，其一日食谱见表 5–1–11。

表 5-1-11 林某一日食谱

餐次	食物（原料及可食部重量）
早餐	燕麦粥（燕麦 25 g），白煮蛋（鸡蛋 40 g），牛奶（300 g），西芹花生米（西芹 50 g，花生 10 g），食用油（6 g），盐（1 g）
午餐	米饭（大米 100 g，小米 25 g），红烧翅根（鸡翅根 50 g），清炒菠菜（菠菜 200 g），醋熘土豆丝（土豆 100 g），紫菜蛋汤（紫菜 2 g，鸡蛋 10 g），食用油（10 g），盐（3 g）
晚餐	米饭（大米 75 g），清蒸鲈鱼（鲈鱼 50 g），家常豆腐（北豆腐 45 g），香菇油菜（香菇 10 g，油菜 150 g），苹果（200 g），食用油（9 g），盐（1 g）

分析林某的一日膳食是否合理。

提示：根据膳食指南和宝塔进行分析。

课题二
食物相辅相克

能力目标

- 能判断常见营养素之间配伍的合理性。
- 能针对常见体质类型给予膳食建议。

人体每天从食物中摄取的各种营养素，在消化吸收过程中经常相互关联，彼此相互促进或相互制约。从中医角度考虑，食物存在寒热温凉、升降浮沉等特性，彼此有时减毒增效，有时功效抵消；再则按照中医“三因制宜”的原则，不同体质的人群给药和饮食应有所区别。因此照护者在为照护对象选择食物时，要适当注意食物间相辅相克的配伍关系。

一、食物的相辅作用

案例 1

林某，女，18岁，为了保持身材坚持吃素。黄某，女，18岁，为了塑造身材，听从健身教练的建议采用高蛋白的膳食，听闻动物性蛋白是优质蛋白质，所以只吃动物类食物。

讨论

分析林某和黄某的膳食选择是否合理。

1. 食物之间的相辅作用

（1）营养素之间的协同作用

不同的营养素在被身体吸收、利用时存在一定的协同作用，以下介绍几种常见的营养素协同作用。

1）蛋白质互补

利用蛋白质互补原理，食物的种属越远，其蛋白质的氨基酸构成相差越大，互补效果越好。因此，动、植物食物之间搭配比单纯植物性食物之间搭配更有利于提高蛋白质的生物价值。例如，黄豆炖猪蹄就是利用植物性蛋白和动物性蛋白进行互补，提升了整道菜中蛋白质在人体中的利用率。

案例 1 分析

不同食材中的营养素可相互配伍、协同增效。动、植物中蛋白质所含氨基酸种类差别较大，可以互相取长补短、相互补充，从而提高人体对蛋白质的利用率。相比植物性蛋白，动物性蛋白的氨基酸比例和人体更为接近，容易被吸收利用，因此被称为优质蛋白质。但考虑到蛋白质的互补作用，不建议单纯食用动物性蛋白，可以动物性蛋白为主进行膳食搭配。

故，林某和黄某的选择均不合理。

2）铁与其他营养素的相辅作用

维生素 C 可与铁形成可溶性络合物，使铁在高 pH 条件下也能呈溶解状态，有利于铁的吸收。对于缺铁性贫血的患者，在服用铁剂的同时可以补充新鲜蔬菜、水果等富含维生素 C 的食物。

动物性蛋白可促进铁的吸收，如畜禽肉、肝脏、鱼，但牛奶、奶酪、蛋类则无此作用。在补充铁剂时，也可以同时补充肉类等食物，以促进铁的吸收。

3）维生素 D 与钙、磷的相辅作用

维生素 D 可促进钙与磷的吸收，因此在补钙、磷的同时可适当补充维生素 D。例如，儿童佝偻病或者成人骨质疏松时，要求补钙的同时适量补充富含维生素 D 的药物或食物，如鱼肝油等。

4）脂类与脂溶性维生素的相辅作用

脂类可以促进脂溶性维生素的吸收，因此在食用富含维生素 A、D、E 等脂溶性维生素食物的同时，可以适当补充脂类食物，如胡萝卜可以选择和肉一起炒制食用。

（2）食性的互补

中医将食物的属性分为寒、热、温、凉等，合理运用食性的互补作用可增强食物的食疗效果或降低食物对身体的损害作用。例如螃蟹性寒，在食用时常配伍姜汁醋，便是用姜的温热之性抵消螃蟹的寒凉之性，以免过寒伤脾。

2. 食物与人体之间的相辅作用

案例 2

张某，女，38 岁，时有手足心热、口渴喜冷饮、大便干结、小便短黄的表现，偶有盗汗。

讨论

（1）在日常饮食中，张某可以适当多吃哪些食材？

（2）在日常饮食中，张某要避免食用哪些食材？

体质学说是中医的一大特色，最早见于《黄帝内经》，后散见于一些文献。2009 年中华中医药学会推出《中医体质分类与判定》标准，系统地将人体分成九种体质。根据人体的体质不同，人们可以以中医“四气五味”理论为基础，结合食物的寒、热、温、凉等不同属性，针对性地配伍，从而改善症状，调节体质偏性。以下主要对几种常见偏性体质进行介绍。

（1）气虚体质

气虚体质可表现出倦怠无力、少气懒言、语音低微、自汗、脉弱无力等气息低弱、脏腑功能减退等症状。多采用食性平和的食物进行平补，可选用茯苓、山药、黄芪、粳米、白扁豆、鸡肉等食材。

（2）阳虚体质

阳虚体质者在倦怠无力、气短懒言、脉弱无力等气虚症状的基础上，兼有畏寒喜暖、四肢不温、脘腹冷痛、小便清长、舌淡体胖等症状。多采用温补阳气的方法缓缓补益，可选用肉桂、花椒、羊肉、韭菜、丁香、胡桃肉、龙眼等食材。补阳的同时适当注意养阴，以求阴中求阳。

（3）阴虚体质

阴虚体质者常表现出手足心热、平素易口燥咽干、口渴喜冷饮、大便干燥、小便短黄、舌红苔少、脉细数等症状。多采用滋阴的方法进行调整，可选用燕窝、鸭肉、麦冬、黑芝麻、百合、白木耳等食材。养阴的同时应注意理气健脾，以免滋阴的食物久食滋腻、伤及脾胃，可以在食物中加一些陈皮之类的健脾理气之品。

案例 2 分析

张某属于阴虚体质，可以食用滋阴类食材，如燕窝、银耳、百合、麦冬等，且为防止过于滋腻，可在食材中加入陈皮等健脾理气之品。

（4）痰湿体质

痰湿体质者形体多肥胖，且多伴随面部皮肤油脂较多，多汗且黏、胸闷、痰多、苔腻、脉滑等症状。多采用健脾利湿、化痰祛浊的方法进行调理，可选择低脂低糖、清淡少盐的膳食，常用食材包括薏苡仁、海带、海藻、赤小豆、扁豆、地瓜、茯苓、冬瓜等。

（5）湿热体质

湿热体质者形体偏胖或苍瘦，常伴有面垢油光、易生痤疮粉刺、口苦口干、口气重、身重困倦、烦躁易怒、大便燥结或黏滞、小便短赤、男子阴囊潮湿、女子带下量多、脉滑数等症状。多采用清热化湿的方法进行调理，可选用薏苡仁、莲子、绿豆、赤豆、冬瓜、苦瓜、莲藕、鸭肉等食材。

（6）瘀血体质

瘀血体质者面色多黧黑、肌肤甲错、口唇紫暗、爪甲青紫，妇女痛经、闭经、舌质紫暗或见瘀点、瘀斑，脉象细涩。多采用活血化瘀的方法进行调理，可选用山楂、茄子、黄酒、当归、红花等食材。

（7）气郁体质

气郁体质者容易失眠、抑郁、胁肋胀痛、敏感多疑，易患梅核气（即气郁痰凝于咽喉，咽部有异物感，咳之不出，咽之不下，如梅核阻于咽喉）等。多采用健脾理气、疏肝解郁的方法进行调理，可选用玫瑰花、柑橘、佛手、陈皮、萝卜、海带、丝瓜等食材。

二、食物的相克作用

1. 食物之间的相克作用

（1）营养素之间的相克作用

部分营养素在消化吸收的过程中会存在拮抗作用，如铜与锌含量较多的食物混合食用，铜的释放会大量减少，另外维生素 C 也会对铜的释放量产生抑制作用；过多食用含纤维素丰富的食物会影响钙的吸收；酒精能干扰多种维生素的吸收；含有鞣酸的食物如咖啡、茶等，会降低人体对铁的吸收。

（2）食物成分之间的相克作用

部分食物相克的说法是基于食物成分之间相互作用造成有效营养成分丢失，甚至产生有毒有害物质。针对此种情况，可以找出具体原因，理性分析，以免过度恐慌。例如，民间相传菠菜和豆腐不宜同食，其科学依据是豆腐中含有的硫酸钙等无机盐与菠菜中的草酸结合形成沉淀，从而影响钙的吸收。可以将菠菜焯水，使部分草酸溶解在水中，捞起后再进行后续烹制。

（3）中医角度的功效相克

部分食物或者药食两用的食物在中医功效方面存在拮抗作用，如萝卜和人参，萝卜下气消痰，人参大补元气，两者功效拮抗，同时食用会影响人参的滋补效果，造成浪费。

2. 食物与人体之间的相克作用

从中医的角度分析，根据体质的不同，部分食物的选用存在禁忌，如阳虚体质者忌用生冷寒凉的食物；阴虚体质者禁用辛辣、温热之品，以免燥热伤阴；湿热体质者忌用油腻厚味、辛辣食物，并须戒烟酒，以免助热生痰。

案例 2 分析

张某属于阴虚体质，在日常饮食中应尽量避免辛辣、温热的食物，如羊肉等，以免燥热伤阴。

思考与练习

1. 简述常见营养素之间的协同作用。

2. 案例：王某，女，33 岁，经常感觉倦怠无力，说话语音低微，同时四肢不温，畏寒喜暖，大便溏泻，舌体淡胖，脉弱无力。

试分析王某的体质类型，并针对性地给予膳食建议。

提示：①根据王某的症状表现分析其属于何种体质类型；②根据体质类型，确定调理的方法及推荐适宜食材；③提醒王某在食物选用上的禁忌。

课题三
照护膳食指导

能力目标

- 能选择合适的膳食类型。
- 能根据确定的膳食类型选用适当的食物。

照护是为照护对象提供健全的身体和心理帮助及个人身心成长和发展方面的技术支持，包括为有需要的人提供营养支持护理及为因疾病需改善饮食的人设计饮食计划。本课题参照医院饮食，对医院照护、日间照护、家庭照护、社区照护等常见照护场景中涉及的常规膳食类型进行介绍。

一、基本膳食

基本膳食是指根据照护对象的不同病理和生理需求，将各类食物通过改变烹调方法或改变食物质地配制而成的膳食，包括普通膳食、软食、半流质膳食和流质膳食四种，是各类照护膳食的基本烹调形式。

案例

郑某，男，31 岁，痢疾恢复期，家属为其准备的一日膳食如下：牛奶、馒头、炸猪排、韭菜炒蛋、芹菜肉丝、青豆、水蒸蛋、橘子。

讨论

郑某的膳食种类是否合理？

1. 普通膳食

普通膳食，简称普食，可充分供应能量、平衡供给蛋白质等各类营养元素，与健康人饮食基本相似，主要适用于饮食不受限制、体温正常或接近正常、消化功能无障碍的人群，但应少用或不用难以消化的、刺激性大的食物。

（1）膳食原则

1）平衡膳食

保证能量充足，通常供给 2 200 ～ 2 600 kcal/d，其中蛋白质占 12%～ 14%、脂肪占 20%～ 25%、糖类占 55%～ 65%。要求所供营养素种类齐全、比例恰当。

2）保证体积

保证适当能量的前提下，应确保食物有足够的体积以达到饱腹感。

3）合理分配

将全天食物量适当分配于各餐，通常早餐为 25%～ 30%、中餐为 40%左右、晚餐为 30%～ 35%。

4）避免刺激

应避免使用辣椒、芥末、胡椒粉等刺激性食材。

（2）可选食物

除禁用或少用食物外，其他如谷薯类、蔬菜类、水果类、鱼虾类、畜禽类、蛋类、奶类及奶制品、豆类及豆制品等均可。

（3）禁用或少用食物

1）刺激性食物和调味品。

2）容易引起过敏反应的食物。

3）烟熏、腌制等烹调方法制成的食物。

4）难以消化的食物，如油炸食物、过分坚硬食物。

5）易引起胀气的食物。

2. 软食

软食比普食更易消化，为半流质膳食和普食之间的过渡状态。烹调过程中应注意调整烹调方法，减少食物纤维量，便于照护对象咀嚼消化。每天可供应 3 ～ 5 餐，一般在主餐外加 1 ～ 2 餐点心。

软食常规情况下适用于老年人及 3 ～ 4 岁小儿，也适用于轻度发热、痢疾及急性肠炎等恢复期、肛门及结肠直肠术后、消化不良及咀嚼不便的患者。

（1）膳食原则

1）细软易消化

所供食物应碎、烂、软，易咀嚼消化。

2）平衡膳食

保证能量充足，通常供给 2 200 ~ 2 400 kcal/d，蛋白质及脂肪按正常需要供给，主食不限量。软食中多数蔬菜和肉类在烹饪时都要求切碎、煮烂，为了避免维生素和矿物质大量缺乏，可适当补充菜汁、果汁等饮品。

（2）可选食物

1）主食

馒头、包子、饺子、馄饨等均可，但做内馅的蔬菜应选用含膳食纤维少的；米饭、面条等也应尽量烹制得比普通饮食更软烂。

2）副食

肉类尽量选择瘦嫩的，可切成较小块儿，焖烂食用；牙齿不好或其他咀嚼困难者可将肉类剁成肉末，制成小的肉丸子或者肉饼蒸蛋等；可多选用鱼虾类、肝脏类食物，幼儿及眼科患者避免选择多刺的整块鱼；蛋类除了油炸以外，其他烹调方式均可采用；蔬菜和水果尽量选用粗纤维少的，水果尽量去皮。

（3）禁用或少用食物

1）强烈刺激性调味品，如辣椒粉、芥末、咖喱等。

2）油炸食物，如炸猪排、炸馒头、粢饭糕等。

3）纤维素多的蔬菜，如芹菜、韭菜、甘蓝菜等。

4）其他难消化的食物，如整粒豆类或者坚果类（核桃、花生米）等，但是可以做成花生酱、核桃酪等形式食用。

案例分析

郑某处于痢疾恢复期，应选用软食。家属准备的食物中：炸猪排较为油腻且不易消化，建议将猪肉做成肉饼蒸蛋或者肉丸子；韭菜和芹菜所含粗纤维较多，建议换成粗纤维较少的蔬菜；青豆较难消化，建议替换成豆腐等其他豆制品。如果痢疾发作腹泻严重时，牛奶不建议食用，后期恢复期可适量食用。

3. 半流质膳食

半流质膳食外观呈半流体状态，比软食更易消化吸收。半流质膳食多用于发热较高、体乏无力的患者，也可用于口腔及消化道疾病、耳鼻喉手术后患者。

（1）膳食原则

1）营养素适量

通常供能 1 500 ~ 1 800 kcal/d，蛋白质按正常量供给，并注意补充各种维生素及矿物质。

2）半流体饮食

确保食物易咀嚼、吞咽和消化。

3）少量多餐

每餐隔 2 ~ 3 小时，每天 5 ~ 6 餐。主食定量，全天不超过 300 g。注意品种多样化，以促进食欲。

（2）可选食物

1）主食

细面条、小馒头、粥类、馄饨、蛋羹等。

2）副食

肉类尽量选择瘦嫩的，制成肉泥、小的肉丸子等，鸡肉制成鸡丝、鸡泥；鱼虾类可制成鱼丸、虾丸；肝脏类食物制成碎肝片；蛋类除了油炸以外，其他烹调方式均可采用；水果和蔬菜尽量做成果汁、菜汁，或者少量碎嫩菜叶；乳类可选择乳酪、牛奶、黄油等。

（3）禁用或少用食物

1）含膳食纤维多的食物，如粗粮。

2）咀嚼吞咽不便的食物，如大块肉、大块蔬菜等。

3）油炸烟熏食物，如熏鱼、炸肉丸等。

4）坚硬不易消化的食物，如蒸米饭、烙饼、整粒豆类等。

5）刺激性食物、调味品，如咖喱、芥末、胡椒粉等。

6）易引起胀气的食物，如牛奶、豆制品以及过甜的食物等，胃肠道功能紊乱者以及腹部手术后未排气患者禁用。

4. 流质膳食

流质膳食呈流体状态，极易消化、含渣少，所供给的能量、蛋白质及其他营养素均较缺乏，不宜长期食用。流质膳食适用于口腔疾病、面颈部及外科手术前后、高热、急性传染病、病情危重以及急性消化道疾患患者。

（1）膳食原则

1）流体饮食

确保食物易消化、无刺激性。

2）少量多餐

每餐液体量 200 ~ 250 mL，每天总量 2 000 mL 左右，特殊情况遵医嘱。

3）不平衡膳食

流质膳食供能 800 kcal/d 左右，清流质更少，浓流质最多可达 1 600 kcal/d。其所含热量和营养素不足，只能短期食用，通常辅以肠外营养支持。

4）适量添加脂肪

为增加患者膳食能量供给，病情允许时，可给予少量易消化脂肪，如奶油、黄油、花生油、芝麻油等。

（2）可选食物

乳类、蒸蛋、米汤、果汁、菜汁、豆腐脑、稀藕粉等。

（3）禁用或少用食物

1）过咸、过甜或过酸调味，以及块粒状和固体状食物。

2）刺激性食物，以及易引起胀气的食物。

临床上常把流质膳食按需求细分成流质、清流质、浓流质、冷流质及不胀气流质五种，详见表 5-3-1。

表 5-3-1　流质膳食的分类

种类	主要适用对象	选用原则	常用食物
流质	高热、急性传染病、病情危重及术后者	①避免过咸、过甜或过酸调味 ②避免块粒状和固体状食物	猪肝汤、牛奶、蛋花汤、菜汁、果汁、藕粉、豆浆、豆腐脑等
清流质	食管及胃肠道大手术前后者	①不用任何渣滓食物 ②不用产气食物	过箩肉汤、过箩菜汤、稀米汤、很稀薄的藕粉，禁用牛奶、豆浆及过甜食物
浓流质	口腔手术后吞咽困难者	无渣、较稠、方便吸管吸吮的食物	较稠藕粉、牛奶、面糊等

续表

种类	主要适用对象	选用原则	常用食物
冷流质	扁桃体术后、咽喉部手术及上消化道出血者	不用热的和酸味食物	冰激凌、冷牛奶、冷米汤、冷藕粉
不胀气流质	腹部手术后者	忌用蔗糖、牛奶、豆浆等易产气食物，其余同清流质	过箩肉汤、过箩菜汤、稀米汤

二、特殊膳食

在照护过程中，照护者需根据照护对象的疾病情况或身体对营养素的需求情况，有针对性地调整膳食中能量或者部分营养素的配比，此类膳食称为特殊膳食。以下主要对照护过程中常见的特殊膳食种类进行介绍。

1. 高热能膳食

高热能膳食要求每天供能超过 2 000 kcal，以满足营养不良和高代谢患者的需求，如体重过低、贫血、结核病、伤寒、甲亢、恢复期患者等。

（1）膳食原则

1）多种形式提高能量供给

在均衡饮食的前提下，鼓励照护对象增加食物量，或在正餐以外可另行配置高能量食物或以加餐的形式提高供能，如在普通三餐之间增加牛奶、豆浆、鸡蛋、巧克力等。

2）酌情选用配方营养剂

胃纳差的照护对象可用部分配方营养剂来增加总能量和相关营养素的摄入量。

（2）食物选择

可用食物及禁用、少用食物参照普食。

2. 低热能膳食

低热能膳食每日供能 800 ~ 1 500 kcal，蛋白质的供给量为 1 g/kg，糖的供给量为 100 ~ 200 g/d。低热能膳食主要适用于需要减轻体重的照护对象，如单纯性肥胖，以及为了控制病情需要减少机体代谢负担的患者，如高血脂、高血压、冠心病患者等。

（1）膳食原则

1）限制总能量摄入

成年患者每天能量摄入量比平时减少 500 ~ 1 000 kcal，但不宜低于

800 kcal，且应逐步减少，以防体脂下降过快引起酮症酸中毒。

2）供给充足蛋白质

膳食中蛋白质含量要相应提高，至少占总能量的 15%～20%，蛋白质供给不少于 1 g/kg，优质蛋白质应占 50%以上。

3）减少糖类和脂肪的摄入

在控制总能量摄入的同时，要保证蛋白质的供给量，因此需要适当减少糖类和脂肪的摄入量。糖类约占总能量的 50%，通常供给 100 ～ 200 g/d，尽量减少精制糖的摄入，如蜂蜜、含糖高的甜点等；脂肪约占总能量的 20%，主要减少动物脂肪和含饱和脂肪酸高的油脂的摄入。

4）适当减少食盐摄入量

体重减轻后可能出现水钠潴留，因此应减少食盐的摄入量。

5）保证矿物质和维生素充足

由于进食量少，因此易出现矿物质和维生素摄入不足，必要时可用相应制剂补充。

（2）食物选择

在控制总能量的前提下，选用谷类、水产类、瘦肉、禽类、蛋类、脱脂奶、豆类及豆制品、蔬菜、水果和低脂肪且富含蛋白质的食物等。宜多选用粗粮、豆制品、蔬菜和低糖水果等，尤其是叶菜类。

3. 高蛋白膳食

高蛋白膳食主要提高每日膳食中的蛋白质含量，蛋白质供应总量按体重要求为 1.2 ～ 2 g/kg，但总量不超过 120 g，以占总能量的 15%～ 20%为宜。高蛋白膳食适用于各种原因引起的营养不良、贫血、结核病、低蛋白血症及手术前后等。

（1）膳食原则

1）增加蛋白质摄入

普通膳食基础上增加蛋白质摄入比例，但以不超过摄入总能量的 20%为原则，其中优质蛋白质（如蛋、奶、鱼、肉等）需占总蛋白摄入量的 50%～ 67%。

2）酌情采用高蛋白配方制剂

对于食欲欠佳者，可采用含 40%～ 90%蛋白质的高蛋白配方制剂，如酪蛋白、大豆分离蛋白等制品，以增加其蛋白质摄入量。

（2）食物选择

在蛋白质摄入的限定范围内，可多选用蛋类、奶类、鱼虾类、畜禽肉类、豆类及豆制品等富含优质蛋白质的食材，避免选择容易产生变态反应和刺激性的食物。

4. 低蛋白膳食

低蛋白膳食主要控制饮食中的蛋白质含量，以减少含氮代谢产物，减轻肝、肾负担；在控制蛋白质摄入的前提下，保证充足的总能量和其他营养素的供给，以改善患者的营养状况，通常每日蛋白质的总量为 20 ~ 40 g。低蛋白膳食适用于急性肾炎、急慢性肾功能衰竭及处于肝性脑病前期等患者。

（1）膳食原则

1）确定蛋白质摄入量

视肝、肾功能情况确定每天蛋白质摄入量，如肾功能衰竭患者要根据其血肌酐、内生肌酐清除率等情况决定蛋白质摄入量。

2）保证总能量供应

每天的膳食总能量应充足，可建议多吃糖类，必要时可采用纯淀粉及水果食品以增加能量，保证维生素和无机盐等营养素充分供给。

3）选择优质蛋白质

肾功能不良者在蛋白质定量范围内，尽量选择鸡蛋、牛奶、瘦肉等优质蛋白质，主食可选择蛋白质含量极低的麦淀粉来替代。

4）选择豆类蛋白

肝功能衰竭者在蛋白质定量范围内，应尽量选择豆类蛋白，避免食用肉类蛋白质。

（2）食物选择

可选用谷类、水果、蔬菜、麦淀粉、藕粉、杏仁淀粉、适量油脂和食糖。蛋白质丰富的食物（如蛋、奶、肉、豆类）控制在规定范围内少量摄入，主食可选择蛋白质含量极低的麦淀粉来替代。

5. 高纤维素膳食

高纤维素膳食通过增加膳食中的食物纤维，保证其每日总量不低于 25 g，以刺激肠蠕动，降低肠腔内压力，增加粪便体积及重量，促进粪便中胆汁酸和有害物质的排出。高纤维素膳食适用于便秘、肛门术后恢复期、心血管疾病、糖尿病、肥胖病等患者。

（1）膳食原则

1）增加纤维素摄入

在普食的基础上，增加含纤维的食物摄入，如韭菜、芹菜、豆芽、粗粮等。

2）保证水分摄入

多饮水，每天饮水 1 200 ~ 1 700 mL（6 ~ 8 杯），空腹饮用淡盐水或温开水，以刺激肠蠕动。

（2）食物选择

可选择粗粮、玉米、玉米渣、豆类、芹菜、韭菜、豆芽、笋、香菇、萝卜、海带、魔芋等，避免食用辛辣食物和过于精细的食物。

6. 低胆固醇膳食

低胆固醇膳食是指在低脂的前提下，控制每天膳食中胆固醇摄入量在 300 mg 以下。低胆固醇膳食适用于高血压、冠心病、高脂血症等心血管疾病，及胆结石、胆囊炎等肝胆疾病患者。

（1）膳食原则

1）控制总能量摄入

控制总能量摄入，使照护对象的体重控制在正常范围内。

2）控制脂肪摄入量

高脂血症和冠心病、高血压患者控制脂肪占总能量 25%以下，脂肪每日摄入量在 50 g 以下；肝胆疾病（如胆囊炎）恢复期、脂肪吸收不良患者控制脂肪占总能量 20%以下，脂肪每日摄入量在 30 g 以下；肝胆疾病急性期（如急性胆囊炎、胰腺炎）患者要严格限制脂肪每日摄入量在 15 g 以下。

3）减少饱和脂肪酸摄入

在低脂饮食的基础上，减少饱和脂肪酸摄入量，限食高胆固醇的食物。

4）增加食物纤维摄入

适当增加食物纤维摄入量，有利于降低血胆固醇。

（2）食物选择

可选用谷类、低脂奶、去脂禽肉、瘦肉、鱼虾类、蔬菜、水果、豆制品，以及香菇、木耳、海带等有助于调节血脂的食物。避免食用动物内脏、牛羊猪油、鱿鱼、乌贼鱼等含胆固醇高的食物。烹调油多选茶油等单不饱和脂肪酸含量高的油，有助于调节血脂。

7. 低盐膳食

低盐膳食是指控制每日饮食总含盐量为 1 ~ 4 g 的膳食，主要通过调整膳食中钠盐的摄入量来纠正水钠潴留，以维持机体水、电解质平衡。低盐膳食适用于高血压、心力衰竭、急性肾炎、妊娠毒血症等原因致水钠潴留患者。

（1）膳食原则

控制食盐摄入，如水肿明显者控制摄入量在 1 g/d，高血压人群控制摄入量在 4 g/d，部分临床表现较为严重的患者可控制食盐摄入量在 1 g/d 以下即无盐饮食，可选用糖、醋等调味。

（2）食物选择

避免食用酱菜、腊肉、皮蛋等盐腌制的食物以及一些含盐量不明的食物和调味品。

三、试验膳食

试验膳食又称诊断膳食，是指在特定的时间内，通过调整膳食内容以协助疾病的诊断，提高试验检查结果的正确性。以下介绍照护场景中常见的四种试验膳食：潜血试验膳食、肌酐试验膳食、馒头试验膳食和胆囊造影膳食。

1. 潜血试验膳食

潜血试验又称隐血试验，主要用于诊断消化道是否存在隐性出血。当粪便中含有少量陈旧血迹时，肉眼常不易发觉，甚至显微镜也不能检出，故称为隐血。隐血多由上消化道出血引起，此时可通过潜血试验诊断。

潜血试验采用联苯胺法，其原理是粪便隐血的血红蛋白中的铁色素能和试剂反应，最后产生蓝绿色。为了避免试验的假阳性结果出现，实验者可选用潜血试验膳食，尽量规避膳食中的铁质。

（1）膳食原则

1）试验期 3 天，前两天作为预备期，第三天开始检查。

2）禁用肉类、动物肝脏、动物血液、蛋黄、绿叶蔬菜等含铁丰富的食物。

3）禁用含铁元素的药物。

（2）食物选择

可选用牛奶、蛋白、花菜、白萝卜、胡萝卜、冬瓜、番茄、山药、豆腐、素鸡、米、面、馒头、苹果等。

2. 肌酐试验膳食

肌酐是体内蛋白质代谢的最终产物，血肌酐几乎全部经肾小球滤过进入原尿，并且不被肾小管重吸收。所以，测定血肌酐浓度可以反映肾小球的滤过功能。

肌酐试验主要用于测试患者患肾盂肾炎、尿毒症、重症肌无力等疾病时的肾功能损害程度。肌酐试验膳食就是通过人为控制外源性肌酐的摄入，保证试验结果的准确性。

（1）膳食原则

1）试验期 3 天，前两天作为预备期，第三天开始检查。

2）控制蛋白质摄入：每日蛋白质供给量小于 40 g，为避免从主食中摄入蛋白质超量，控制主食的摄入量不超过 300 g/d。烹调用水和饮用水均为蒸馏水。

3）保证能量摄入充足：限制蛋白质摄入的同时要保证摄入充足的能量，可通过蔬菜、水果等增强饱腹感。

4）试验期间忌饮茶和咖啡，停用利尿剂。

5）试验前避免剧烈运动，以免引起肌酐上升。

（2）食物选择

可适量增加蔬菜、水果摄入量，主食限量，禁食畜禽肉类、鱼类。在规定的蛋白质摄入范围内，可选食牛奶、鸡蛋等。

3. 馒头试验膳食

馒头试验是糖耐量测试的一种，试验时让患者口服定量的食物（100 g 馒头），继而观察血糖的波动情况。正常人摄入食物后，短时间血糖会上升，之后在胰岛素的作用下血糖慢慢恢复正常，如果胰岛素分泌不足，则血糖水平会高于正常值。所以，糖耐量测试可以反映胰岛素的分泌情况以及机体对血糖的调节能力，用来诊断症状不明显的隐性糖尿病。

（1）膳食原则

1）试验前一天晚餐后禁食不禁水。

2）试验当天停用降糖药。

（2）食物选择

早餐吃标准粉制成的 100 g 馒头。

4. 胆囊造影膳食

胆囊造影试验主要用于检查慢性胆囊炎、胆石症及怀疑有胆囊疾病者的胆囊及胆管功能。胆囊造影膳食主要通过调节膳食中脂肪的摄入量来调节胆囊的收缩状态和胆汁的分泌情况，以便于试验开展。

（1）膳食原则

1）试验期 2 天，前一天为预备期，第二天开始检查。

2）造影前一天晚餐选用无脂肪纯糖晚餐，以减少胆汁分泌。

3）造影前一天的午餐和拍第一张摄片后食用高脂餐，以刺激胆囊收缩，促进胆汁排空。

（2）食物选择

1）无脂纯糖晚餐通常除主食含蛋白质及微量脂肪外，不再额外摄入蛋白质及脂肪。烹调时不用油（包括植物油），严格控制脂肪摄入。避免食用易引起胃胀气的食物及纤维素多的食物，可选用大米粥、红枣粥、藕粉、面包、馒头、糖包子等。

2）高脂餐脂肪含量不少于 50 g，可选用牛奶、鸡蛋、肥肉等。目前常用烹调油 50 g 煎鸡蛋 2 个，操作方便，食用简单。

思考与练习

1. 简述流质膳食的膳食原则。

2. 简述胆囊造影膳食的食物选择。

3. 案例：张某，女，30 岁，低热 3 月余，有咳嗽、盗汗、消瘦症状，入院诊断为肺结核。

为配合治疗，照护者应为张某提供何种特殊膳食？

提示：肺结核属于高代谢疾病，且患者需要增加体重。

模块六

特定人群营养调节

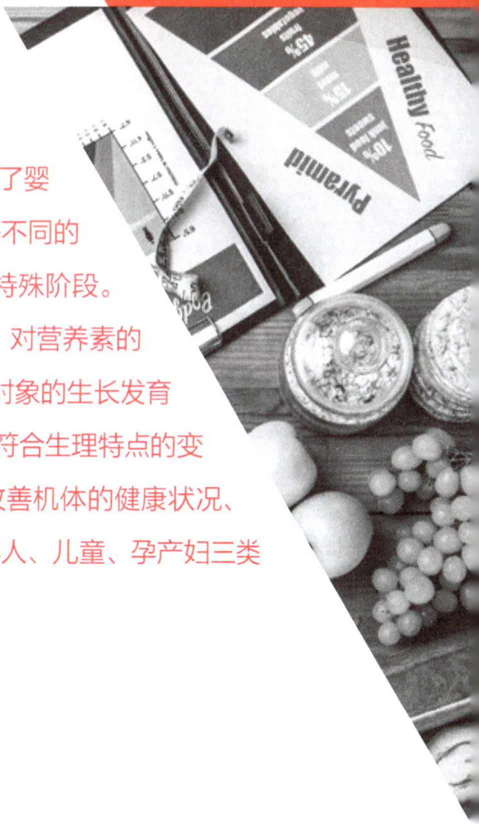

人类的生命在发生、发展和衰老的过程中经历了婴幼儿期、学龄前期、学龄期、青少年期、老年期等不同的阶段，女性还会经历月经期、孕期、哺乳期等特殊阶段。在生命的不同阶段，人的生理机能各有特点，对营养素的需求也各不相同。营养调节是指根据照护对象的生长发育规律为其提供合理膳食。营养调节不仅符合生理特点的变化，满足人基本的营养需要，还能改善机体的健康状况、提高免疫力。本模块主要讨论老年人、儿童、孕产妇三类特定人群的营养调节。

课题一 老年人营养调节

能力目标

- 能判别老年人营养摄入状况。
- 能分析老年人的生理特点和营养素需求。
- 能编制老年人食谱，并进行评价和调整。

按照国际规定，老年人指 65 周岁以上的群体，其身心健康受个体差异、社会环境、饮食习惯等影响。营养不良或营养过剩可能会加速衰老，而均衡的营养有助于维持个人健康、提高生命质量。本课题主要介绍老年人的生理特点和营养素需求，及老年人一日食谱的编制、评价和调整方法。

一、老年人的生理特点

案例 1

周某，男，65 岁，身高 174 cm，体重 70 kg；赋闲在家，听力减退，大脑反应迟钝，喜食肉食、甜食，腹部脂肪堆积较多，常感觉腹胀，易便秘。周某某日饮食如下：大米 400 g，猪肉 500 g，大白菜 100 g，茭白 100 g，西瓜 500 g，食盐 10 g。当日测 BP 90/141 mmHg。

讨论

（1）周某健康状况如何？

（2）周某的营养素代谢情况如何？

（3）周某当日膳食营养情况如何？

（4）分析编制周某食谱时应注意的事项。

1. 生理功能变化

老年人的生理特点包括体内构成、生理功能、基础代谢等改变。其中，体内构成改变具体表现为体脂增加，脏器、肌肉萎缩，细胞数量、骨骼中的无机盐水分减少；生理功能变化具体表现为消化系统、肌肉骨骼系统等出现功能衰退。表 6-1-1 归纳了老年人常见的生理功能变化。

表 6-1-1　老年人常见的生理功能变化

系统分类	老年人生理功能变化
消化系统	①消化吸收和排泄功能减弱，具体表现为口腔黏膜、牙龈、舌肌萎缩，味蕾减少，牙齿松动，咀嚼吞咽受限 ②食管、胃肠蠕动能力减弱 ③体液减质减量，消化酶活性下降 ④肝脏重量减轻，解毒能力和氨基酸合成率均下降 ⑤胰腺功能下降
循环系统	①心脏功能减弱，血液输出量递减，心率降低或增高 ②血管逐渐硬化，管腔变小 ③血红蛋白减少，骨髓红细胞摄入铁减少
泌尿系统	肾功能逐渐下降，肾脏细胞、血流量减少，肾脏储备能力和肾小球滤过能力降低，女性尿钙排出量增加
神经系统	脑功能逐渐下降，脑细胞和脑供血量减少以致神经传导速度减慢
生殖系统	老年女性绝经后卵巢形态改变，功能减退
内分泌与免疫系统	①男性雄性激素组织浓度下降，女性雌性激素组织浓度下降，影响合成与分解代谢 ②胸腺萎缩，重量减轻，T 细胞数量减少导致免疫功能下降
肌肉骨骼系统	细胞数量、骨密度下降，骨骼肌减少，肌肉萎缩
呼吸系统	肺的供血能力和储备能力降低，肺泡弹性和肺活量降低，肺的残留气增多
感觉器官	皮肤松弛，视力减退，听力下降

案例 1 分析

分析周某的健康状况：① 65 岁，身高 174 cm，体重 70 kg，BMI = 23.1 kg/m^2，指数处于正常范围；②生理功能改变，表现为听力减弱，脑功能逐渐下降，味觉减退，胃排空时间延长、肠蠕动减弱导致消化功能下降；③血压偏高。

2. 营养素代谢特点

相比成年人，老年人的基础代谢率和合成代谢率下降，分解代谢率增高，即总体能量消耗量下降，具体表现为：血中低密度脂蛋白、三酰甘油和胆固醇浓度增高，易导致高血压、冠心病；白蛋白的转化率、合成率下降，易造成负氮平衡；碳水化合物的代谢率下降，其中单糖易转化为脂肪储存导致向心性肥胖；机体水分尤其是细胞内液中的水分总量减少，易发生水和电解质的失衡。老年人因代谢不平衡容易导致细胞的功能下降，乃至各器官及免疫功能下降。

案例 1 分析

周某喜食肉食和甜食，摄入脂类过多，腹部脂肪堆积较多。

判断周某的营养代谢情况为：对碳水化合物的代谢能力下降，摄入的单糖转化为脂肪在腹部储存起来，长期下去会形成向心性肥胖；摄入脂类过多，使得血液中胆固醇和三酰甘油浓度较高，导致血压偏高。

二、老年人的营养素需求

老年人对营养素的需求与中青年不同，过多摄入营养素会加重老年人各器官消化、吸收、代谢、排泄的负担，过少摄入营养素则无法满足机体正常生命活动的需要，维持摄入量与消耗量的平衡才能保证机体健康。表 6-1-2 对老年人的营养素需求进行了详细介绍。

表 6-1-2　老年人的营养素需求

种类	老年人营养素需求
能量	①一般每增加 10 岁，总能量摄入相应减少 10%。每餐能量分配原则为早餐占 20% ~ 25%，上午加餐占 5% ~ 10%，午餐占 30% ~ 35%，下午加餐占 5% ~ 10%，晚餐占 25% ~ 30% ②以粗杂粮、优质蛋白质、不饱和脂肪酸的能量摄入为主
蛋白质	①正常情况下男性每日摄入蛋白质 65 g，女性每日摄入蛋白质 55 g，或者按总能量的 15% 摄入蛋白质 ②以优质蛋白质为主，至少占总供给的 50%

续表

种类	老年人营养素需求
脂类	①脂肪占总摄入能量的 20% ～ 30%，一般不超过 25%，限制胆固醇的摄入量小于 300 mg/d ②以 PUFA（多不饱和脂肪酸）和 MUFA（单不饱和脂肪酸）的摄入为主，以 SFA（饱和脂肪酸）的摄入为辅，其中 SFA ：PUFA ：MUFA=1 ：1 ：1
糖类	①糖类占总能量的 50% ～ 65%，单糖比例小于 10%，患有糖尿病、肝脏疾病、肾脏疾病等需适当调整摄入量 ②以多糖类食物为主，低聚糖类食物为辅，多次少量摄入糖类以促进糖类代谢和利用，一般每天超过 6 次
维生素	①推荐摄入维生素 A（男 800 μgRAE/d，女 700 μgRAE/d）、维生素 B_1（男 1.4 mg/d，女 1.2 mg/d）、维生素 B_2（男 1.4 mg/d，女 1.2 mg/d）、维生素 C（100 mg/d）、维生素 D（15 μg/d）、维生素 E（14 mgDTE/d）、叶酸（400 μgDFE/d） ②确保水溶性维生素的摄入每日达到需要量，控制维生素 A、维生素 D 等脂溶性维生素近一周的摄入，可摄入适量植物油以促进脂溶性维生素的吸收
矿物质	①推荐摄入钙（1 000 mg/d）、镁（310~320 mg/d）、钾（2 000 mg/d）、铁（12 mg/d）、硒（60 μg/d） ②补充维生素 D，以促进钙的吸收；摄入适量的镁，以控制血钙浓度；多食富含维生素 C 的蔬菜、水果，以促进铁的吸收

案例 1 分析

周某的一日膳食营养情况为：①一日能量摄入超标，具体表现为蛋白质摄入过多而缺乏优质蛋白质的摄入，脂类摄入过多而缺乏不饱和脂肪酸的摄入，糖类摄入基本达标；②所选食物种类太少，缺乏深色蔬菜、鱼虾类、蛋类等，导致缺乏维生素和矿物质。

三、老年人食谱

1. 食谱编制

食谱编制是参考中国居民平衡膳食宝塔（2016）、食物成分表、中国居民膳食营养素参考摄入量（DRIs）等，根据个体或集体的年龄、性别、职业等信息为照护对象合理安排每日膳食，以满足机体对营养素的需求。食谱编制方法可分为食物营养成分计算法和食物交换份法两种方法，以下主要介绍食物营养成分计算法。

一日食谱的编制步骤可分为以下六步：

（1）熟悉照护对象的年龄、性别、活动强度、生理特点等相关信息

案例 1 中的周某，65 岁，男，BMI 为 23.1 kg/m^2，轻体力活动者，体重处于正常范围内，不需要减肥或增重。

（2）确定照护对象的营养素需求

根据中国居民膳食营养素参考摄入量，确定周某每日膳食能量需要量（EER）约 2 050 kcal。对于正常男性老年人，其蛋白质每日推荐摄入量为 65 g，蛋白质供能比为 12.7%，根据“营养素的需要量（g）=EER（kcal）× 该营养素的供能比 ÷ 该营养素的能量系数（kcal/g）”计算各营养素需要量。对周某宏量营养素一日需要量计算如下：

蛋白质：65 g（查表确定）；

脂肪 =2 050 kcal × 23.0% ÷ 9 kcal/g=52.4 g（根据老年人脂肪摄入推荐范围初步确定）；

糖类 =EER ×（1－蛋白质供能比－脂肪供能比）÷ 碳水化合物的能量系数 = 2 050 kcal ×（1−12.7%−23.0%）÷ 4 kcal/g=329.5 g。

根据每餐能量分配原则分配每餐总能量和宏量营养素需要量。周某三餐能量与宏量营养素分配情况如下：

1）早餐（含上午加餐）

能量 =EER × 30%=2 050 kcal × 30%=615 kcal

蛋白质需要量 = 日蛋白质需要量 × 30%=65 g × 30%=19.5 g

脂肪需要量 = 日脂肪需要量 × 30%=52.4 g × 30%=15.7 g

糖类需要量 = 日糖类需要量 × 30%=329.5 g × 30%=98.9 g

2）午餐（含下午加餐）

能量 =EER × 40%=2 050 kcal × 40%=820 kcal

蛋白质需要量 = 日蛋白质需要量 × 40%=65 g × 40%=26 g

脂肪需要量 = 日脂肪需要量 × 40%=52.4 g × 40%=21 g

糖类需要量 = 日糖类需要量 × 40%=329.5 g × 40%=131.8 g

3）晚餐

晚餐与早餐的功能比相同，因而能量需要量为 615 kcal，蛋白质、脂肪、糖类

的需要量分别为 19.5 g、15.7 g 和 98.9 g。

（3）确定主食的种类和需要量

主食的种类确定参考食物成分表和照护对象的个人喜好，其一餐主食需要量 = 一餐糖类需要量 × 该主食的供应比 ÷ 该主食中糖类的百分含量。

周某的晚餐主食需要量计算如下：

根据周某对三餐能量与宏量营养素一日需要量分配情况，可计算糖类的一日供给量和每餐次供给量。

根据老年人的生活饮食习惯，建议其晚餐以大米（籼米）为主食，查询食物成分表得每 100 g 籼米含糖类 78.0 g，则周某的晚餐主食需要量 = 98.9 g ÷ 78.0%=126.8 g。

晚餐中其他食物如豆制品以及一些蔬菜、水果中含有糖类，故可将大米的需要量略微下调，如下调至 110 g（各类食物需要量均为可食部重量）。

其他餐次按同样方法进行编制。

（4）确定副食的种类和需要量

根据中国居民平衡膳食宝塔结构、食物成分表及日常饮食习惯确定副食种类，该餐次蛋白质推荐摄入量和已选主食的蛋白质供给量相减即可确定副食中蛋白质供给量，从而确定副食需要量，计算公式如下：

某种副食的需要量（g）= 副食总蛋白质供给量（g）× 该副食的供应比 ÷ 该副食蛋白质的百分含量

如周某喜欢吃牛肉和豆腐，则以牛肉和豆腐作为晚餐中富含蛋白质的食物，其用量计算如下：

晚餐主食中蛋白质的供给量（g）=110 g × 7.5%=8.3 g

晚餐副食中蛋白质的供给量（g）=19.5 g−8.3 g=11.2 g（选择牛肉和豆腐分别提供晚餐副食中蛋白质供给量的 70% 和 20%，剩余蛋白质可由蔬菜、水果提供）

牛肉的需要量（g）=11.2 × 70% ÷ 20%=39 g

豆腐的需要量（g）=11.2 × 20% ÷ 9.2%=24 g

根据中国居民平衡膳食宝塔，老年人每日需摄入 300 ~ 500 g 蔬菜，其中深色蔬菜占一半以上，每日需摄入 200 ~ 350 g 水果，再根据不同季节市场蔬菜、水果供应情况及与其他副食搭配需要，自主选择蔬菜、水果的品种和数量。

其他餐次按同样方法进行编制。

（5）确定油脂及其他调味品的种类和需要量

食用油脂多选植物油，计算公式如下：

油脂的需要量 = 一餐脂类需要量 − Σ（主食需要量 × 主食脂肪的百分含量）− Σ（副食需要量 × 副食脂肪的百分含量）

蔬菜、水果中也含少量脂肪，故选烹调油时以少油脂为宜，另外加 2.5 g 食盐调味。

其他餐次按同样方法进行编制。

（6）编制其余餐次食谱，形成初步的一日食谱

根据上述编制方法设计其余餐次的食物种类和数量，参考食物成分表计算并记录能量占推荐摄入量的百分比，确保在 95% ~ 105% 范围内，计算并记录各营养素供给量占推荐摄入量的百分比，确保在 90% ~ 110% 范围内。周某一日食物营养素供给量详见表 6-1-3。以"食品重量（g）= 可食部重量（g）÷ 食部 %"将可食部重量换算为食品重量，核对其中数据是否符合能量分配原则，形成初步的一日食谱，详见表 6-1-4。

表 6-1-3　周某一日食物营养素供应量

餐次	原料名称	可食部（g）	能量（kcal）	蛋白质（g）	脂类（g）	糖类（g）
早餐	卷心菜	50	12.0	0.8	0.1	2.3
	小麦粉（代表值）	60	215.4	7.4	1.0	44.5
	烙饼（标准粉）	70	180.6	5.3	1.6	37.0
	鹅蛋	40	78.4	4.4	6.2	1.1
	银耳（干）	10	26.1	1.0	0.1	6.7
	猪油（炼）	5	44.9	Tr	5.0	0
上午加餐	甜瓜	110	28.6	0.4	0.1	6.8
	松子（熟）	4	22.1	0.5	1.6	1.6
合计（上午）	/	/	608.1	19.8	15.7	100.0
午餐	籼米	100	340.0	7.5	1.1	78.0
	小米	30	108.3	2.7	0.9	22.5
	黄姑鱼（鲜）	40	35.2	5.9	0.3	2.2

续表

餐次	原料名称	可食部（g）	能量（kcal）	蛋白质（g）	脂类（g）	糖类（g）
午餐	白萝卜（鲜）	100	16.0	0.7	0.1	4.0
	酸白菜	50	5.0	0.4	0.1	1.3
	火腿肠	2	4.2	0.3	0.2	0.3
	葵花子油	10	89.9	Tr	10.0	0
下午加餐	酸奶	300	210.0	9.6	5.7	30.0
	梨（代表值）	60	30.6	0.2	0.1	7.9
合计（下午）	/	/	839.2	27.3	18.5	146.2
晚餐	籼米	110	374.0	8.3	1.2	85.8
	牛肉（代表值，fat 9 g）	39	62.4	7.8	3.4	0.2
	冬瓜	100	10.0	0.3	0.2	2.4
	豆腐（北豆腐）	24	27.8	2.2	2.0	0.7
	苹果（代表值）	90	47.7	0.4	0.2	12.3
	葵花子油	10	89.9	Tr	10.0	0
合计（晚餐）	/	/	611.8	19.0	17.0	101.4
总计	/	/	2 059.1	66.1	51.2	347.6
RNI	/	/	2 050.0	65.0	52.4	329.5
%[a]	/	/	100.4	101.7	97.7	105.5

注：[a] 能量及营养素实际供给量占推荐摄入量的百分比。

表 6-1-4　周某一日食谱

餐次	食物名称	原料组成	可食部（g）	市重（g）	烹饪方法
早餐	菜包	卷心菜	50	58	蒸
		小麦粉	60	60	
		猪油	1	1	
	烙饼	标准粉	70	70	烙
		猪油	2	2	

续表

餐次	食物名称	原料组成	可食部（g）	市重（g）	烹饪方法
早餐	炒蛋	鹅蛋 猪油	40 2	46 2	炒
	银耳羹	银耳	10	10	炖
上午加餐	水果	甜瓜	110	141	/
	坚果	松子	4	6	/
午餐	米饭	籼米 小米	100 30	100 30	煮
	红烧鱼	黄姑鱼 葵花子油	40 5	59 5	烧
	酸菜萝卜	白萝卜 酸白菜 火腿肠 葵花子油	100 50 2 5	105 50 2 5	煮
下午加餐	酸奶	酸奶	300	300	/
	水果	梨	60	73	
晚餐	米饭	籼米	110	110	煮
	牛肉炖豆腐	牛肉 豆腐 葵花子油	39 24 5	39 24 5	炖
	清炒冬瓜	冬瓜 葵花子油	100 5	125 5	炒

案例 1 分析

编制周某食谱时应注意的事项包括：①食物需种类丰富、宜鲜忌陈、宜温忌寒、粗细搭配、松软易吸收；②采用少食多餐的方式合理分配各餐次能量和营养素供给量；③保证优质蛋白质、维生素和矿物质的供给，如食物摄入不能满足要求，可选用营养补充剂。

2. 食谱评价

案例 2

李某，女，80 岁，BMI 为 20.0 kg/m^2，中等活动强度，表 6-1-5 为其一日食谱。

表 6-1-5　李某一日食谱

餐次	食物（原料及可食部重量）
早餐	白粥（粳米 40 g），馒头（标准粉 50 g），水煮蛋（鸡蛋 50 g）
午餐	米饭（粳米 120 g），香菇油菜（香菇 20 g，油菜 100 g），冬瓜汤（冬瓜 50 g）橄榄油（5 g），食盐（2 g）
晚餐	米饭（粳米 120 g），爆炒四季豆（四季豆 50 g），番茄菌菇汤（番茄 80 g，蘑菇 100 g），橄榄油（5 g），食盐（3 g）

讨论

（1）如何评价李某的一日食谱？

（2）如何调整李某的一日食谱？

评价老年人的食谱是否科学合理，应综合考虑其性别、年龄、活动强度及身体状况等，可通过计算老年人每日每餐能量和营养素推荐摄入量，结合老年人营养素实际摄入情况来评价其食谱的合理性。

食谱评价具体可分为以下三个步骤：

（1）评价一日食物种类和数量

根据中国居民平衡膳食宝塔，检查照护对象一日食物种类和数量是否充足，食物种类应尽量多样化，包括谷类、蔬菜和水果类、豆类及豆制品等。

以李某为例，将其一日食谱中的食物按照膳食宝塔分类归纳，通过与膳食宝塔中的推荐摄入量进行对比来判断食物摄入量是否足够。李某食物摄入量的评价见表 6-1-6。

表 6-1-6 李某食物摄入量评价

食物种类	实际摄入量（g）	推荐摄入量（g）	评价
谷薯类	330	250 ~ 400	合理
蔬菜类	400	300 ~ 500	合理
水果类	0	200 ~ 350	缺乏
禽畜肉类	0	40 ~ 75	缺乏
水产类	0	40 ~ 75	缺乏
蛋类	50	40 ~ 50	合理
奶及奶制品	0	300	缺乏
大豆及坚果类	0	25 ~ 35	缺乏
油脂类	10	25 ~ 30	适量增加
食盐	5	< 6	合理

（2）编制能量及营养素评价表

根据一日食谱编制能量及营养素评价表，该表应包括各餐次食物实际能量和营养素供给量、能量和营养素推荐摄入量（RNI）、实际供给量占 RNI 的百分比。表 6-1-7 为李某一日食谱的能量及营养素评价表。

表 6-1-7 李某一日食谱的能量及营养素评价表

餐次	原料名称	可食部（g）	能量（kcal）	蛋白质(g)	脂类（g）	糖类（g）	维生素 A（μgRAE）	维生素 C（mg）	钙（mg）	铁（mg）
早餐	鸡蛋（代表值）	50	69.5	6.6	4.3	1.2	128	Tr	28	0.8
	粳米（标一）	40	138.0	3.1	0.2	31.0	0	0	4	0.4
	馒头（标准粉）	50	118.0	3.9	0.5	24.9	—	0	9	1.0
合计	/	/	325.5	13.6	5.0	57.1	/	/	/	/
%[a]	/	/	24.7	35.5	28.6	22.2	/	/	/	/

续表

餐次	原料名称	可食部（g）	能量（kcal）	蛋白质(g)	脂类（g）	糖类（g）	维生素A（μgRAE）	维生素C（mg）	钙（mg）	铁（mg）
午餐	粳米（标一）	120	414.0	9.2	0.7	92.9	0	0	13	1.3
	香菇(鲜)	20	5.2	0.4	0.1	1.0	—	0.2	0	0.1
	油菜	100	14.0	1.3	0.5	2.0	90	—	148	0.9
	冬瓜	50	5.0	0.2	0.1	1.2	Tr	8.0	6	0.1
	橄榄油	5	45.0	Tr	5.0	0	0	0	Tr	0
合计	/	/	483.2	11.1	6.4	97.1	/	/	/	/
%[b]	/	/	36.7	29.0	36.6	37.8	/	/	/	/
晚餐	粳米（标一）	120	414.0	9.2	0.7	92.9	0	0	13	1.3
	四季豆	50	12.0	1.0	0.1	3.0	4	Tr	22	0.3
	番茄	80	12.0	0.7	0.2	2.6	25	11.2	3	0.2
	蘑菇（鲜蘑）	100	24.0	2.7	0.1	4.1	1	2.0	6	1.2
	橄榄油	5	45.0	Tr	5.0	0	0	0	Tr	0
合计	/	/	507.0	13.6	6.1	102.6	/	/	/	/
%[c]	/	/	38.5	35.5	34.9	40.0	/	/	/	/
总合计	/	/	1 315.7	38.3	17.5	256.8	248	21.4	252	7.6
RNI	/	/	1 750.0	55.0	48.6	273.0	700	100.0	1 000	12.0
%[d]	/	/	75.2	69.6	36.0	94.1	/	/	/	/

注：[a] 早餐能量及营养素占一日总合计供给量的比例；[b] 午餐能量及营养素占一日总合计供给量的比例；[c] 晚餐能量及营养素占一日总合计供给量的比例；[d] 一日总能量及各营养素供给量占推荐摄入量的比例。

（3）评价食谱

结合一日食谱能量及营养素评价表对照护对象的食谱进行评价。目前，李某在能量和营养素摄入方面存在以下问题：

1）一日总能量摄入及各餐次能量分配不合理

80 岁中等体力活动女性每日能量推荐摄入量为 1 750 kcal，李某摄入能量明显不足。另外，李某各餐次能量分配未满足“早餐占 30%，午餐占 40%，晚餐占 30%”的能量分配原则。

2）宏量营养素的供能比例不适宜

李某一日食谱中各营养素的供给量不符合营养素配比原则，摄入蛋白质不足且优质蛋白质短缺，摄入脂类不足但饱和脂肪酸占比尚合理，摄入糖类合理但缺少薯类的摄入。

3）维生素和矿物质未满足老年人的营养素需求

李某一日摄入的维生素和矿物质量均太少，需加以补充，确保维生素 C、叶酸等水溶性维生素的每日摄入量达标，确保脂溶性维生素和矿物质的摄入量在一周内达到平衡。

3. 食谱调整

食谱调整是在照护对象原有的食谱基础上，根据食谱评价结果给予的调整和纠正方案，对调整后的食谱需再评价其膳食结构、餐次分配比、营养素多寡等是否满足要求，必要时可进行再调整。

以李某一日食谱为例，针对其摄入食物种类少，可在各餐次中丰富食物种类；针对其一日总能量包括蛋白质和脂类的摄入量不足，可依据各餐次 RNI 增加动物性食品、豆制品和烹调油用量；针对其维生素摄入不足和糖类餐次比分配不均，可在白天加水果餐，并适当减少晚餐主食的摄入量；针对其矿物质摄入不足，可在餐中加入如虾皮、蛤蜊、酸奶等富含矿物质的食物。表 6–1–8 为调整后的李某一日食谱，表 6–1–9 为调整后的李某一日食谱能量及营养素的统计分析。

表 6–1–8　调整后的李某一日食谱

餐次	食物（原料及可食部重量）
早餐	鸡蛋（50 g），粉（米粉 80 g，虾皮 25 g，香菜 10 g），胡麻子（10 g），食用油（葵花子油 7 g），食盐（1 g）
上午加餐	水果（木梨 100 g，酸枣 7 g）

续表

餐次	食物（原料及可食部重量）
午餐	米饭（籼米 70 g），蛤蜊汤（蛤蜊 40 g，羊肝 1 g，冬瓜 50 g，豆腐 15 g），香菇油菜（香菇 50 g，油菜 100 g），食用油（橄榄油 8 g），食盐（2 g）
下午加餐	酸奶（300 g），水果（苹果 100 g）
晚餐	米饭（籼米 100 g），炒牛肚（牛肚 40 g，胡萝卜 85 g），番茄菌菇汤（番茄 60 g，蘑菇 50 g），食用油（橄榄油 14 g），食盐（2 g）

表 6-1-9　调整后的李某一日食谱能量及营养素评价表

餐次	原料名称	可食部（g）	能量（kcal）	蛋白质（g）	脂类（g）	糖类（g）	维生素 A（μgRAE）	维生素 C（mg）	钙（mg）	铁（mg）
早餐	鸡蛋（代表值）	50	69.5	6.6	4.3	1.2	128	Tr	28	0.8
	米粉	80	279.2	0.3	0.6	68.6	Tr	0	9	1.9
	虾皮	25	38.3	7.7	0.6	0.6	5	Tr	248	1.7
	香菜（鲜）	10	3.3	0.2	0	0.6	10	4.8	10	0.3
	胡麻子	10	45.0	1.9	3.1	4.0	—	—	23	2.0
	葵花子油	7	62.9	Tr	7.0	0	—	—	0	0.1
上午加餐	木梨	100	32.0	0.4	0.1	8.2	—	5.0	4	0.1
	酸枣	7	21.0	0.2	0.1	5.1	—	63.0	30	0.5
合计（上午）	/	/	551.2	17.3	15.8	88.3	/	/	/	/

续表

餐次	原料名称	可食部（g）	能量（kcal）	蛋白质（g）	脂类（g）	糖类（g）	维生素A（μgRAE）	维生素C（mg）	钙（mg）	铁（mg）
%[a]	/	/	30.8	31.1	30.9	30.3	/	/	/	/
午餐	籼米	70	238.0	5.3	0.8	54.6	0	0	8	0.1
	蛤蜊（代表值）	40	24.8	4.0	0.4	1.1	8	Tr	53	4.4
	羊肝	1	1.3	0.2	0	0.1	210	—	0	0.1
	香菇（鲜）	50	13.0	1.1	0.2	2.6	—	0.5	1	0.2
	油菜	100	14.0	1.3	0.5	2.0	90	—	148	0.9
	冬瓜	50	5.0	0.2	0.1	1.2	Tr	8.0	6	0.1
	豆腐（北豆腐）	15	17.4	1.4	1.2	0.5	—	Tr	16	0.2
	橄榄油	8	71.9	Tr	8.0	0	0	0	Tr	0
下午加餐	酸奶（代表值）	300	258.0	8.4	7.8	38.7	69	3.9	384	0.9
	苹果（代表值）	100	53.0	0.4	0.2	13.7	4	3.0	4	0.3
合计（下午）	/	/	696.4	22.3	19.2	114.5	/	/	/	/
%[b]	/	/	39.7	40.0	40.8	39.2	/	/	/	/

续表

餐次	原料名称	可食部（g）	能量（kcal）	蛋白质（g）	脂类（g）	糖类（g）	维生素 A（μgRAE）	维生素 C（mg）	钙（mg）	铁（mg）
晚餐	籼米	100	340.0	7.5	1.1	78.0	0	0	12	0.1
	牛肚	40	28.8	5.8	0.6	0	1	—	16	0.7
	胡萝卜	85	27.2	0.9	0.2	6.9	291	7.7	23	0.3
	番茄	60	9.0	0.5	0.1	2.0	19	8.4	2	0.1
	蘑菇（鲜蘑）	50	12.0	1.4	0.1	2.1	1	1.0	3	0.6
	橄榄油	14	125.9	Tr	14.0	0	0	0	Tr	0
合计（晚餐）	/	/	542.9	16.1	16.1	89.0	/	/	/	/
%[c]	/	/	30.3	28.9	31.5	30.5	/	/	/	/
总计	/	/	1 790.5	55.7	51.1	291.8	836	105.3	1 028	16.4
RNI	/	/	1 750.0	55.0	48.6	273.0	700	100.0	1 000	12.0
%[d]	/	/	102.3	101.3	105.1	106.9	/	/	/	/

注：[a] 早餐和上午加餐的总能量及营养素占一日总合计供给量的比例；[b] 午餐和下午加餐的总能量及营养素占一日总合计供给量的比例；[c] 晚餐能量及营养素占一日总合计供给量的比例；[d] 一日总能量及各营养素供给量占推荐摄入量的比例。

调整后李某一日摄入的食物种类丰富，各餐次能量和宏量营养素的摄入基本合理，维生素 A、维生素 C、钙和铁均达到一日推荐摄入量且未超出可耐受最高摄入量。

思考与练习

1. 简述老年人的生理特点与营养素需求。

2. 分析李某（女，65 岁，BMI 为 20.5 kg/m^2，中体力活动者）每天能量和营养素的需求。

3. 用食物营养成分计算法为王某（男，80 岁，BMI 为 21.3 kg/m^2，轻体力活动者）编制一日食谱。

4. 案例：温某，男，66 岁，轻体力活动者，无慢性疾病史。表 6–1–10 为其一日食谱，请对该食谱进行评价并予以适当调整。

表 6–1–10　温某一日食谱

餐次	食物（原料及可食部重量）
早餐	面包（100 g）
上午加餐	牛奶（100 g），核桃（25 g）
午餐	米饭（粳米 120 g），番茄炒蛋（番茄 100 g，鸡蛋 50 g），红烧鸡翅（50 g），菜籽油（10 g），食盐（2 g）
下午加餐	苹果（150 g），面包（50 g）
晚餐	米饭（粳米 90 g），水煮蚕豆（100 g），肉丸菠菜汤（猪肉 100 g，菠菜 200 g），菜籽油（10 g），食盐（3 g）

提示：①进行食谱的编制、评价和调整前需准备的材料和工具：中国居民膳食营养素参考摄入量表、中国食物成分表、平衡膳食宝塔、计算器等；②根据案例信息确定温某一日能量与营养素参考摄入量，结合参考材料编制表格。

课题二 儿童营养调节

能力目标

- 能判别儿童营养摄入状况。
- 能归纳儿童的生理特点和营养素需求。
- 能编制儿童食谱，并进行评价和调整。

国际《儿童权利公约》界定儿童为 18 岁以下的任何人。根据年龄段可将儿童分为 6 期，分别为新生儿期、婴儿期、幼儿期、学龄前期、学龄期和青春期，其中从出生到第 28 天为新生儿期，1 月到不满 1 周岁为婴儿期，1 周岁以上不到 3 周岁为幼儿期，3 周岁后到 6 ~ 7 岁入学前为学龄前期，6 岁到 12 岁为学龄期，13 岁到 18 岁为青春期。儿童的营养需求和膳食搭配随着年龄、活动强度、生长需要等变化而不断改变。本课题主要介绍儿童的生理特点和营养素需求，及儿童食谱的编制、评价和调整方法。

一、儿童的生理特点

案例 1

何某，女，5 岁，身高 110 cm，体重 18.9 kg，常眯着眼睛近距离看动画片，爱吃棒棒糖、巧克力等甜食。何某今日食谱为：米饭（糯米 190 g），红烧肉（猪肉 100 g），烤鸭（鸭肉 25 g），酸辣白菜（大白菜 100 g），清炒西蓝花（西蓝花 100 g），热牛奶（牛奶 300 g），水果（桃 50 g），零食（牛奶巧克力 10 g）。她食用后晚间出现嗳气（打嗝）、腹胀、腹泻的情况。

讨论

（1）何某的健康状况如何？

（2）何某的营养素代谢情况如何？

（3）何某当日膳食营养情况如何？

1. 生理功能变化

儿童的生理特点包括体格、生理功能和营养素代谢等方面，其中儿童体格在婴儿期增长最快，幼儿期和学龄前期稳步增长，到了学龄期和青春期快速增长。儿童的生理功能变化具体表现为消化系统、神经系统、生殖系统、泌尿系统、肌肉骨骼系统等逐渐成熟，表 6-2-1 列出了儿童常见的生理功能变化。

表 6-2-1 儿童常见的生理功能变化

分类	儿童生理功能变化
消化系统	1 ~ 12 个月：发育未完全，功能未健全，具体表现为胃容量小且呈水平位，易发生溢奶，消化酶活性弱或数量少使得消化能力弱，肠道消化系统调节不稳定，易出现胃肠功能紊乱现象 1 ~ 3 岁：逐渐长出乳牙，咀嚼功能受限易发生消化不良，一些酶的活性接近成人水平 3 ~ 6 岁：咀嚼、消化能力有限，不宜过早进食成人膳食 6 ~ 18 岁：乳牙脱落，恒牙长出，消化系统逐渐发育成熟
神经系统	1 ~ 12 个月：头围平均每月增长 1 cm，大脑发育速度快 1 ~ 3 岁：智力发育快，但缺乏自我识别能力，大脑发育速度减慢，神经髓鞘形成不全使得对外来刺激反应慢 3 ~ 6 岁：神经系统逐渐成熟，表现为完成神经细胞的分化、脑细胞体积增大、神经纤维逐渐完成髓鞘化 6 ~ 12 岁：脑的形态发育接近成人水平 13 ~ 18 岁：大脑机能进入高峰
生殖系统	10 ~ 18 岁：第二性征出现，生殖器官发育日渐成熟，性别识别突出
泌尿系统	1 ~ 12 个月：肾功能尚不完善，过早或过多添加辅食会加重肾脏负担

续表

分类	儿童生理功能变化
肌肉骨骼系统	1 ~ 12 个月：骨骼增长，表现为 12 月龄时身长约增长 50% 1 ~ 3 岁：骨骼增长，表现为身长共增长约 25 cm 3 ~ 6 岁：身高每年增长 5 ~ 8 cm 6 ~ 12 岁：肌肉力量较弱，骨骼逐渐骨化，此阶段骨骼有机物和水分多，无机成分如钙、磷少，易发生变形 13 ~ 18 岁：脂肪积累，骨骼增长加速，肌肉力量增大
感觉器官	3 ~ 6 岁：儿童视力发育的关键期，需做好保护，发现问题及时治疗

案例 1 分析

何某的健康状况分析如下：①女，5 岁，身高 110 cm，体重 18.9 kg，BMI=15.6 kg/m^2（$18.9/1.1^2$），指数处于正常范围；②生理功能改变。一方面消化能力有限，相对幼儿时期乳牙已长齐，咀嚼能力有所提高，但与成人相比仍有较大差距，不能过早进食成人膳食，如果摄入过多固体食品或辛辣食品易出现消化不良的症状；另一方面有近视倾向，5 岁儿童处于视力发展的关键时期，要注意防护，控制其看电视的距离和时间。

2. 营养素代谢特点

提倡对新生儿、婴儿进行母乳喂养，其原因是：①母乳中钙、磷比例适宜，乳糖含量丰富，比牛奶易吸收，可避免新生儿用牛奶喂养造成钙镁代谢紊乱导致的抽搐症状；②婴儿肝脏功能发育未成熟，自身无法合成组氨酸、半胱氨酸、酪氨酸和牛磺酸，需要通过食物摄入补充，而母乳中必需氨基酸比例适宜，易吸收；③婴儿肾功能未完善，高蛋白和高电解质饮食会构成肾溶质，加重肾负荷，母乳肾溶质负荷低，适合喂养。

提倡幼儿多晒太阳，其原因是幼儿易发生维生素 D 缺乏症状，多晒太阳可将体内的 7- 脱氢胆固醇转变为维生素 D；提倡幼儿多补铁，其原因是动物性铁的吸收率比植物性铁高，幼儿摄入的铁以植物性铁为主，体内铁的损失约 1 mg/d，因摄入量少代谢多易发生缺铁性贫血；提倡幼儿控制维生素 A 的摄入量，其原因是幼儿肝功能弱，过量的维生素 A 易在体内蓄积导致中毒。

提倡预防小儿肥胖，其原因是儿童蛋白质的合成代谢大于分解代谢，年龄越小单位体重基础代谢所需能量消耗越大，学龄前儿童基础代谢和活动耗能较婴幼儿时期有所下降，摄入过多营养素易引起肥胖；提倡学龄期和青春期儿童摄入更多的能量和营养素进行旺盛的合成代谢，以保证生长发育的需要，在同等体力活动下男生的营养素摄入量要比女生大。

案例 1 分析

该年龄段儿童的营养素代谢情况：①基础代谢耗能相对幼儿期下降至约 44 kcal/（kg · d），占总能量消耗的 60% 左右，食物生热效应耗能约占总能量的 5%；②脂肪的供能比应从幼儿期的 35% 减少到 20% ~ 30%。何某反而摄入更多脂肪，加重了消化器官的负担，饮食长期如此容易超重甚至患儿童肥胖症。

二、儿童的营养素需求

儿童的体格和生理功能随着年龄增长而不断改变，同时儿童年龄和单位体重营养素需要量存在不对称的情况，家长要特别注意儿童能量和营养素的供给量：一方面，不要低估儿童的一日能量与营养素需求，以防儿童营养不良；另一方面，不要高估儿童消化吸收的能力，以防消化功能紊乱。因此，了解儿童的营养素需求十分重要，表 6-2-2 列举了儿童的营养素需求。

表 6-2-2 儿童的营养素需求

种类	儿童营养素需求
能量	① 1 ~ 12 个月 80 ~ 90 kcal/（kg · d），1 ~ 3 岁 800 ~ 1 250 kcal/d，3 ~ 6 岁 1 200 ~ 1 800 kcal/d，6 ~ 12 岁 1 250 ~ 2 600 kcal/d，13 ~ 18 岁 1 800 ~ 3 000 kcal/d ② 1 ~ 12 个月 EER 无性别差异，之后男性 EER 大于女性 EER，重体力活动 EER 大于轻体力活动 EER
蛋白质	① 1 ~ 12 个月 9 ~ 20 g/d，1 ~ 3 岁 25 ~30 g/d，3 ~ 6 岁 30 ~ 35 g/d，6 ~ 12 岁 35 ~ 60 g/d，13 ~ 18 岁 55 ~ 65 g/d ②儿童必需氨基酸的平均需要量随年龄的增长而减少；婴儿时期宜母乳喂养，以摄取最佳比例的必需氨基酸；优质蛋白质的摄入应占膳食总蛋白的 30% ~ 50%
脂类	① 1 ~ 12 个月 40% ~ 48%E[a]，1 ~ 3 岁 35%E[a]，4 ~ 18 岁 20% ~ 30%E[a] ② 1 个月 ~ 3 岁供给充足且比例适宜的必需脂肪酸，如亚油酸和亚麻酸；4 ~ 18 岁饱和脂肪酸 < 8%E[a]

续表

种类	儿童营养素需求
糖类	①1 ~ 12 个月 60 ~ 85 g，1 ~ 18 岁 50% ~ 65%E[a]，4 ~ 18 岁添加糖 < 10%E[a] ②1 ~ 4 个月避免食用淀粉类食物；1 ~ 3 岁避免食用富含膳食纤维和植酸盐的食物；3 ~ 6 岁选择含复杂碳水化合物的谷类代替过多的甜食，选择适量含膳食纤维的食物促进肠道蠕动；6 ~ 18 岁多食谷薯类和蔬菜水果，少食精制糖
维生素	①维生素 A 1 ~ 10 岁 310 ~ 500 μgRAE/d，11 ~ 18 岁 630 ~ 800 μgRAE/d；维生素 D 10 μg/d；维生素 B_1 0.1 ~ 1.6 mg/d；维生素 B_2 0.4 ~ 1.5 mg/d；维生素 C 40 ~ 100 mg/d ②母乳喂养的婴儿不需补充维生素A和维生素 C，牛乳喂养的婴儿需额外补充，母乳喂养 2 ~ 4 周后需补充维生素 D 或多晒太阳；控制幼儿维生素 A 的摄入量，以防中毒
矿物质	①钙 1 ~ 3 岁 600 mg/d，4 ~ 18 岁 800 ~ 1 200 mg/d；铁 0.3 ~ 20 mg/d；锌 1 ~ 10 岁 4 ~ 7 mg/d，11 ~ 18 岁 7.5 ~ 12.5 mg/d；碘 85 ~ 120 μg/d ②多食奶及奶制品保证钙的来源，维生素 C 与动物性铁同食促进铁的吸收，儿童必需又易缺乏的矿物质是钙、铁、锌、碘

注：[a] 能量百分比。

案例 1 分析

何某的一日膳食营养情况为：①一日能量摄入超标，其中脂类尤其是饱和脂肪酸的摄入超标，蛋白质摄入超标，糖类摄入基本达标；②维生素 B、维生素 C 和锌等营养素的一日摄入达标，维生素 A、钙、铁、碘等营养素的摄入量较少；③膳食结构不合理，表现为动物性副食摄入过多，蔬菜水果的种类和摄入量均较少，缺乏蛋类、豆类及豆制品的摄入。

三、儿童食谱

案例 2

汤某创办了一个教育机构，该教育机构招收六年级小学生、初三学生和高三学生共 250 名，其中 12 岁男生 50 人，12 岁女生 50 人，15 岁男生 40 人，15 岁女生 60 人，18 岁男生 30 人，18 岁女生 20 人。

讨论

为该教育机构学生设计营养配餐。

1. 食谱编制

根据用餐人员情况的不同，食谱编制方法可分为个人食谱编制法和集体食谱编制法。个人食谱编制法通常无法全面考虑群体的营养素需求，在家庭用餐或集体单位配餐时建议使用集体食谱编制法编制一日食谱。

集体食谱编制法分为以下四个步骤：

（1）了解就餐人员的基本信息并分组统计人数

统计所在单位就餐人员的性别、年龄、职业等基本信息，根据基本信息对就餐人员的体力活动强度进行分类，依次查询其能量需要并核算人数。以汤某教育机构的食谱编制为例，表 6-2-3 为该教育机构就餐人员分组及人数统计表。

表 6-2-3　某教育机构就餐人员分组及人数统计

年龄	身份	活动强度	能量需要（kcal/d）		就餐人数	
			男	女	男	女
11 ~ 13 岁	学生	中体力活动	2 350	2 050	50	50
14 ~ 17 岁	学生	中体力活动	2 850	2 300	40	60
18 岁及以上	学生	中体力活动	2 600	2 100	30	20

（2）确定标准人及标准人日数

根据分组及人员统计情况，选取人数最多的一组中的成员为标准人，其他组别能量需要量与该组一日能量需要量的比例分别为各组的折合系数，根据折合系数计算各组标准人日数，其计算公式为：各组折合系数 = 各组能量需要量 ÷ 标准人能量需要量，各组标准人日数 = 各组折合系数 × 各组就餐人数。标准人的确定可将集体食谱编制转变为标准人的一日食谱编制，标准人日数的统计可确定集体一日食谱中原料的总购买量。

案例中食堂就餐人员最多的是 15 岁女生，故以 15 岁女生为标准人，其一日能量需要量为 2 300 kcal，设定标准系数为 1。则，15 岁男生的折合系数 =2 850 kcal ÷ 2 300 kcal=1.239，15 岁男生的标准人日数 = 1.239 × 40=49.6。表 6-2-4 列出了该教育机构就餐人员折合系数和标准人日数。

表 6-2-4 某教育机构就餐人员折合系数和标准人日数

年龄	能量需要（kcal/d）		就餐人数		折合系数		标准人日数	
	男	女	男	女	男	女	男	女
11 ~ 13 岁	2 350	2 050	50	50	1.022	0.891	51.1	44.6
14 ~ 17 岁	2 850	2 300	40	60	1.239	1.000	49.6	60.0
18 岁及以上	2 600	2 100	30	20	1.130	0.913	33.9	18.3
标准人日数合计	257.5							

（3）根据标准人营养需要编制食谱

确定标准人和标准人日数后，根据标准人一日能量与营养素需要量编制食谱，方法参照老年人营养调节中的一日食谱编制。

以案例 2 为例，15 岁女生为标准人，表 6-2-5 为标准人一日食物及营养素供给量，表 6-2-6 为初步的标准人一日食谱。

表 6-2-5 标准人一日食物及营养素供给量

餐次	原料名称	可食部（g）	能量（kcal）	蛋白质（g）	脂类（g）	糖类（g）
早餐	米粉	60	209.4	0.2	0.5	51.5
	鸭蛋（咸鸭蛋，生）	50	95.0	6.4	6.4	3.2
	生菜	70	8.4	1.1	0.3	0.8
	番茄	100	15.0	0.9	0.2	3.3
	豆油	3	27.0	Tr	3.0	0
课间加餐	酸奶（代表值）	300	258.0	8.4	7.8	38.7
	石榴（代表值）	100	72.0	1.3	0.2	18.5
午餐	粳米（极品精米）	160	548.8	10.2	1.9	125.0
	藕	80	37.6	1.0	0.2	9.2
	鸭（代表值）	40	96.0	6.2	7.9	0.1
	菠菜（鲜）	80	22.4	2.1	0.2	3.6
	紫菜（干）	5	12.5	1.3	0.1	2.2
	豆油	10	89.9	Tr	10.0	0
	猪肉（代表值）	8	26.5	1.2	2.4	0

续表

餐次	原料名称	可食部（g）	能量（kcal）	蛋白质（g）	脂类（g）	糖类（g）
课间加餐	核桃（鲜）	10	33.6	1.3	3.0	0.6
	小米	15	54.2	1.4	0.5	11.3
晚餐	馒头（标准粉）	90	212.4	7.0	0.9	44.8
	面条（虾蓉面）	35	152.6	3.0	5.3	23.9
	明虾	40	34.0	5.4	0.7	1.5
	北豆腐	15	17.4	1.4	1.2	0.5
	南瓜（鲜）	100	23.0	0.7	0.1	5.3
	豆油	12	107.9	Tr	12.0	0
	枣（鲜）	60	75.0	0.7	0.2	18.3
	苹果（代表值）	150	79.5	0.6	0.3	20.6
总计	/	/	2 308.1	61.8	65.3	382.9
RNI	/	/	2 300.0	60.0	66.7	365.0
%[a]	/	/	100.4	103.0	97.9	104.9

注：[a] 能量及营养素实际供给量占推荐摄入量的百分比。

表 6-2-6　标准人一日食谱

餐次	食物名称	原料组成	可食部（g）	烹饪方法
早餐	三鲜粉	米粉	60	煮
		鸭蛋（咸鸭蛋，生）	50	
		生菜	70	
		番茄	100	
		豆油	3	
课间加餐	酸奶	酸奶	300	/
	水果	石榴	100	/
午餐	米饭	粳米（极品精米）	160	煮
	砂锅鸭	藕	80	炖
		鸭肉	40	
		猪肉	8	
		豆油	4	
	清炒菠菜	菠菜	80	炒
		豆油	4	
	紫菜汤	紫菜	5	煮
		豆油	2	

续表

餐次	食物名称	原料组成	可食部（g）	烹饪方法
课间加餐	核桃	核桃	10	/
	小米糕	小米	15	/
晚餐	面条	面条（虾蓉面） 明虾 北豆腐 豆油	35 40 15 12	煮
	馒头	馒头（标准粉）	90	蒸
	蒸南瓜	南瓜	100	蒸
	水果	枣（鲜） 苹果	60 150	/

（4）核算就餐单位食物原料总用量

确定标准人食谱后计算集体食物原料总用量即得集体食谱，其公式为：各原料总用量 = 标准人各原料用量 × 标准人日数。以案例 2 为例，生菜一日总用量 =70 g × 257.5=18.0 kg，表 6-2-7 列出了该教育机构一日食物原料总用量。

表 6-2-7　某教育机构一日食物原料总用量

餐次	标准人原料用量（g）	集体原料用量（kg）
早餐	米粉 60 鸭蛋（咸鸭蛋，生）50 生菜 70 番茄 100 豆油 3	米粉 15.5 鸭蛋（咸鸭蛋，生）12.9 生菜 18.0 番茄 25.8 豆油 0.8
课间加餐	酸奶 300 石榴 100	酸奶 77.3 石榴 25.8
午餐	粳米（极品精品）160 藕 80 鸭肉 40 菠菜 80 紫菜（干）5 猪肉 8 豆油 10	粳米（极品精品）41.2 藕 20.6 鸭肉 10.3 菠菜 20.6 紫菜（干）1.3 猪肉 2.1 豆油 2.6

续表

餐次	标准人原料用量（g）	集体原料用量（kg）
课间加餐	核桃 10 小米 15	核桃 2.6 小米 3.9
晚餐	面条（虾蓉面）35 馒头（标准粉）90 明虾 40 北豆腐 15 南瓜 100 豆油 12 大枣 60 苹果 150	面条（虾蓉面）9.0 馒头（标准粉）23.2 明虾 10.3 北豆腐 3.9 南瓜 25.8 豆油 3.1 大枣 15.5 苹果 38.6

2. 食谱评价

案例 3

张某，男，16 岁，BMI 为 21.1 kg/m^2，活动强度为轻度，表 6–2–8 为其午餐食谱。

表 6–2–8　张某午餐食谱

餐次	食物（原料及可食部重量）
午餐	籼米（标一，140 g），甘薯（白心、红皮山芋 100 g），清炒油菜（油菜 100 g），醋熘白菜（小白菜 100 g），橄榄油（10 g），食盐（3 g）

讨论

（1）对该食谱进行蛋白质营养评价。

（2）张某的午餐食谱是否需要调整？如何调整？

食谱评价包括食谱综合分析评价和蛋白质互补评价，本课题采用蛋白质互补评价的方法，从蛋白质的角度评价食谱的合理性，该方法适用于不同人群。

蛋白质的营养价值取决于所含氨基酸的种类和数量，动物蛋白与大豆蛋白的氨基酸模式与人体较为接近，在人体内的利用率较高，一般认为动物蛋白和大豆蛋白是优质蛋白质，除豆类外其他植物性蛋白质的营养价值相对较低。

在食谱中可用氨基酸评分法进行蛋白质营养评价，具体可分为如下 3 个步骤：

（1）确定每种原料的第一限制氨基酸

查询食物成分表，记录每种原料蛋白质和必需氨基酸的含量，换算成每克蛋白质含某必需氨基酸的量，再与 FAO/WHO（联合国粮食及农业组织 / 世界卫生组织）氨基酸模式比较，得氨基酸评分（AAS）。AAS 的具体计算公式为：某必需氨基酸的含量（mg/g 蛋白质）=100 g 原料中某必需氨基酸的质量（mg）÷100 g 原料中蛋白质的质量（g）；AAS= 某必需氨基酸的含量（mg/g 蛋白质）÷ 参考模式下该必需氨基酸的含量（mg/g 蛋白质）×100。取该原料中 AAS 最低的氨基酸作为第一限制氨基酸，按同样方法计算得其他食物原料的第一限制氨基酸。

以案例 3 中张某的午餐食谱为例，查询食物成分表，得 100 g 籼米含蛋白质 7.7 g、含异亮氨酸 228 mg，则异亮氨酸的含量（mg/g 蛋白质）= 228（mg）÷ 7.7（g）=29.6（mg/g 蛋白质），异亮氨酸的 AAS=29.6（mg/g 蛋白质）÷ 40（mg/g 蛋白质）×100=74.0，依次类推计算得原料中其他必需氨基酸的 AAS。表 6-2-9 列出了张某午餐食谱中各原料氨基酸的含量及其氨基酸评分。

表 6-2-9　张某午餐食谱中各原料氨基酸的含量及其氨基酸评分

氨基酸种类	异亮氨酸	亮氨酸	赖氨酸	蛋氨酸＋胱氨酸	苯丙氨酸＋酪氨酸	苏氨酸	色氨酸	缬氨酸
FAO/WHO 氨基酸模式[a]	40	70	55	35	60	40	10	50
籼米[b]	29.6	58.8	32.9	42.3	80.6	31.8	16.6	55.3
AAS（籼米）	74.0	84.0	59.8	120.9	134.3	79.5	166.0	110.6
甘薯[b]	35.0	57.1	57.1	32.1	80.7	40.7	17.1	50.7
AAS（甘薯）	87.5	81.6	103.8	91.7	134.5	101.8	171.0	101.4
油菜[b]	42.3	71.5	68.5	13.8	76.2	39.2	17.7	48.5
AAS（油菜）	105.8	102.1	124.5	39.4	127.0	98.0	177.0	97.0
小白菜[b]	36.4	69.3	56.4	16.4	68.6	40.7	16.4	53.6
AAS（小白菜）	91.0	99.0	102.5	46.9	114.3	101.8	164.0	107.2

注：[a] 参考模式下该必需氨基酸的含量（mg/g 蛋白质）；[b] 原料中氨基酸含量（mg/g 蛋白质）。

由表 6-2-9 可得：籼米中赖氨酸的氨基酸评分最低，为其第一限制氨基酸，甘薯的第一限制氨基酸为亮氨酸，油菜和小白菜的第一限制氨基酸均为含硫氨基酸（蛋氨酸＋胱氨酸）。

（2）确定混合食物中各原料的蛋白质供应比

通过查询食物成分表得到每 100 g 各原料中蛋白质的含量，计算混合食物中各原料的蛋白质含量及总蛋白质的质量，从而求得各原料在混合食物中的蛋白质供应比。其计算公式为：原料的蛋白质供应比（%）= 某原料用量（g）× 该原料蛋白质百分含量（%）÷ 混合食物蛋白质总量（g）×100%。

以张某的午餐为例，表 6-2-10 列出了张某午餐食谱混合食物中各原料的蛋白质供应比。

表 6-2-10　张某午餐食谱混合食物中各原料的蛋白质供应比

原料	蛋白质含量（g/100 g）	原料用量（g）	蛋白质实际含量（g）	蛋白质供应比（%）
籼米	7.7	140	10.8	72.5
甘薯	1.4	100	1.4	9.4
油菜	1.3	100	1.3	8.7
小白菜	1.4	100	1.4	9.4
蛋白质总量（g）			14.9	/

（3）确定混合食物的氨基酸评分

混合食物的限制氨基酸为各原料的第一限制氨基酸，混合食物的第一限制氨基酸为混合食物中 AAS 值最小的氨基酸，该 AAS 即为混合食物的氨基酸评分。具体操作为先统计各原料的第一限制氨基酸种类，根据步骤（1）得出各原料氨基酸含量（mg/g 蛋白质），再根据步骤（2）得出混合食物中各原料的蛋白质供应比，然后计算混合食物中某氨基酸的总量，公式为：混合食物中某氨基酸总量（mg/g 蛋白质）=Σ[各原料氨基酸含量（mg/g 蛋白质）× 该原料的蛋白质供应比（%）]；最后与参考氨基酸模式比较得出各氨基酸在混合食物中的氨基酸评分，取 AAS 值最小的氨基酸为该混合食物的第一限制氨基酸。

以张某的午餐食谱为例，混合食物中赖氨酸总量（mg/g 蛋白质）=Σ[各原料氨基酸含量（mg/g 蛋白质）× 该原料的蛋白质供应比（%）]=32.9（mg/g 蛋白质）×72.5% + 57.1（mg/g 蛋白质）× 9.4% + 68.5（mg/g 蛋白质）×8.7% + 56.4（mg/g 蛋白质）×9.4%=40.5（mg/g 蛋白质），其他氨基酸以同样方法计算。

表 6-2-11 列出了张某午餐食谱混合食物中限制氨基酸含量及评分。由表可得，该午餐混合食物中第一限制氨基酸为赖氨酸，AAS 为 73.8。

表 6-2-11　张某午餐食谱混合食物中限制氨基酸含量及评分

食物	混合食物氨基酸含量（mg/g 蛋白质）		
	赖氨酸	亮氨酸	蛋氨酸＋胱氨酸
籼米	23.9	42.6	30.7
甘薯	5.4	5.4	3.0
油菜	6.0	6.2	1.2
小白菜	5.3	6.5	1.5
总计	40.6	60.7	36.4
参考氨基酸模式	55	70	35
AAS	73.8	86.7	104.0

3. 食谱调整

以“含蛋白质食物的种属越远越好、搭配的种类越多越好、同一餐次食用最好”的蛋白质互补原则合理安排膳食，可以提高混合食物的氨基酸评分，即提高必需氨基酸在体内的利用率。

以张某的午餐食谱为例，其食谱中的籼米属于谷类，甘薯属于薯类，油菜和小白菜均属于蔬菜中的嫩茎、叶、花菜类，油菜和小白菜的种类重复，根据蛋白质互补原则去掉小白菜，添加蛋类中的鸡蛋、干豆类及豆类制品中的豆腐和葱蒜类中的韭菜，根据能量分配原则适当减少谷薯类的供给量。以上述氨基酸评分法分析调整食谱，表 6-2-12 为调整后的张某午餐食谱，表 6-2-13 为调整后的张某午餐食谱混合食物中限制氨基酸含量及评分。

表 6-2-12　调整后的张某午餐食谱

餐次	食物（原料及可食部重量）
午餐	籼米（标一，130 g），甘薯（白心、红皮山芋 80 g），清炒油菜（油菜 100 g），韭菜炒蛋（韭菜 100 g，红皮鸡蛋 50 g），酱汁豆腐（北豆腐 15 g），橄榄油（13 g），食盐（3 g）

表 6-2-13　调整后的张某午餐食谱混合食物中限制氨基酸含量及评分

食物	混合食物氨基酸含量（mg/g 蛋白质）			
	赖氨酸	亮氨酸	蛋氨酸 + 胱氨酸	缬氨酸
籼米	14.7	26.3	19.0	24.8
甘薯	2.8	2.8	1.6	2.5
油菜	4.0	4.1	0.8	2.8
韭菜	5.4	7.1	2.2	3.7
鸡蛋	18.9	24.2	11.0	15.7
豆腐	3.6	4.7	1.6	2.6
总计	49.4	69.2	36.2	52.1
参考氨基酸模式	55	70	35	50
AAS	89.8	98.9	103.4	104.2

调整后张某午餐食物种类丰富，其中混合食物的第一限制氨基酸仍是赖氨酸，氨基酸评分由 73.8 提高到 89.8。可见，利用蛋白质互补原则可使各食物的氨基酸互为补充，保证氨基酸营养摄入更均衡。

思考与练习

1. 简述儿童的生理特点与营养素需求变化。

2. 某幼儿园共 66 位小朋友，其中 4 岁男生 10 人，4 岁女生 12 人，5 岁男生 12 人，5 岁女生 10 人，6 岁男生 11 人，6 岁女生 11 人。请为该幼儿园编制一日集体食谱。

3. 用食物营养成分计算法为郑某（男，8 岁，BMI 为 18.0 kg/m^2，轻体力活动者）设计午餐食谱，并对该食谱蛋白质进行营养评价。

4. 案例：孙某，女，11 岁，BMI 为 20.0 kg/m^2，轻体力活动者，表 6-2-14 为其晚餐食谱。请对该食谱进行蛋白质营养评价，并根据蛋白质互补原则合理调整食谱。

表 6-2-14　孙某晚餐食谱

餐次	食物（原料及可食部重量）
晚餐	米饭（籼米 100 g），醋熘土豆丝（土豆 100 g），油焖大虾（明虾 50 g），菜籽油（8 g），食盐（3 g）

提示：根据信息确定孙某能量与营养素参考摄入量，参考中国食物成分表计算食物原料的氨基酸评分，调整食谱以提高氨基酸评分并确保餐次能量供应占比合理。

课题三 孕产妇营养调节

能力目标

- 能判断孕产妇营养摄入状况。
- 能归纳孕产妇的生理特点和营养素需求。
- 能编制孕产妇食谱，并进行评价和调整。

女性特殊阶段有月经期、孕期、哺乳期等。其中孕期分早、中、晚三期，孕早期为妊娠的前 12 周，孕中期为妊娠的第 13 ~ 27 周，孕晚期为妊娠的第 28 ~ 40 周。孕妇生产后进入哺乳期，哺乳期是指产妇分泌乳汁喂养婴儿的时间，长约 10 个月 ~ 1 年。合理营养既有利于女性自身的健康，也有助于婴儿的茁壮成长。本课题主要介绍女性在孕期和哺乳期的生理特点和营养需要，并使用食物交换份法为孕产妇提供量化食谱。

案例

王某，27 岁，孕晚期妇女，轻体力活动者，身高 165 cm，目前体重为 67.1 kg，近期牙龈肥厚，常觉腹胀、恶心，偶有腿脚抽搐，有下肢水肿、尿频尿急、外痔，喜待在家里不爱运动，偶尔爬楼梯心率加快易紧张。

讨论

（1）王某的健康状况如何？

（2）分析王某的营养素代谢情况。

（3）分析王某的食谱编制应注意的事项。

一、孕产妇的生理特点

1. 生理功能变化

妊娠和哺乳是复杂的生理过程。孕期脂肪储存，体重增加，表现为妊娠的胚胎和母体的组织质量增加，体重在孕早期变化不大，在孕中期逐渐增加，在孕晚期快速增加，同时各系统功能发生适应性改变，且随着怀孕时间增加改变越来越明显，产后体重和生理功能又逐步恢复到孕前水平。表 6-3-1 列出了孕产妇常见的生理功能变化。

表 6-3-1　孕产妇常见的生理功能变化

分类	孕产妇生理功能变化
消化系统	①孕期：唾液分泌增多，牙龈肥厚，牙龈易出血或发炎；胃肠蠕动减慢易引发腹胀、便秘，消化液及其酶分泌减少易导致消化不良，贲门括约肌松弛易引发反胃，胆囊排空时间延长易诱发胆石症，同时食物在肠道停留时间延长促进了矿物质和维生素的吸收 ②哺乳期：逐渐恢复至正常水平
生殖系统	①孕期：乳腺增大 2 ~ 3 倍，充血明显，为泌乳做准备；子宫增大，胎盘生长，其血流量增加 ②哺乳期：催产素引起子宫肌肉收缩，促进子宫恢复
泌尿系统	①孕期：肾脏负担加重，肾小球滤过率增加，肾小管吸收能力有限导致尿频且尿中蛋白质代谢产物、葡萄糖、水溶性维生素的排泄增多 ②哺乳期：泌尿系统功能逐渐恢复至正常水平
循环系统	①孕期：血浆容积增加，除血脂、维生素 E 含量增加外，其他营养素含量均下降，孕早期空腹血糖降低；红细胞数量增加而血红蛋白含量下降，导致生理性贫血；子宫增大，膈肌抬高致心脏移位，血容量和心率均增加，孕期第 10 周起心搏量增加 ②哺乳期：循环系统功能逐渐恢复至正常水平
内分泌系统	①孕期：腺垂体增大，性腺激素分泌减少，母体卵巢及胎盘激素分泌增多；甲状腺增大且分泌增多，碘需要量增加 ②哺乳期：喂奶时产生泌乳反射

案例分析

王某的健康状况：① 27 岁，身高 165 cm，体重 67.1 kg，BMI = 24.6 kg/m^2（67.1/1.65^2），指数处于正常范围；②生理功能改变，具体表现为：消化功能减弱，易出现偏食、恶心、消化不良、便秘等妊娠反应；肾功能改变，子宫压迫膀胱引起尿频尿急；循环系统改变，心率加快，体内血钙水平偏低易引发抽搐。

2. 营养素代谢特点

孕妇妊娠初期和后期母体代谢亢进，受各种激素的影响合成代谢大于分解代谢，孕早期以合成代谢为主，孕晚期以分解代谢为主，基础代谢率升高。孕期营养素的摄入量要合理，其原因有以下几点：①若摄入糖类过少，会促进脂肪供能产生酮体，诱发酮症酸中毒；若摄入糖类过多，会提高血糖浓度，引发胎儿产生胰岛素抵抗或患高胰岛素血症；②若摄入脂肪尤其是饱和脂肪酸过多，可能引起血脂升高，引发肥胖或妊娠高血压等并发症；若摄入脂肪尤其是必需脂肪酸和长链多不饱和脂肪酸过少，则不利于胎儿生长发育和孕妇产后泌乳；③若摄入蛋白质过少，则无法保持体内正氮平衡，需增加储备氮为胎儿生长、子宫和乳房发育及分娩的消耗做准备；④若摄入维生素 A 不足，随着体内维生素 A 的大量消耗，胎儿易患维生素 A 缺乏症，若摄入过多则影响胎儿肝脏发育。

乳母营养素摄入量与乳汁中营养素含量的关系：①乳母饮食中脂肪酸的种类与含量将影响乳汁中脂肪酸的种类与含量，母乳喂养有助于调动脂肪用于提供能量，促进乳母体重复原。②乳母饮食中蛋白质的摄入影响乳汁分泌的数量和质量。③乳汁中维生素 A 含量随乳母摄入的增多而增加，但有最高限；乳汁中维生素 D 和维生素 K 含量低，几乎与母体饮食无关；乳汁中大多数水溶性维生素的含量直接受乳母饮食影响。④乳母摄入的铁量对乳汁中铁含量的影响不大，但可提高母体血清铁水平；乳母摄入的钙量对乳汁中钙含量的影响不大，但有助于重新构建乳母钙储存，从而减少骨质疏松的发生率；乳母摄入的锌和碘量分别影响乳汁中锌和碘的含量。

案例分析

王某的营养素代谢情况如下：①孕妇体内激素水平改变，子宫压迫下腔静脉，水钠潴留，使静脉回流不畅导致小腿和足部水肿；②钙代谢亢进，钙通过胎盘输送给胎儿引起孕妇血钙水平降低，若未及时补钙，长期易导致孕妇出现抽搐现象，甚至造成骨质软化症，新生儿患先天性佝偻病的概率增加。

故考虑王某代谢亢进。

二、孕产妇的营养素需求

不同时期的孕妇和乳母对营养素的需求有较大差异，营养素摄入是否合理对胎儿和婴儿的生长发育有重要影响。孕期营养素摄入不足将导致胎儿在母体内发育迟缓，乳母摄入营养素不足将增加体内的分解代谢以维持泌乳量，致使母体出现营养缺乏，进而影响婴儿的生长。表 6-3-2 列出了孕产妇的营养素需求。

表 6-3-2　孕产妇的营养素需求

种类	孕产妇营养素需求
能量	孕妇 1 ~ 12 周不增加，13 ~ 27 周 + 300 kcal，≥ 28 周 + 450 kcal；乳母 + 500 kcal
蛋白质	①孕妇 1 ~ 12 周 55 g，13 ~ 27 周 70 g，≥ 28 周 85 g；乳母 80 g ②保证优质蛋白质的摄入占总蛋白质摄入的 1/3 以上
脂类	①孕妇和乳母：20% ~ 30%E[a] ②饱和脂肪酸 < 10%E[a]，*n*-6 多不饱和脂肪酸 4.0%E[a]，*n*-3 多不饱和脂肪酸 0.6%E[a]
糖类	①孕妇和乳母：50% ~ 65%E[a] ②添加糖 < 10%E[a]；孕妇每日摄入适量糖类避免酮症酸中毒和血糖上升幅度过大，摄入适量膳食纤维预防便秘
维生素	①维生素 A：孕妇 1 ~ 12 周 700 μgRAE/d，≥ 13 周 770 μgRAE/d；乳母 1 300 μgRAE/d ②维生素 B_1 和维生素 B_2：孕妇 1 ~ 12 周 1.2 mg/d，13 ~ 27 周 1.4 mg/d，≥ 28 周 1.5 mg/d；乳母 1.5 mg/d ③维生素 B_6：孕妇 2.2 mg/d，乳母 1.7 mg/d ④维生素 B_{12}：孕妇 2.9 μg/d，乳母 3.2 μg/d

续表

种类	孕产妇营养素需求
维生素	⑤叶酸：孕妇 600 μgDFE/d，乳母 550 μgDFE/d ⑥维生素 C：孕妇 1 ~ 12 周 100 mg/d，≥ 13 周 115 mg/d；乳母 150 mg/d ⑦控制维生素摄入，预防过量引发中毒，孕妇、乳母维生素 A UL（可耐受最高摄入量）为 3 000 μgRAE/d，维生素 D UL 为 50 μg/d，叶酸 UL 为 1 000 μg/d
矿物质	①钙：孕妇 1 ~ 12 周 800 mg/d，≥ 13 周 1 000 mg/d；乳母 1 000 mg/d ②铁：孕妇 1 ~ 12 周 20 mg/d，13 ~ 27 周 24 mg/d，≥ 28 周 29 mg/d；乳母：24 mg/d ③锌：孕妇 9.5 mg/d，乳母 12 mg/d ④碘：孕妇 230 μg/d，乳母 240 μg/d ⑤孕产妇易缺乏的矿物质有钙、铁、锌、碘，需合理改变膳食结构促进矿物质摄入；少食用钠盐，避免机体因钠潴留而引起水肿

注：[a] 能量百分比。

三、孕产妇食谱

1. 食谱编制

食谱编制法可分为食物营养成分计算法和食物交换份法。食物营养成分计算法能根据照护对象的营养素需求编制出较为精确的带量食谱；食物交换份法相比前者更为便捷，但是不够精确，且需要更多的实践经验。在老年人食谱编制中对食物营养成分计算法进行了介绍，本课题主要介绍食物交换份法。

食物交换份法是参考食物成分表，将食物按照种类、单位能量所含食物质量和营养素含量进行分类，以份数为单位列出食物交换份表格供参考使用。在编制过程中，根据照护对象的基本信息，确定宏量营养素供给比及份数，通过食物交换份表格选配食物即得带量食谱。

孕产妇的食谱编制具体步骤如下：

（1）确定每份交换食物的能量

每份交换食物的能量是由食谱编制者根据需求自己制定的，可以是较大的单位，如 100 kcal、110 kcal、120 kcal 等，也可以是较小的单位，如 50 kcal、60 kcal、70 kcal 等。一般每份交换食物的能量单位越大，则一日食谱原料种类越简单；相反，每份交换食物的能量单位越小，原料种类越丰富，且有利于初学者操作。

（2）制定食物交换份表格

设定每一类别的原料均含约 90 kcal 的能量，再根据每份原料重量不同进一步细分类别，近似重量的原料以蛋白质含量降序排列。表 6-3-3 列出了常见食物交换表。

表 6-3-3　常见食物交换表

分类	可食部（接近值 g）	原料
谷类及其制品	80	玉米（鲜）
	25	小麦粉（标准粉）、大黄米、薏米、莜麦面、小麦粉（代表值）、通心面、龙须面（素）、燕麦、挂面（标准粉）、高粱米、荞麦、黑米、小米、玉米面（黄）、籼米粉（干，细）、籼米、粳米（标一）、糯米
薯类、淀粉及其制品	110	马铃薯（土豆）
	80	木薯、甘薯（红皮山芋）
	25	马铃薯全粉、甘薯粉（地瓜粉）、玉米淀粉、粉丝、豌豆淀粉、粉条、淀粉（小麦）、藕粉
杂豆	27	芸豆（干，白）、绿豆（干）、蚕豆（干）、赤小豆（干）、豌豆（干）
蔬菜类	650	樱桃萝卜缨、油菜、蒲（鲜）、大白菜（白口）
	600	番杏、油菜心、莴笋、番茄、金瓜
	500	瓢儿白、蛇瓜、佛手瓜、茄子（紫皮，长）、甜椒
	410	甜菜叶（鲜）、大白菜（白梗）、芹菜茎
	350	西蓝花、红薯叶、油豆角（鲜）、韭菜、茴香（鲜）、芥菜（鲜）、秋葵、葱（小葱，鲜）、茭白（鲜）、樱桃番茄
	300	荠菜（鲜）、苋菜（绿，鲜）、乌菜、荷兰豆、大葱、香菜（鲜）、青萝卜、胡萝卜
	50	毛豆（鲜）、金针菜（鲜）、大蒜（白皮，鲜）、红菱、百合（鲜）、葛（鲜）
菌藻类	350	蘑菇（鲜蘑）、草菇、香菇（鲜）、平菇
	30	口蘑、鸡腿菇（干）、发菜（干）、茶树菇（干）、冬菇（干）、银耳（干）
水果类	200	樱桃、福橘、枇杷、醋栗、柚、蜜橘、西梅、橙、桃（代表值）、菠萝、葡萄（代表值）、梨（代表值）
	150	桑葚（代表值）、无花果、番石榴、火龙果、石榴（代表值）、桂圆、橄榄、中华猕猴桃、荔枝、苹果（代表值）、沙果、山竹
	90	红果、波罗蜜
	75	芭蕉、枣（鲜）、沙棘

续表

分类	可食部（接近值 g）	原料
禽畜肉类	160	鸭血（公麻鸭）、猪血、羊血
	75	驴肉（瘦）、马肉、猪肝、狗肉
	60	鸡（代表值）、羊肉（代表值，fat 7 g）、牛肉（代表值，fat 9 g）
	40	火腿肠、鸭（代表值）、午餐肉（北京）
	25	猪皮、猪肉脯、宫爆肉丁（罐头）、火腿（fat 27 g）、猪肉（代表值，fat 30 g）、乳鸽
水产品类	150	扇贝（鲜）、田螺、螺蛳
	110	白米虾、海虾、蝲蛄、皮皮虾、明虾、鲍鱼
	90	泥鳅、大黄花鱼、河蟹、梭子蟹、白条鱼
	60	虾皮、丁鳜鱼、鲅鱼（咸）、大闸蟹（母）
蛋类	65	鸡蛋（代表值）
	55	松花蛋（鸭蛋）、鹌鹑蛋、鸭蛋
	45	鹅蛋
奶类及奶制品	180	调制乳（全脂，强化 VA、VD）、酸奶（橘味，脱脂）
	140	纯牛奶（代表值，全脂）
	100	鲜驼奶（冻）、酸奶（代表值，全脂）
豆类及豆制品	300	豆浆、豆奶
	180	豆腐（内酯）
	80	烤麸、豆腐干、北豆腐
坚果、种子类	15	西瓜子（熟）、葵花子（熟，原味）、腰果（熟）、花生（炒）、芝麻子（黑）、开心果（熟）、松子（熟）、核桃（干）
油脂类	10	菜籽油、豆油、花生油、葵花子油、芝麻油、橄榄油

（3）确定一日各类食物的总交换份数

根据照护对象的基本信息和中国居民膳食营养素参考摄入量，确定其一日能量和营养素需求，换算为一日食物的交换份数，其中蛋白质所需的食物交换份数主要由动物性食物和大豆类提供，糖类所需的食物交换份数主要由谷薯类及杂豆提供，脂类所需的食物交换份数主要由食用油脂提供，其余食物交换份数由蔬菜、水果、菌藻及坚果提供。

以王某为例，孕晚期其一日能量参考摄入量为 2 250 kcal，以每交换份的能量供给为 90 kcal 计算，其一日食物交换份数 = 一日能量参考摄入量 ÷ 每交换份的能量 =2 250 kcal ÷ 90 kcal/ 份 =25 份，即宏量营养素能量供给量共 25 份。已知孕晚期妇女蛋白质参考摄入量为 85 g/d，设定糖类能量摄入量占总供能的 55%，设定每日食用油脂为 25 g，则一日各类食物的总交换份数如下：

动物性食物和大豆类：85 g × 4 kcal/g ÷ 90 kcal/ 份 =3.8 份

谷薯类及杂豆：2 250 kcal × 55% ÷ 90 kcal/ 份 =13.8 份

食用油脂：25 ÷ 10=2.5 份

其他：25−3.8−13.8−2.5=4.9 份

（4）根据食物交换份表选择原料

根据步骤（3）确定的各食物种类的份数和步骤（2）中的食物交换份表，进一步确定食物原料的种类、份数和供给量。以王某为例，各原料的供给量 = 原料份数（90 kcal · 份）× 该原料的质量 [g/90（kcal · 份）]。表 6-3-4 为王某一日食物原料份数及供给量。

表 6-3-4　王某一日食物原料份数及供给量

分类	原料	份数	可食部（g）
动物性食物	调制乳（全脂，强化 VA、VD）	1.7	306
	蝲蛄	0.7	77
	鸡蛋	0.8	52
	猪血	0.5	80
大豆类	豆腐（内酯）	0.1	18
谷薯类及杂豆	糯米	9.9	247.5
	大黄米	3.9	97.5
食用油脂	芝麻油	1.3	13
	橄榄油	1.2	12
其他	芹菜茎	0.1	41
	油菜	0.2	130
	大蒜	0.8	40
	番茄	0.1	60
	口蘑	0.2	6
	莴笋	0.1	60
	荔枝	1.6	240
	红果	1.1	99
	松子	0.7	10.5

由上表可知，一日食物的总交换份额为25份整。在选择原料时，要参考特殊人群膳食宝塔，尽量选择粗杂粮为主食；选择多种类的动物性食物和大豆类；供应多种蔬菜和水果，特别注意选择富含维生素C和β-胡萝卜素的蔬菜水果，以保证维生素的供给。

（5）根据餐次供能比例编制食谱

将所选择的原料根据“早餐占30%，午餐占40%，晚餐占30%”的能量分配原则分配至各餐次中，表6-3-5为根据食物交换份法编制的王某一日食谱。

表6-3-5　王某一日食谱

餐次	食物名称	原料组成	可食部（g）	烹饪方法
早餐	调制乳	调制乳（全脂，强化VA、VD）	306	/
	米饭	大黄米	97.5	煮
	炒芹菜	芹菜茎 芝麻油 食盐	41 3 1	炒
上午加餐	松子	松子	10.5	/
午餐	米饭	糯米	145	煮
	蝲蛄汤	蝲蛄 鸡蛋 番茄 橄榄油 食盐	77 52 60 6 1	炖
	菌菇炒菜	油菜 口蘑 橄榄油 食盐	130 6 6 1	炒
下午加餐	荔枝	荔枝	240	/
晚餐	米饭	糯米	102.5	煮

续表

餐次	食物名称	原料组成	可食部（g）	烹饪方法
晚餐	红白豆腐	猪血	80	炒
		豆腐	18	
		大蒜	40	
		芝麻油	5	
		食盐	1	
	清炒莴笋	莴笋	60	炒
		芝麻油	5	
		食盐	1	
	山楂	红果	99	/

案例分析

孕晚期妇女腹部膨大，消化功能减退，而胎儿处于生长最快的阶段，孕妇和胎儿对营养素的需求均增加，因此在食谱编制时需注意以下两点：

（1）增加每日餐次和进食量，膳食组成多样化，保证一日能量和营养素摄入达标且不超标。

（2）运用食物交换份法，多搭配高营养价值的蛋白质，如鱼肉、蛋类、奶类及奶制品等，多搭配含长链多不饱和脂肪酸的食物，促进胎儿脑和视觉的发育，保证适宜的体重增长，同时适当控制脂肪和淀粉类食物的供给，预防胎儿超重，多搭配富含维生素和矿物质的食物，如鱼、禽、肉、蛋、蔬菜和水果等。

2. 食谱评价

食谱评价能较为精确地帮助照护对象知晓其一日能量与营养素摄入情况，孕产妇的食谱评价需参考中国孕期妇女平衡膳食宝塔、中国哺乳期妇女平衡膳食宝塔、中国居民膳食营养素参考摄入量和食物成分表等标准数据，食谱评价方法可参照老年人的食谱评价。

（1）评价一日食物种类和供给量

以王某为例，对其一日摄入的食物原料供给量进行分类统计，并与中国孕期妇女平衡膳食宝塔比较。表 6-3-6 为根据食物交换份法编制的王某一日食谱的食物摄入量评价。

表 6-3-6　王某一日食谱的食物摄入量评价

食物种类	实际摄入量（g）	孕晚期推荐摄入量（g）	评价
谷薯类	345	300 ~ 350	合理
蔬菜类	337	300 ~ 500	合理
水果类	339	200 ~ 400	合理
禽畜肉类	80	75 ~ 100	合理
水产类	77	75 ~ 100	合理
蛋类	52	50	适量减少
奶类及奶制品	306	300 ~ 500	合理
大豆及坚果类	大豆类 18	大豆类 20	适量增加
	坚果类 10.5	坚果类 10	适量减少
油脂类	25	25 ~ 30	合理
食盐	5	< 6	合理

（2）编制能量及营养素评价表

根据食物成分表计算各原料能量及营养素的供给量，合计各餐次能量及营养素实际供给量，并计算其供能比，根据标准 WS/T 578.1—2017 得出一日能量及营养素推荐摄入量，计算实际供给量占推荐摄入量的百分比得评价表。表 6-3-7 为编制所得王某一日食谱能量及营养素评价表。

表 6-3-7　王某一日食谱能量及营养素评价表

餐次	原料名称	可食部（g）	能量（kcal）	蛋白质（g）	脂类（g）	糖类（g）	维生素 A（μgRAE）	维生素 C（mg）	钙（mg）	铁（mg）
早餐	调制乳	306	156.1	8.3	6.1	17.1	202	9.2	428	0.6
	大黄米	97.5	347.1	13.3	2.6	69.3	—	0	29	5.6
	芹菜茎	41	9.0	0.5	0.1	1.8	12	3.3	33	0.5
	芝麻油	3	26.9	Tr	3.0	0	—	—	0	0.1
上午加餐	松子（熟）	10.5	58.1	1.4	4.2	4.2	—	—	1	0.4
合计	/	/	597.2	23.5	16.0	92.4	/	/	/	/

续表

餐次	原料名称	可食部（g）	能量（kcal）	蛋白质（g）	脂类（g）	糖类（g）	维生素 A（μgRAE）	维生素 C（mg）	钙（mg）	铁（mg）
%[a]	/	/	26.9	29.0	32.7	24.8	/	/	/	/
午餐	糯米	145	507.5	10.6	1.5	113.5	0	0	38	2.0
	蝲蛄	77	59.3	12.3	1.1	0	—	Tr	—	11.2
	鸡蛋（代表值）	52	72.3	6.8	4.5	1.2	133	Tr	29	0.8
	番茄	60	9.0	0.5	0.1	2.0	19	8.4	2	0.1
	油菜	130	18.2	1.7	0.7	2.6	117	—	192	1.2
	口蘑（白蘑）	6	16.6	2.3	0.2	1.9	—	Tr	10	1.2
	橄榄油	12	107.9	Tr	12.0	0	0	0	Tr	0
下午加餐	荔枝	240	170.4	2.2	0.5	39.8	2	98.4	5	1.0
合计	/	/	961.2	36.4	20.6	161.0	/	/	/	/
%[b]	/	/	43.3	44.9	42.1	43.2	/	/	/	/
晚餐	糯米	102.5	358.8	7.5	1.0	80.3	0	0	27	1.4
	猪血	80	44.0	9.8	0.2	0.7	—	—	3	7.0
	豆腐（内酯）	18	9.0	0.9	0.3	0.6	—	—	3	0.1
	大蒜（白皮，鲜）	40	51.2	1.8	0.1	11.0	1	2.8	16	0.5
	莴笋（鲜）	60	9.0	0.6	0.1	1.7	8	2.4	14	0.5
	芝麻油	10	89.8	Tr	10.0	0	—	—	1	0.2
	红果	99	101.0	0.5	0.6	24.8	8	52.5	51	0.9

续表

餐次	原料名称	可食部（g）	能量（kcal）	蛋白质（g）	脂类（g）	糖类（g）	维生素 A（μgRAE）	维生素 C（mg）	钙（mg）	铁（mg）
合计	/	/	662.8	21.1	12.3	119.1	/	/	/	/
%[c]	/	/	29.8	26.1	25.2	32.0	/	/	/	/
总计	/	/	2 221.2	81.0	48.9	372.5	502	177.0	882	35.3
RNI	/	/	2 250.0	85.0	75.0	308.8	770	115.0	1 000	29.0
%[d]	/	/	98.7	95.3	65.2	120.6	/	/	/	/

注：[a] 早餐和加餐能量及营养素占一日总合计供给量的比例；[b] 午餐和加餐能量及营养素占一日总合计供给量的比例；[c] 晚餐能量及营养素占一日总合计供给量的比例；[d] 一日总能量及各营养素供给量占推荐摄入量的比例。

（3）根据能量及营养素评价表进行食谱评价

根据表 6-3-7，从能量和营养素的角度对王某一日食谱进行评价：

1）一日总能量摄入在推荐摄入量的 ±5% 范围内，符合要求；午餐能量供应略高，占全天能量的 43.3%；早餐能量供应偏少，只占全天能量的 26.9%。

2）在宏量营养素的供能方面，蛋白质的一日摄入量合理，但优质蛋白质摄入量不足总蛋白质摄入量的 50%，脂肪的一日摄入量不足，而糖类的一日摄入量超标。

3）在维生素和矿物质方面，维生素 C 和铁的一日摄入量达标，但维生素 A 和钙的摄入量较少，需加以补充，保证在一周内达到摄入平衡。

3. 食谱调整

根据食物营养成分计算法的食谱编制各项原则对食谱进行调整，以使其更符合照护对象基本的能量和营养素需求；根据照护对象的个人口味、民族特色、经济条件等对食谱进行调整，以提高食物给人带来的满足感和幸福感。

（1）根据能量与营养素需求调整食谱

以王某为例，对其一日食谱进行调整，添加牛奶、猪肉、猪肝、虾皮、香菇及不同水果以提高脂类、维生素 A 和钙的供给量，选用籼米、土豆代替糯米以增加粗杂粮的供给量，丰富食物种类。表 6-3-8 为调整后王某的一日食谱（一），表 6-3-9 为调整后的王某一日食谱能量及营养素评价表。

表 6-3-8 调整后王某的一日食谱（一）

餐次	食物（原料及可食部重量）
早餐	纯牛奶（300 g），米饭（大黄米 75 g），炒芹菜（芹菜 41 g），土豆泥（土豆 75 g），烹调油（芝麻油 5 g），食盐（1 g）
上午加餐	坚果（松子 10 g），水果（苹果 80 g）
午餐	米饭（籼米 100 g），蛔蛄汤（蛔蛄 70 g，猪肝 5 g，鸡蛋 50 g，番茄 85 g），猪肉炒菜（香菇 10 g，油菜 129 g，猪肉 30 g），烹调油（橄榄油 12 g），食盐（2 g）
下午加餐	水果（鲜枣 100 g，梨 150 g）
晚餐	米饭（籼米 100 g），红白豆腐（猪血 30 g，豆腐 20 g，虾皮 30 g，大蒜 56 g），肉片炒莴笋（猪肉 20 g，莴笋 60 g），烹调油（芝麻油 13 g），食盐（2 g）

表 6-3-9 调整后的王某一日食谱能量及营养素评价表

餐次	原料名称	可食部（g）	能量（kcal）	蛋白质（g）	脂类（g）	糖类（g）	维生素 A（μgRAE）	维生素 C（mg）	钙（mg）	铁（mg）
早餐	纯牛奶（代表值）	300	195.0	9.9	10.8	14.7	162	Tr	321	0.9
	大黄米	75	267.0	10.2	2.0	53.3	—	0	23	4.3
	芹菜茎	41	9.0	0.5	0.1	1.8	11	3.3	33	0.5
	芝麻油	5	44.9	Tr	5.0	0	—	—	0	0.1
	土豆	75	60.8	2.0	0.2	13.4	1	10.5	5	0.3
上午加餐	松子（熟）	10	55.3	1.3	4.0	4.0	—	—	1	0.4
	苹果（代表值）	80	42.4	0.3	0.2	11.0	3	2.4	3	0.2
合计	/	/	674.4	24.2	22.3	98.2	/	/	/	/
%[a]	/	/	29.8	27.9	30.6	29.7	/	/	/	/

续表

餐次	原料名称	可食部（g）	能量（kcal）	蛋白质（g）	脂类（g）	糖类（g）	维生素 A（μgRAE）	维生素 C（mg）	钙（mg）	铁（mg）
午餐	籼米	100	340.0	7.5	1.1	78.0	0	0	12	0.1
	蝲蛄	70	53.9	11.2	1.0	0	—	Tr	—	10.2
	猪肝	5	6.3	1.0	0.2	0.1	325	1.0	0	1.2
	鸡蛋（代表值）	50	69.5	6.6	4.3	1.2	128	Tr	28	0.8
	番茄	85	12.8	0.8	0.2	2.8	26	11.9	3	0.2
	油菜	129	18.1	1.7	0.6	2.6	116	—	191	1.2
	香菇（鲜）	10	2.6	0.2	0	0.5	—	0.1	0	0
	猪肉（代表值）	30	99.3	4.5	9.0	0	5	Tr	2	0.4
	橄榄油	12	107.9	Tr	12.0	0	0	0	Tr	0
下午加餐	枣（鲜）	100	125.0	1.1	0.3	30.5	20	243.0	22	1.2
	梨（代表值）	150	76.5	0.5	0.2	19.7	3	7.5	11	0.6
合计	/	/	911.9	35.1	28.9	135.4	/	/	/	/
%[b]	/	/	40.3	40.4	39.8	41.0		/	/	/
晚餐	籼米	100	340.0	7.5	1.1	78.0	0	0	12	0.1
	猪血	30	16.5	3.7	0.1	0.3	—	—	1	2.6
	豆腐（内酯）	20	10.0	1.0	0.4	0.7	—	—	3	0.2
	大蒜（白皮，鲜）	56	71.7	2.5	0.1	15.5	2	3.9	22	0.7
	虾皮	30	45.9	9.2	0.7	0.8	6	Tr	297	2.0
	猪肉（代表值）	20	66.2	3.0	6.0	0	3	Tr	1	0.3
	莴笋（鲜）	60	9.0	0.6	0.1	1.7	8	2.4	14	0.5
	芝麻油	13	116.7	Tr	13.0	0	—	—	1	0.3
合计	/	/	676.0	27.5	21.5	97.0	/	/	/	/

续表

餐次	原料名称	可食部（g）	能量（kcal）	蛋白质（g）	脂类（g）	糖类（g）	维生素 A（μgRAE）	维生素 C（mg）	钙（mg）	铁（mg）
%[c]	/	/	29.9	31.7	29.6	29.3	/	/	/	/
总计	/	/	2 262.3	86.8	72.7	330.6	819	286.0	1 006	29.3
RNI	/	/	2 250.0	85.0	75.0	308.8	770	115.0	1 000	29.0
%[d]	/	/	100.5	102.1	96.9	107.1	/	/	/	/

注：[a] 早餐和上午加餐的总能量及营养素占一日总合计供给量的比例；[b] 午餐和下午加餐的总能量及营养素占一日总合计供给量的比例；[c] 晚餐能量及营养素占一日总合计供给量的比例；[d] 一日总能量及各营养素供给量占推荐摄入量的比例。

调整后王某各餐次供能比例合理，各种营养素供给量合理，其中维生素和矿物质的供给量虽然超过了一日推荐摄入量，但均未超过可耐受最高摄入量。

（2）根据照护对象的口味调整食谱

我国有五十六个民族，八大菜系，膳食文化源远流长，地区菜肴风味各具特色，人群饮食习惯各有不同。在现有食谱基础上，可结合照护对象的生活环境、生活成本、口味和营养素需求等合理调整食谱，以提升膳食享受。假设王某为陕西人，喜好面食，不习惯一日三餐均以米饭作为主食，表 6-3-10 为调整后的一日食谱。

表 6-3-10　调整后的王某一日食谱（二）

餐次	食物（原料及可食部重量）
早餐	臊子面（小麦粉 80 g，土豆 75 g，猪肉 15 g，胡萝卜 80 g），调制乳（全脂，强化 VA、VD，300 g），烹调油（芝麻油 5 g），食盐（1 g）
上午加餐	坚果（松子 10 g）
午餐	米饭（籼米 90 g），蛳蛄汤（蛳蛄 70 g，猪肝 5 g，鸡蛋 50 g，番茄 85 g），猪肉炒菜（香菇 10 g，油菜 129 g，猪肉 30 g），烹调油（橄榄油 12 g），食盐（2 g）
下午加餐	水果（鲜枣 100 g，梨 150 g）
晚餐	陕西滋卷（小麦粉 95 g，豆腐 20 g，韭菜 25 g，虾皮 30 g，大蒜 10 g，甜椒 30 g，猪肉 5 g），肉片炒莴笋（牛肉 30 g，莴笋 60 g），水果（葡萄 150 g），烹调油（芝麻油 13 g），食盐（2 g）

思考与练习

1. 简述孕产妇的生理特点与营养素需求变化。

2. 用食物交换份法为尤某（乳母，28岁，轻体力活动者）编制一日食谱。

3. 用食物交换份法为卫某（孕晚期妇女，28岁，轻体力活动者）编制一日食谱，在保证营养摄入充足的情况下帮助卫某消肿。

4. 案例：李某，孕早期妇女，26岁，轻体力活动者，喜食酸性食物不喜吃辣，表6-3-11为其晚餐食谱，请对该食谱进行评价，并根据能量与营养素需求和照护对象的口味调整食谱。

表6-3-11　李某晚餐食谱

餐次	食物（原料及可食部重量）
晚餐	紫薯卷（紫薯50 g，小麦粉50 g），辣子鸡（鸡脯肉80 g，辣椒10 g，香菜20 g，洋葱30 g），酸辣大白菜（辣椒2 g，大白菜100 g），水果（樱桃60 g），烹调油（芝麻油10 g），食盐（2 g）

提示：①食谱的编制、评价和调整需准备的工具：中国居民膳食营养素参考摄入量表、中国食物成分表、平衡膳食宝塔、计算器等；②确定李某一日能量与营养素参考摄入量并编制表格。

模块七

常见疾病的营养治疗

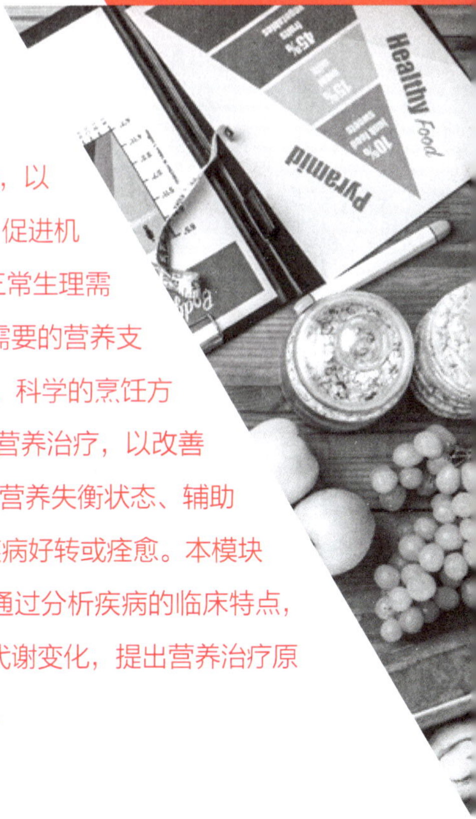

疾病的营养治疗是指选用恰当的食物烹调方法，以充分利用食物中所含的营养成分来协助治疗疾病，促进机体康复。根据疾病的诊断及病情发展情况，在正常生理需要量的基础上，针对性地提出和调整临床所需要的营养支持方案，通过合理的膳食安排和食物选配、科学的烹饪方式和适宜的膳食制度，对照护对象进行营养治疗，以改善代谢紊乱、减轻体内脏器负荷、调整营养失衡状态、辅助诊断，从而增强抗病能力，促使疾病好转或痊愈。本模块选取了一些常见的系统疾病，通过分析疾病的临床特点，包括病因、临床表现及营养代谢变化，提出营养治疗原则及相应的营养治疗方法。

课题一 呼吸系统疾病的营养治疗

能力目标

- 能分析呼吸系统疾病的营养代谢变化。
- 能分析呼吸系统疾病营养失衡的原因。
- 能对呼吸系统疾病的营养失衡情况进行调控。

呼吸系统疾病是人类的常见病、多发病，主要病变在咽喉、气管、支气管、肺部及胸腔，轻者表现为咳嗽、咳痰、胸痛，重者可导致呼吸困难、机体缺氧甚至因呼吸衰竭而死亡。由于病原体感染、空气污染、吸烟、人口老龄化及其他因素，呼吸系统疾病发病率呈逐年上升态势。常见的呼吸系统疾病包括气管炎、支气管哮喘、肺炎、肺结核、慢性阻塞性肺疾病、肺癌等。呼吸系统功能与营养物质在细胞内的代谢、转化有密切关系。

一、支气管哮喘

案例 1

司某，男，24 岁，患支气管哮喘 19 年，3 天前因哮喘发作呼吸困难就诊，有咳嗽、咳痰症状；目前使用激素及抗生素进行治疗，呼吸困难症状缓解；有奶制品、动物皮毛过敏史。体格检查：身高 172 cm，体重 76 kg，肥胖体形，肌肉松弛。

讨论

（1）司某的营养状况如何？

（2）照护者应如何给予司某营养治疗指导？

支气管哮喘是由多种炎症细胞引起的慢性变态反应性气道炎症，表现为气道的高反应性，反复发作，可自行或经治疗缓解。支气管哮喘可发生在任何年龄，病程长，有的达数十年，近年来全球范围内发病率和死亡率有上升趋势。

1. 临床特点

（1）病因

支气管哮喘的病因尚未完全清楚，可能和遗传有关，病原菌、尘螨、真菌、动物毛发、高蛋白食物、某些药物等为诱因。另外，气候变化、运动、妊娠等也可诱发哮喘。

（2）临床表现

反复发作性呼吸困难，可伴咳嗽、咳痰、胸闷，甚至出现发绀。哮喘症状可用药物缓解或自行缓解。

（3）营养代谢变化

哮喘属于消耗性疾病，发作时会导致机体缺氧，消化系统功能减弱，体内红细胞和血红蛋白代偿性增高导致铁相对不足，过度通气导致缺水状态。若蛋白质过敏，机体摄入不足，容易导致蛋白质缺乏。

案例 1 分析

司某有长期支气管哮喘史，目前急性发作期，使用激素及抗生素治疗。对其进行营养评估：BMI（$76/1.72^2=25.6$）属于超重，体形偏胖，考虑长期使用激素类药物导致的向心性肥胖；有奶制品过敏史，有肌肉松弛现象，可能存在蛋白质摄入不足。

综合评估司某营养情况，考虑营养素失衡、蛋白质缺乏、脂肪过多。

2. 营养治疗原则

支气管哮喘营养治疗首先应排除致敏食物，加强营养，保证各种营养素的充足和平衡，尽量避免刺激性食物。对于摄入不足或不能摄入者，给予肠内营养支持治疗，如为合并重症感染者可考虑肠外营养支持治疗。

3. 营养治疗方法

（1）能量

保证每日摄入充足能量。

每日能量 = 基础能量消耗（BEE）× 活动系数 × 体温系数 × 应激系数 × 校正系数

活动系数：卧床 1.2，轻度活动 1.25，正常活动 1.3。

体温系数：38 ℃ 1.1，39 ℃ 1.2，40 ℃ 1.3，41 ℃ 1.4。

应激系数：缓解期 1.2，症状轻、中、重分别取 1.3、1.5、2.0。

校正系数：男性 1.16，女性 1.19。

（2）蛋白质

高蛋白质食物容易引起过敏反应(变态反应)，常见的易致敏食物有鱼、虾、蟹、鸡蛋、牛奶等。如果已确定某种食物会诱发哮喘发作，应避免进食。牛奶过敏者可以饮用不含牛奶蛋白和乳糖的奶粉。宜进食植物性蛋白，如豆类及豆制品。

（3）维生素

充足的维生素，特别是抗氧化营养素如维生素 A、维生素 C、维生素 E，可以清除氧自由基，减少多余的自由基对组织的损害。建议选择新鲜蔬菜、水果及植物油等以提供丰富的维生素。

（4）矿物质

需要注意补充富含铁的食物，建议选择瘦肉、动物肝脏、动物血、绿叶蔬菜等食物。微量元素硒具有抗氧化作用，建议通过食用大蒜、海带、海蜇等食物加以补充。

（5）水

注意补充水分，建议饮水量达到 2 000 mL/d。

案例 1 分析

司某需要进行营养改善治疗，其营养治疗要点如下：

根据治疗原则选择合理膳食，能量按活动系数计算，保证摄入充足；补充植物性蛋白质，避免摄入奶制品；选择富含维生素及铁、硒等矿物质的食物，保证各种营养素的充足和平衡，尽量避免刺激性食物；饮水要足量，达到 2 000 mL/d。

二、肺结核

案例 2

刘某，男，68 岁，2 个月前无明显诱因下出现咳嗽，咳白色黏液痰，自服止咳药未缓解；近 10 天以来出现乏力、低热、胸痛，医院就诊，经胸部 CT 及痰培养抗酸杆菌等检查诊断为肺结核伴感染，自病以来体重减轻。体格检查：T 37.9 ℃，P 98 次 / 分，R 25 次 / 分，BP 137/82 mmHg，身高 174 cm，体重 58 kg。

讨论

（1）刘某的营养状况如何？

（2）照护者应如何给予刘某营养治疗指导？

结核病是由结核分枝杆菌引起的慢性传染病，可发生在全身多个脏器，其中以肺结核最为常见。结核病是一种慢性、消耗性疾病，患者会出现多种营养素缺乏症状。

1. 临床特点

（1）病因

肺结核的主要病因是呼吸道结核杆菌感染，飞沫传播是其最重要的传播途径，传染源主要是排菌的肺结核患者的痰液。肺结核传染性的大小取决于痰中细菌量的多少，机体免疫力强可不发病或使病变局限，婴幼儿、老年人、慢性疾病患者、免疫抑制剂使用者都是易感人群。

（2）临床表现

呼吸系统表现为慢性咳嗽、咳痰，半数患者有不同程度咯血，可有胸痛、呼吸困难等；全身表现最常见发热，多为午后低热，部分病人有乏力、食欲减退、消瘦、盗汗等症状，如果有结核性胸膜炎、结核性腹膜炎时可出现胸水、腹水。

（3）营养代谢变化

长期疾病、低热状态会导致能量消耗、多种维生素需要量及丢失量显著增加，疾病后期出现的胸水、腹水使蛋白质大量丢失；食欲减退导致维生素、能量摄入不足；脂肪、糖代谢发生障碍，但过多摄入又易引起消化不良、食欲减退；机体铁、钙水平降低，尤其低钙不利于结核病灶修复时的钙化。

案例 2 分析

刘某患结核已 2 个月，长期咳嗽、乏力、低热，能量消耗、多种维生素需要量及丢失量显著增加，同时疾病导致食欲减退、营养素摄入不足、体重减轻，BMI（$58/1.74^2=19$）属于正常偏低。

故考虑存在营养不良。

2. 营养治疗原则

肺结核营养治疗应采用高能量、高蛋白质、适量碳水化合物、富含维生素和矿物质的多样化膳食，避免刺激性食物。无并发症者只需要正常饮食即可，不需要肠内或肠外营养支持治疗；若有严重毒血症状等影响食欲和消化功能时，可根据病情及照护对象实际情况给予肠内或肠外营养支持治疗。

3. 营养治疗方法

（1）能量

建议总能量供给为 2 500 ~ 3 000 kcal/d，或按理想体重给予 40 ~ 50 kcal/（kg·d），保证摄入充足能量。脂肪供能一般不宜过高，占全日总能量的 25%～30%。

（2）蛋白质

蛋白质摄入量为 1.5 ~ 2.0 g/（kg · d），以优质蛋白质为主，优质蛋白质占总摄入蛋白质的 50%～70%。建议选择牛奶、鱼肉、蛋、瘦肉、虾和豆制品等食物。

（3）碳水化合物

碳水化合物作为主要供能物质，摄入量一般不加限制，按照总能量 50%～60%的比例供给。

（4）维生素

维生素 A 可提高呼吸道上皮细胞修复能力，维生素 C 有利于病灶愈合，维生素 D 能促进钙的吸收，B 族维生素可以改善食欲，维生素 B_6 能减少抗结核药异烟肼的副作用。建议选择新鲜蔬菜和水果、动物肝脏、瘦肉、鱼虾、坚果等食物，以提供丰富的维生素。

（5）矿物质

钙是肺结核病灶钙化的原料，建议选择牛奶、奶制品、骨头汤、虾皮、鸡蛋黄、紫菜等含钙丰富食物。肺结核咯血者常伴有缺铁性贫血，需注意铁的补充，建议选择瘦肉、动物肝脏、动物血、绿叶蔬菜等含铁多且吸收率较高的食物。

案例 2 分析

结核病治疗过程中营养支持治疗非常重要，刘某的营养治疗要点如下：

根据治疗原则选择高能量、高蛋白质、适量碳水化合物、富含维生素和矿物质的多样化膳食；建议总能量供给保持在 2 500 ~ 3 000 kcal/d，其中蛋白质摄入量为 80 ~ 120 g/d 左右；发热期注意多补充新鲜果蔬及饮水。

三、慢性阻塞性肺疾病

案例 3

李某，女，65 岁，慢性咳嗽、咳痰 21 年，加剧 1 周就诊，有反复呼吸道感染史，无其他疾病史，被诊断为慢性喘息型支气管炎急性发作期、慢性阻塞性肺气肿。体格检查：身高 156 cm，体重 40 kg，体形消瘦。

讨论

（1）李某的营养状况如何？

（2）照护者应如何给予李某营养治疗指导？

慢性阻塞性肺疾病（Chronic Obstructive Pulmonary Disease，COPD）简称慢阻肺，是一种以持续气流受限为特征的慢性呼吸道疾病，大多由慢性呼吸道疾病如慢性支气管炎、支气管扩张发展而来，表现为气促、咳嗽、咳痰等症状，是呼吸系统最常见的慢性疾病之一，也是危害最大的呼吸系统疾病。气候变化、空气污染是慢性阻塞性肺疾病暴发的诱因，因该病导致的营养不良发生率高。

1. 临床特点

（1）病因

长期大量吸烟、反复呼吸道感染是导致慢性阻塞性肺疾病的主要原因。除此以外，长期处于粉尘、霾严重的污染环境中也会诱发该疾病。

（2）临床表现

慢性咳嗽、咳痰，胸闷喘息，进行性呼吸困难，反复呼吸道感染；后期出现食欲减退，体重减轻，合并自发性气胸，慢性呼吸衰竭，慢性心力衰竭等。

（3）营养代谢变化

长期能量与营养摄入不足、能量消耗与分解代谢增加都会导致营养素尤其是蛋白质的缺乏，表现为体重呈进行性下降等营养不良状况。

1）能量与营养摄入不足

由于疾病急性期发作、长期使用对胃肠道有刺激的药物、长期疾病状态导致进食受限或食欲减退，使得能量及营养物质摄入减少。

2）能量消耗与分解代谢增加

应激反应、感染后炎症反应可导致基础能量消耗、运动后产热、食物热效应、营养素分解代谢速率等均比正常人高。

案例 3 分析

李某患有慢性阻塞性肺疾病，有反复上呼吸道感染史，病史较长。对其进行营养评估：结合膳食调查，长期能量与营养摄入不足，其 BMI（$40/1.56^2=16.4$）属于低体重；最近一周处于急性发作期，能量消耗与分解代谢增加。

故考虑有营养不良。

2. 营养治疗原则

慢性阻塞性肺疾病营养治疗应采用高脂肪、高蛋白质、高维生素、低碳水化合物、易消化的膳食，宜少量多餐，避免辛辣和易于产气的食物。胃肠道功能正常者可通过经口进食或管饲等胃肠内营养支持补充营养；如果通过肠内营养支持不能满足营养需要或无法进行肠内营养支持者，应选择短期肠外营养支持，根据病情随时调整营养支持的途径。

3. 营养治疗方法

（1）能量

保证摄入充足能量。但肥胖者应限制能量的摄入，控制体重，以免加重呼吸系统负担。

每日能量 = 基础能量消耗（BEE）× 活动系数 × 体温系数 × 应激系数 × 校正系数

（2）蛋白质

保证摄入充足蛋白质，促进合成代谢，但要避免过度摄入，防止患者产生呼吸困难。建议蛋白质摄入量为 1.0 ~ 1.5 g/（kg · d），占全日总能量的 15% ~ 20%；在继发呼吸道感染等应激状态时，蛋白质摄入量增加至 1.5 ~ 2.0 g/（kg · d）。建议选择鱼、蛋、瘦肉、牛奶等食物。

（3）脂肪

脂肪能减少体内二氧化碳的产生，对 COPD 患者有利。但脂肪过高会引起消化不良，因此上腹部明显饱胀的患者应避免过量高脂肪饮食。脂肪供能占全日总能量的 30% ~ 35%，应激状态时可增加至 40% ~ 45%。建议选择植物油、动物性食物、花生米、核桃、芝麻等食物。

（4）碳水化合物

摄入过多的碳水化合物会引起二氧化碳的潴留，使呼吸困难症状加重。因此，碳水化合物供能以占全日总能量的 50% ~ 55%为宜，应激状态时保证占比在 40%以下。

（5）维生素和矿物质

维生素 A 可提高呼吸道上皮细胞的修复能力，维生素 E、维生素 C、硒等维生素和矿物质可提高机体免疫力，镁、钾、磷可维持呼吸肌收缩。因此，饮食中要注意补充富含上述营养素的食物，如水果、深色蔬菜、动物肝脏等。

（6）水

稳定期保证饮水 1 500 mL/d 以上，以补充水分，稀释痰液，利于咳出。急性期或伴有感染、肺源性心脏病等情况下应控制液体摄入量，防止肺水肿。

案例 3 分析

李某需要进行营养改善治疗，其营养治疗要点如下：

根据治疗原则选择高脂肪、高蛋白质、高维生素、低碳水化合物、易消化的膳食，少量多餐，避免辛辣、易产气的食物；保证充足能量，建议摄入蛋白质 1.0 ~ 1.5 g/（kg · d）；饮水量 1 500 mL/d 以上。

思考与练习

1. 简述支气管哮喘发生的原因及营养代谢变化。

2. 简述肺结核的营养治疗原则。

3. 案例：李某，男，65 岁，慢性咳嗽、咳痰 18 年，加剧 1 周就诊；有反复呼吸道感染史，日常活动后易出现气急，被诊断为慢性喘息型支气管炎急性发作期、慢性阻塞性肺气肿；体格检查：T 38 ℃，P 100 次 / 分，R 25 次 / 分，BP 137/82 mmHg，身高 168 cm，体重 54 kg，消瘦体形；无其他疾病史，有 36 年吸烟史，未完全戒除。李某现接受抗生素抗炎、激素平喘治疗，同时每天早晚使用家用制氧机进行吸氧治疗。

分析李某的营养状况。作为照护者，应该如何对李某进行营养及日常生活指导？

提示：①李某患有慢性阻塞性肺疾病，有慢性咳嗽、咳痰史，有反复上呼吸道感染史；②李某最近一周处于症状急性发作期；③对其进行营养评估，可根据 BMI、膳食调查、临床检查、实验室检查等进行综合评估，考虑是否有营养不良，若有，需要进行营养改善治疗；④营养治疗要点：根据治疗原则选择合理膳食，制定具体营养治疗方案。

课题二 消化系统疾病的营养治疗

能力目标

- 能分析消化系统疾病的营养代谢变化。
- 能分析消化系统疾病营养失衡的原因。
- 能对消化系统疾病的营养失衡情况进行调控。

消化系统疾病是一类比较常见的疾病，主要病变在食管、胃、肠、肝、胆、胰等部位，轻者表现为上腹不适、饱胀、恶心、呕吐、食欲不振、腹痛、腹泻，重者可导致呕血、便血，甚至因消化道大出血休克而死亡，其病因可能为吸烟、酗酒、饮食不洁或过量、药物、长期精神紧张等因素。常见的消化系统疾病包括消化性溃疡、肝炎、胆囊炎、胆石症、肝硬化、肠炎等。消化系统的功能是对食物进行消化和吸收，转变成机体需要的营养物质，满足生命活动的需要。因此，消化系统疾病直接影响机体的营养代谢。

一、消化性溃疡

案例 1

李某，男，63 岁，呕血伴黑便 3 天就诊。李某 3 天前出现无明显诱因呕血 3 次，每次约 500 mL，呕吐物色黑伴胃内容物，有恶心，黑蒙一次，解柏油样黑便 2 次，上腹部有隐痛，无寒战、发热、黄疸。体格检查：身高 170 cm，体重 54 kg，消瘦体形。胃镜检查：慢性萎缩性胃炎，胃底多发溃疡。

讨论

（1）李某的营养状况如何？

（2）照护者应如何给予李某营养治疗指导？

消化性溃疡是指发生在胃及十二指肠黏膜的慢性溃疡，是胃酸和胃蛋白酶对胃及十二指肠的自我消化与破坏造成的黏膜缺损。约有 10% 的人群一生中患过此病，临床中十二指肠溃疡较胃溃疡多见。十二指肠溃疡好发于青壮年，胃溃疡好发于中老年，男性患病多于女性，发作有明显季节性，病程较长。

1. 临床特点

（1）病因

消化性溃疡是对胃、十二指肠黏膜有损害的侵袭因素与黏膜的自身防御修复因素之间失衡的结果。幽门螺杆菌感染、胃酸和胃蛋白酶过多、使用一些对消化系统有影响的药物（如非甾体抗炎药、糖皮质激素等）、长期精神紧张、遗传、吸烟、饮酒、长期食用对胃肠道黏膜有损害的食物（如浓茶、浓咖啡、辛辣饮食）等都可以使胃、十二指肠黏膜发生溃疡性病变。

（2）临床表现

上腹部慢性、周期性、节律性疼痛或饥饿样不适感，或伴有饱胀、厌食、反酸、嗳气、恶心、呕吐。严重者可有呕血、黑便等消化道出血症状。

（3）营养代谢变化

长期厌食、腹痛、呕吐导致能量与营养素摄入不足，黏膜受损、消化能力减弱导致能量与营养素吸收不足，可出现体重偏轻或消瘦，多种营养素缺乏，有出血者常存在缺铁性贫血。

案例 1 分析

李某患有慢性萎缩性胃炎，胃底多发溃疡，目前有消化道出血症状，有呕吐，有黑蒙，说明有缺血或贫血；BMI（$54/1.7^2=18.7$）属于正常偏低，消瘦，通过膳食调查，有能量与营养素摄入不足，应结合临床检查、实验室检查等进行营养评估。

考虑存在营养不良、多种营养素缺乏。

2. 营养治疗原则

消化性溃疡营养治疗以减少胃酸分泌、减轻食物对胃肠黏膜的刺激、促进溃疡愈合为目的，选择营养全面的膳食，供给足够的能量，包括适量的蛋白质、脂肪、碳水化合物和充足的维生素。营养治疗应避免机械性、刺激性强的食物；饮食定时定量，少食多餐；注意食物的烹饪方法，避免煎炸、烧烤、腌制。消化性溃疡发作期选用易消化的流质、半流质膳食或软食，有并发症如出血、穿孔、梗阻需禁食者可考虑肠外营养支持治疗。

3. 营养治疗方法

（1）能量

每日保证摄入充足能量，以 25 ~ 35 kcal/（kg·d）为宜。

（2）蛋白质

蛋白质既要促进溃疡愈合，又要避免增加胃酸分泌，每日摄入量可按 0.8 ~ 1.0 g/（kg·d）给予。建议选择易消化的蛋白质食物，如豆腐、鸡蛋、瘦肉、鱼肉、牛奶等。

（3）碳水化合物

碳水化合物作为能量的主要来源，以占总能量的 55% ~ 60% 为宜。需注意，单糖、双糖（聚合度为 2 的寡糖，如蔗糖、乳糖）可刺激胃酸分泌，建议尽量少选择。

（4）脂肪

适量的脂肪能补充必需脂肪酸和促进脂溶性维生素的吸收利用，过多脂肪会导致胃酸分泌增加、胆汁返流，加剧溃疡。故脂肪每日摄入量以总能量的 25% 左右为宜。

（5）矿物质

需要注意补充富含钙、铁的食物，建议选择牛奶、豆腐、鱼肉、虾肉、瘦肉、动物肝脏等；钠盐的摄入以 3 ~ 5 g/d 为宜；有缺铁性贫血症状的，可直接服用铁剂。

（6）维生素

按居民营养素参考摄入量补充足量的维生素；如果因维生素 B_{12} 缺乏引起恶性贫血，需要补充维生素 B_{12}。

（7）膳食纤维

注意发作期适当减少膳食纤维的摄入，以降低对胃肠黏膜的损伤，如粗粮、杂粮、薯类等。

（8）水

注意水的补充，应保证 1 200 mL/d 以上。尤其是在有呕吐、出血导致的血容量不足的情况下，更要注意补水。

案例 1 分析

李某目前处于溃疡急性发作期，有消化道出血症状，伴有呕吐现象，其营养治疗要点如下：

根据治疗原则选择营养全面、能量充足的食物，包括适量的蛋白质、脂肪、碳水化合物和充足的维生素，能量摄入以 25 ~ 35 kcal/（kg · d）为宜，蛋白质 0.8 ~ 1.0 g/（kg · d），控制碳水化合物及脂肪摄入量。饮食定时定量，少食多餐。饮水 1 200 mL/d 以上，少食含膳食纤维多的食物，避免机械性、刺激性强的食物。目前宜从流质、半流质膳食逐渐过渡到软食。

二、肝炎

案例 2

田某，男，28 岁，患乙型肝炎 5 年，劳动后常感乏力，食欲减退，无发热、黄疸。体格检查：T 36.8 ℃，P 80 次 / 分，R 18 次 / 分，BP 116/78 mmHg，身高 174 cm，体重 59 kg，轻度脂肪肝。

讨论

（1）田某的营养状况如何？

（2）照护者应如何给予田某营养治疗指导？

肝炎是由多种原因引起的，以肝细胞炎症和肝细胞坏死为主的全身性疾病，以病毒性多见，持续 6 个月以上称为慢性肝炎。少部分肝炎会发展为肝硬化甚至肝癌。目前在我国肝炎的发病率高，治疗以饮食营养支持为主。

1. 临床特点

（1）病因

肝炎主要由肝炎病毒引起，乙型肝炎病毒感染是最常见的病因。另外，长期饮酒、药物损伤、营养不良等也是引起肝炎的重要原因。

（2）临床表现

乏力、食欲减退、恶心、呕吐、肝肿大、肝功能异常，部分可有黄疸、发热，严重者可发展为肝硬化，表现为低蛋白血症、腹水、胸腔积液、上消化道出血、凝血功能下降等，甚至肝衰竭。

（3）营养代谢变化

由于疾病导致肝细胞损害、肝细胞水肿或坏死，患者可发生多种营养素代谢障碍，尤其是患慢性肝炎者。

1）能量及糖代谢障碍

糖利用率下降、糖耐量下降、胰岛素抵抗和胰高血糖素升高，易引起高血糖、脂肪肝、肥胖、高血脂。

2）蛋白质代谢障碍

蛋白质合成能力下降，易导致低蛋白血症；凝血因子合成障碍，可出现出血倾向、血氨升高。

3）脂肪代谢障碍

甘油三酯升高，易发生脂肪肝。

4）维生素、盐代谢障碍

维生素 A、B、C、D、E、K 等缺乏，低钠、低钾、低钙。

案例 2 分析

田某患乙型肝炎已 5 年，活动后易乏力、食欲不佳，BMI($59/1.74^2=19.4$) 属于正常偏低，考虑存在能量、营养摄入不足。应对其进行膳食调查，并结合临床检查、实验室检查等综合评估营养代谢的变化情况。

考虑存在营养不良、脂肪肝。

2. 营养治疗原则

目前肝炎治疗以休息静养、饮食及营养支持治疗为主。饮食及营养支持治疗的目的是通过减轻肝脏负担，防止肝功能进一步恶化，提供足够的能量和营养素改善营养状况，促进肝细胞修复，纠正营养不良。建议以高蛋白、高维生素、适当能量饮食为原则，禁食油炸、刺激性、腌制、熏烤食物，禁食酒类。

3. 营养治疗方法

（1）能量

每日总能量建议 25 ~ 30 kcal/(kg · d)，既要保证能量供给，又要防止能量过剩增加肝脏负担。

（2）蛋白质

建议每日蛋白质摄入量为 1.5 ～ 2.0 g/（kg · d），占总能量的 15%，以优质蛋白质为主。注意过高蛋白质会增加肝脏负担。

（3）碳水化合物

碳水化合物按照总能量的 60% ～ 70%供给，每日约 300 ～ 400 g，过少易在饥饿或进食不够时发生低血糖，过多易形成脂肪肝。建议选择大米、小米、赤豆等谷类食物，避免摄入过多糖和甜食。

（4）脂肪

脂肪适量供给，以占总能量 20% ～ 25% 为宜，对脂肪肝和高脂血症者要限制脂肪摄入。

（5）维生素和矿物质

按照居民膳食参考摄入量适当增加维生素和矿物质的补充，建议选择绿叶蔬菜、水果、番茄、胡萝卜、动物肝脏、乳类等富含维生素及矿物质的食物。

案例 2 分析

肝炎治疗主要是营养支持治疗，田某长期处于疾病状态，营养素摄入不足、多种营养素代谢障碍，其营养治疗要点如下：

根据治疗原则选择高蛋白、高维生素、适当能量食物。建议能量摄入 25 ～ 30 kcal/（kg · d），蛋白质 1.5 ～ 2.0 g/（kg · d），以优质蛋白质为主，碳水化合物控制在 300 ～ 400 g/d，限制脂肪摄入。选择富含维生素和矿物质的食物。

思考与练习

1. 简述消化性溃疡患者日常饮食的注意事项。

2. 简述肝炎的常见临床表现。

3. 案例：钱某，男，25 岁，因发热、食欲减退、恶心 3 周、皮肤巩膜黄染 1 周就诊，自发病以来无发冷寒战、咳嗽咳痰症状，有乏力、恶心欲吐、右上腹不适，大便正常，尿色偏黄，体重无明显变化。体格检查：T 37.5 ℃，P 82 次 / 分，R 20 次 / 分，BP 122/78 mmHg，身高 176 cm，体重 68 kg。经实验室检查，临床诊断为急性病毒性肝炎。

试分析钱某的营养状况。作为照护者，应该如何对钱某进行营养及日常生活指导？

提示：①钱某患急性病毒性肝炎，有发热、乏力、食欲减退、恶心欲吐，应考虑是否有能量消耗增加、摄入减少；②钱某自发病以来，大便正常，尿色偏黄，体重无明显变化，身高 176 cm，体重 68 kg，计算 BMI，应考虑是否处于正常范围、是否有营养失衡；③可根据 BMI、膳食调查、临床检查、实验室检查等进行综合评估，考虑在急性肝炎发作期需要进行何种营养改善治疗；④营养治疗要点：根据肝炎治疗原则选择合理膳食，制定具体营养治疗方案。

课题三 心血管和血液系统疾病的营养治疗

能力目标

- 能分析心血管和血液系统疾病的营养代谢变化。
- 能分析心血管和血液系统疾病营养失衡的原因。
- 能对心血管和血液系统疾病的营养失衡情况进行调控。

心血管疾病是人类的常见病、多发病，人口老龄化趋势使心血管患病率处于持续上升阶段。心血管疾病主要表现有胸闷、胸痛、心悸、头晕、心源性呼吸困难等。血液系统疾病与不良饮食习惯、药物与化学物质、电离辐射、病毒感染、遗传因素等有关，其中不良饮食习惯是导致各类营养性贫血的主要原因之一。血液系统疾病主要表现为出血或出血倾向、贫血、发热、骨及关节疼痛。常见的心血管和血液系统疾病包括高血压、冠状动脉粥样硬化性心脏病、病毒性心肌炎、心肌病、缺铁性贫血、巨幼红细胞性贫血、过敏性紫癜、白血病等。

一、高血压

案例 1

李某，男，65 岁，反复头痛头晕加重 5 天就诊，有高血压病史 15 年，络活喜片 1 片一日一次口服；喜食肉类及腌制食品，尤其咸肉、咸鱼、咸菜，每日饮白酒 4 两；平时不喜欢运动。体格检查：BP 160/102 mmHg，身高 172 cm，体重 80 kg，体形肥胖。

讨论

（1）李某的营养状况如何？

（2）照护者应如何给予李某营养治疗指导？

高血压是常见的心血管疾病，分为原发性和继发性两大类。原发性高血压是以体循环动脉血压持续升高为主要临床表现的综合征，约占所有高血压患者的 95%。继发性高血压是指由某些明确而独立的疾病引起的血压升高，约占所有高血压患者的 5%。高血压定义为在未使用降压药的情况下，收缩压≥ 140 mmHg 和（或）舒张压≥ 90 mmHg。近年来，高血压的患病率逐年上升。高血压对心、脑、肾、眼等器官都会造成损害，严重影响生存质量，因此高血压的防治任务非常艰巨。

1. 临床特点

（1）病因

一般认为原发性高血压的病因中遗传因素占 40%、环境因素占 60%。环境因素主要有膳食钠的过量摄入、低钾低钙饮食、高脂饮食、吸烟饮酒、超重肥胖、能量过剩、精神刺激等。

（2）临床表现

早期多无症状，随着血压持续增高，可出现头痛、头晕、眩晕、心悸、耳鸣、颈项疼痛等症状，长期可并发心、脑、肾、眼的病变。

（3）营养代谢变化

高血压患者常伴有超重或肥胖，能量、脂肪胆固醇、钠摄入过多容易出现胰岛素抵抗及糖脂代谢异常、能量过剩，同时钾、钙、镁摄入偏低也会引起血压增高。

案例 1 分析

李某有高血压病史 15 年，体形偏胖，BMI（$80/1.72^2=27$）属于超重，其日常饮食喜食肉类及腌制食品，平时不喜欢运动，考虑脂类、食盐摄入过多。

综合评估李某的营养状况，考虑存在营养失衡、营养过剩。

2. 营养治疗原则

高血压营养治疗应控制能量摄入，控制体重，低脂低盐，适量优质蛋白质，戒烟限酒，补充膳食纤维。无并发症者只需要正常饮食即可，不需要肠内或肠外营养支持治疗。

3. 营养治疗方法

（1）能量

正常体重的高血压患者按体力活动强度摄入能量，超重或肥胖者根据其理想体重摄入能量 20 ~ 25 kcal/（kg · d）。合理安排三大产能营养素的比例。

（2）蛋白质

蛋白质提供能量占总能量的 15% ~ 20%。建议摄入大豆及其制品，因大豆蛋白能降低血浆胆固醇水平。猪肉蛋白质含量低而脂肪含量高，建议用鱼肉、鸡肉、兔肉、牛肉等代替部分猪肉。

（3）脂肪

脂肪提供能量不超过总能量的 25%。减少肥肉、动物内脏、动物油、油煎油炸食品等高能量高脂肪食物的摄入。鱼类含不饱和脂肪酸，有防止血栓和降低血脂的作用，可适当增加摄入。

（4）碳水化合物

碳水化合物提供能量占总能量的 60% ~ 65%。建议选择粗粮、杂粮、蔬菜、水果等以保证碳水化合物的摄入量，减少糖果、含糖饮料、甜点等单糖、果糖的摄入。

（5）矿物质

限制钠盐的摄入，每人每日食盐不超过 6 g。少食咸鱼、咸肉、咸菜等腌制食品及其他过咸食物。少食发面做的主食，因发面中加入的小苏打含有钠。注意加工食品中的食盐，如方便食品、快餐食品、罐头食品和各种熟食品。

钾能对抗钠引起的高血压，建议选择豆类、花生、绿叶菜、香蕉、橘子、桃等含钾丰富的食物。钙离子与血管的收缩和舒张有关，还有利尿降压的作用，建议选择奶及奶制品、豆类、虾皮、紫菜等含钙量高的食物。镁离子缺乏时可引起血管收缩、血压增高，建议选择富含镁离子的食物如菠菜、香菇、桂圆等。

案例 1 分析

李某为高血压患者，日常膳食结构不合理，需要进行营养改善治疗，其营养治疗要点如下：

根据治疗原则选择低脂低盐、适量优质蛋白质膳食。按 BMI，理想体重为 70 kg 左右，建议能量摄入 1 400 ~ 1 750 kcal/d，其中蛋白质占 15% ~ 20%，多选择豆类蛋白质，脂肪不超过 25%，摄入食盐量 6 g/d 以下，限酒，补充膳食纤维。

二、冠状动脉粥样硬化性心脏病

案例 2

王某，男，66 岁，因反复胸痛胸闷 2 年，复发加重 1 天就诊，冠脉 CT 等检查后诊断为冠状动脉粥样硬化性心脏病。王某长期服用相关药物治疗，有高血压病史；喜食肉食，蔬菜水果进食不多；抽烟 20 年，每天 1 包，偶尔少量饮酒。体格检查：BP 149/96 mmHg，身高 173 cm，体重 78 kg。

讨论

（1）王某的营养状况如何？

（2）照护者应如何给予王某营养治疗指导？

冠状动脉粥样硬化性心脏病是指冠状动脉粥样硬化导致血管腔狭窄或阻塞，和（或）因冠状动脉功能性改变（痉挛）导致心肌缺血缺氧或坏死而引起的心脏病，简称冠心病，心绞痛和心肌梗死都属于其临床分型。冠心病是一个全球性的健康问题，是猝死的主要原因之一，多见于 40 岁以上人群，男性高于女性，脑力劳动者多见。

1. 临床特点

（1）病因

血脂异常是导致动脉粥样硬化最重要的危险因素，其他主要的危险因素包括高血压、吸烟、糖尿病和糖耐量异常等，次要的危险因素有肥胖、高脂高胆固醇饮食、缺少体力活动、遗传因素等。

（2）临床表现

主要为发作性胸痛、闷塞或濒死感、血压升高、心律失常，其他有头晕、胸闷、心悸、气急或呼吸困难等。

（3）营养代谢变化

冠心病患者常有以下情况：能量、脂肪、胆固醇摄入过多；超重或肥胖；脂蛋白代谢障碍，总胆固醇和低密度脂蛋白升高，高密度脂蛋白降低；糖代谢增强，细胞内 ATP 增加，脂肪合成增加。

案例 2 分析

王某患有冠状动脉粥样硬化性心脏病，有高血压病史，对其进行营养评估，BMI（$78/1.73^2=26$）属于超重，饮食结构不合理，肉食多，蔬菜水果少。

综合评估王某的营养情况，考虑存在营养失衡、营养过剩。

2. 营养治疗原则

冠心病营养治疗应控制能量的摄入，保持理想体重，选择低盐低脂低胆固醇、适量蛋白质及碳水化合物，补充充足的膳食纤维，戒烟禁酒，少量多餐，避免暴饮暴食。冠心病患者一般经口进食即可；急性心肌梗死起病后 4 ~ 12 小时内给予流质膳食，以减轻胃扩张；危重患者需要提供肠内或肠外营养支持治疗。

3. 营养治疗方法

（1）能量

总能量要适合性别、年龄、身体活动强度和生理代谢特点，建议摄入量在 25 ~ 30 kcal/（kg · d），严禁能量摄入过多。合理安排三大产能营养素的比例。

（2）蛋白质

蛋白质提供能量占总能量的 15% ~ 20%。增加植物性蛋白质的摄入量，占比过半。建议选择全谷物、薯类、大豆及豆制品等。瘦肉中脂肪含量低，可适当增加摄入。

（3）碳水化合物

碳水化合物提供能量占总能量的 50% ~ 65%。建议选择粗粮、蔬菜、水果等纤维素高的食物，少用单糖、双糖等精制糖。

（4）脂肪

脂肪提供能量不超过总能量的 25%，限制饱和脂肪酸和反式脂肪酸的摄入，每日胆固醇摄入量应限制在 200 mg 以下。禁食动物内脏、肥肉及煎炸食品，烹调宜用植物油。鱼类富含多不饱和脂肪酸，而且肉质嫩易于消化，对预防血脂异常和心脑血管疾病有一定作用，可增加食用量。

（5）维生素

维生素 C、维生素 E 等抗氧化剂可改善心肌代谢，建议选择绿叶蔬菜、豆类、坚果、橘子等。

（6）矿物质

限制钠盐的摄入，每日钠盐摄入一般控制在 5 g 以下，少吃咸鱼、咸肉、腊肉及腌制食物。建议选择牛奶、酸奶、豆制品等补充钙的摄入。镁对缺血性心肌有保护作用，建议选择富含镁离子的食物如小米、豆制品、菠菜等。

（7）膳食纤维

膳食纤维可降低胆固醇，每日摄入 25 ~ 30 g，建议选择新鲜蔬菜和水果、薯类、全谷物等。

案例 2 分析

冠心病防治过程中营养治疗非常重要，可减少再发。王某患冠心病，有高血压病史，喜食肉食，蔬菜、水果进食少，营养搭配不合理，又抽烟喝酒，需要调整膳食改善营养。其营养治疗要点如下：

根据治疗原则选择低盐低脂低胆固醇、适量蛋白质及碳水化合物膳食，少量多餐。控制能量的摄入，根据 BMI，理想体重为 71 kg 左右，建议能量摄入 1 700 ~ 2 100 kcal/d，蛋白质以植物性蛋白质为主，脂肪不能超过 25%，胆固醇摄入量应限制在 200 mg/d 以下，食物要富含膳食纤维、钙、镁，钠盐摄入 5 g/d 以下，戒烟禁酒。

三、贫血

案例 3

陈某，女，35 岁，头晕乏力 1 年余，加重伴活动后心慌 1 周就诊，近 1 年来月经期延长，量多，诊断为缺铁性贫血，无其他疾病史。体格检查：身高 160 cm，体重 44 kg，体形消瘦。实验室检查：血红蛋白 65 g/L，平均红细胞体积 71 fl，平均血红蛋白浓度 30%，血清铁蛋白 10.5 μg/L。

讨论

（1）陈某的营养状况如何？

（2）照护者应如何给予陈某营养治疗指导？

贫血是指单位容积周围血液中血红蛋白浓度、红细胞计数和（或）血细胞比容低于正常值低限的一种常见临床症状。缺铁性贫血是各类贫血中最常见的一种，以生长发育期儿童和育龄妇女多见。以下以缺铁性贫血为例进行相关营养治疗讨论。

1. 临床特点

（1）病因

缺铁性贫血主要由铁需要量增加而摄入量不足、铁吸收不良、铁丢失过多导致。育龄妇女、婴儿、生长发育期儿童等人群铁需要量增加而摄入量不足是妇女儿童缺铁性贫血的主要原因，消化道疾病、妇女月经过多等是铁吸收不良或慢性失血导致铁丢失过多的主要原因。

（2）临床表现

一般症状有面色苍白、耳鸣、头晕、头痛、乏力、心悸、气促等。神经系统表现为易激惹、注意力不集中、发育迟缓等。组织缺铁表现为毛发皮肤无光泽、指甲扁平、口角炎等。

（3）营养代谢变化

缺铁性贫血常伴有能量与营养素摄入不足或能量与营养素丢失过多导致的营养不良，如蛋白质缺乏，矿物质缺乏或需求增加，尤其铁、钙、锌，维生素缺乏或需求增加等。

案例 3 分析

陈某患有缺铁性贫血，长期慢性失血，能量与营养素丢失过多，体形消瘦，BMI（$44/1.6^2=17$）属于低体重，需结合临床检查、实验室检查综合评估其营养状况。

考虑存在营养失衡、营养不良。

2. 营养治疗原则

贫血营养治疗应摄入高铁物质、充足的蛋白质和碳水化合物、丰富的维生素、适量的膳食纤维，避免摄入干扰铁吸收的食物。贫血者一般经口进食即可，如果肠道严重吸收不良，可考虑肠外营养支持。

3. 营养治疗方法

（1）能量

能量摄入应满足机体正常需要，一般摄入量为 30 ~ 35 kcal/（kg · d）。

（2）蛋白质

蛋白质是合成血红蛋白的原料，还可促进铁的吸收，要保证摄入充足蛋白质，建议摄入量 1.5 ~ 2.0 g/（kg · d）。注意优质蛋白质的摄入，建议选择鱼、蛋、瘦肉等食物。

（3）脂肪

脂肪供能占全日总能量的 20% ~ 25%。

（4）碳水化合物

为保证蛋白质的利用和储存，建议碳水化合物以每天摄入 400 ~ 500 g 为宜。

（5）矿物质和维生素

增加铁的摄入，建议选择含铁丰富且容易吸收的食物，如肉、鱼、动物内脏、动物血、蛋黄、木耳等。维生素 C 能促进铁的吸收，建议选择新鲜蔬菜和水果，如韭菜、青菜、柑橘、柚子等。

（6）避免不利于铁吸收的食物因素

摄入过多的膳食纤维会与铁离子结合形成铁盐影响铁吸收，因此膳食纤维摄入应适量。浓茶和咖啡中的鞣酸与铁结合，会妨碍铁的吸收，应避免同时进食。

案例 3 分析

陈某患缺铁性贫血，体形消瘦，有营养不良现象，其营养改善治疗要点如下：

根据治疗原则选择高铁物质、充足的蛋白质和碳水化合物、丰富的维生素、适量的膳食纤维，避免摄入会干扰铁吸收的食物。能量摄入 30 ~ 35 kcal/（kg · d），蛋白质 1.5 ~ 2.0 g/（kg · d），保证优质蛋白质摄入，碳水化合物摄入以 400 ~ 500 g/d 为宜，增加富含铁、维生素 C 的食物摄入，避免摄入过多膳食纤维。

思考与练习

1. 简述冠状动脉粥样硬化性心脏病发生的病因及营养治疗原则。

2. 简述缺铁性贫血的营养治疗方法。

3. 案例：张某，男，66岁，高血压病史10年，最高血压165/105 mmHg；喜肉食及煎炸食物，蔬菜进食少，饮食偏咸辣；平时应酬多，每日平均饮白酒半斤，每日抽烟1包；平时活动量不大；身高170 cm，体重78 kg，体形肥胖。

试分析张某的营养状况。作为照护者，应该如何对张某进行营养及日常生活指导？

提示：①张某患有高血压，体形肥胖，BMI属于超重；②张某抽烟喝酒，喜肉食及煎炸食物，蔬菜进食少，饮食口味偏重，活动量少；③对其进行营养评估，根据BMI、膳食调查、临床检查、实验室检查等进行综合评估，考虑存在饮食营养搭配不合理，需要进行营养治疗；④营养治疗要点：根据治疗原则选择合理膳食，制定具体营养治疗方案。

课题四
泌尿系统疾病的营养治疗

能力目标

- 能分析泌尿系统疾病的营养代谢变化。
- 能分析泌尿系统疾病营养失衡的原因。
- 能对泌尿系统疾病的营养失衡情况进行调控。

泌尿系统主要由肾脏、输尿管、膀胱、尿道组成，具有分泌尿液、排泄代谢产物、调节水和电解质平衡、调节酸碱平衡、分泌激素调节内分泌等功能。常见的泌尿系统疾病有急慢性肾小球肾炎、泌尿系统结石、急慢性肾功能衰竭、肾病综合征、尿路感染等，临床多表现为乏力、食欲减退、腰痛、尿频尿急、血尿、蛋白尿等。泌尿系统疾病易引起营养素代谢紊乱、营养失衡，而营养失衡又直接影响泌尿系统功能的恢复、并发症的发生和预后。

一、肾炎

案例 1

金某，男，34 岁，因反复眼睑及双下肢水肿 1 年，加剧 1 周就诊，水肿晨起明显，无心慌、胸闷、呼吸困难、尿频、尿急、尿痛，诊断为慢性肾小球肾炎。体格检查：BP 150/100 mmHg，身高 172 cm，体重 57 kg。实验室检查：尿常规白细胞 ++，红细胞 +，24 小时尿蛋白 1.5 g，肾功能正常。

讨论

（1）金某的营养状况如何？

（2）照护者应如何给予金某营养治疗指导？

肾炎是由多种原因引起的免疫介导的、炎症介质参与的肾脏疾病，分为原发性和继发性两大类。常见的肾炎有急性肾小球肾炎、慢性肾小球肾炎、急性肾盂肾炎、慢性肾盂肾炎、急进性肾小球肾炎等。肾炎临床表现多种多样，病程长短不一，治疗目前大多无特效方法，主要对症治疗。

1. 临床特点

（1）病因

细菌、病毒、某些药物、异种血清等外源性抗原及免疫球蛋白、肿瘤抗原等内源性抗原引起抗原抗体反应；继发于其他疾病，如红斑狼疮、过敏性紫癜、高血压、糖尿病等。

（2）临床表现

临床表现主要有蛋白尿、血尿、水肿、高血压、肾功能减退，及全身症状如乏力、腰痛、食欲减退等。慢性肾炎一般早期症状不明显，病程发展缓慢；也有发展迅速的情况，起病后数月至数年进入肾功能衰竭期。长期疾病者可能出现贫血、眼底病变，常见并发症有心脏损害（如心律失常、心衰）和感染。

（3）营养代谢变化

多种营养素代谢紊乱，胃肠道吸收功能下降，易造成营养不良；持续蛋白尿、血尿易导致低蛋白血症、贫血；水肿易导致水、钠、钾、磷潴留；膳食受限制易引起维生素 A、B、C、D、E 缺乏，叶酸缺乏；贫血易导致缺铁。肾功能减退时，蛋白质和氨基酸代谢以血液中必需氨基酸水平下降、非必需氨基酸水平增高为特点。

案例 1 分析

金某患有慢性肾小球肾炎，病史 1 年，有高血压、水肿，BMI（$57/1.72^2=19.2$）属于正常偏低，实验室检查有血尿、蛋白尿、白细胞，需要通过膳食调查（是否营养素摄入不足）、临床检查、实验室检查（可测定体脂比、血生化）等综合评估其营养情况。

目前考虑存在营养失衡、贫血、蛋白质缺乏。

2. 营养治疗原则

肾炎营养治疗应选择优质低蛋白、低盐、低磷饮食，控制水摄入。在保证营养素摄入、保证机体新陈代谢需要的同时，不增加肾脏代谢负担，特别是对蛋白质和水摄入的控制，可以减轻肾脏的负担，防止或延缓肾功能进一步恶化，改善肾功能，改善临床症状，防治并发症，以利于缓解病情和促进康复。如果饮食不能给予充足营养，可以考虑肠内或肠外营养支持，通过口服、管饲或静脉给予。

3. 营养治疗方法

（1）能量

急性肾炎患者建议休息或卧床，故每日摄入能量不宜高，以 25 ~ 30 kal/(kg·d) 为宜。慢性肾炎患者每日总能量应根据体重、活动强度、生理状况进行相应调整，建议摄入量为 30 ~ 35 kal/（kg · d）。

（2）蛋白质

结合病情制定蛋白质的摄入量。原则上选择优质蛋白质为主，优质蛋白质占摄入蛋白质的 60% 以上，建议选择牛奶、鸡蛋、鱼、虾、瘦猪肉等或大豆蛋白。肾功能正常或尿中蛋白少量的，蛋白质摄入量 1.0 g/（kg · d）；肾功能异常、水肿、高血压的，要限制蛋白质摄入，蛋白质摄入量 0.6 ~ 0.8 g/（kg · d）左右；尿中尿素氮超过 21.42 mmol/L，蛋白质摄入量控制在 0.4 ~ 0.6 g/（kg · d）；一旦肾功能接近正常，逐步加量至 0.8 ~ 1.0 g/(kg · d)。蛋白质摄入量平均分配在全日数餐(3 ~ 5 餐)供给。

（3）碳水化合物

碳水化合物是主要的供能物质，约占总能量的 60% ~ 70%。当肾功能异常限制蛋白质摄入时，应适当提高碳水化合物摄入量。建议选择麦淀粉、藕粉、土豆、山药、南瓜、番薯等食物。

（4）脂肪

脂肪摄入量控制在总能量的 20% ~ 30% 以内，高胆固醇者每日胆固醇摄入应少于 200 mg，高血压者适当限制动物脂肪摄入。可选择富含不饱和脂肪酸的食物，少食煎炸食物。

（5）维生素和矿物质

每日保证摄入充足的维生素，建议选择新鲜的各色蔬菜、水果，以提供丰富的维生素 A、B、C、D、E 等，有贫血的补充含铁、叶酸丰富的食物。

肾炎者原则上低盐饮食，钠摄入量 2 ~ 3 g/d，包括一切含钠食物，如食盐、调味剂、营养添加剂等，避免摄入高钠食物，如咸菜、咸蛋、榨菜、腐乳、加碱面食等；对水肿严重者，建议短期内无盐饮食，钠摄入量 < 500 mg/d，建议选择低

钠食物，如大米、小米、豆类、禽肉、梨、葡萄、西瓜等；有高钾血症者建议限制钾摄入，避免食用含钾高的食物，如鲜蘑、香菇、香蕉、橘子等，或采用焯水的方法去除蔬果的部分钾；血磷高者建议限制磷的摄入，推荐磷摄入量600 ~ 800 mg/d，避免食用高磷食物，如海带、紫菜等。

（6）水

肾炎者应控制每日水的摄入量，按前一日 24 小时尿量加 500 ~ 1 000 mL（包括食物及静脉输入量）的量摄入水，水肿严重或少尿者每日水摄入量控制在 1 000 mL 以内。

案例 1 分析

金某患病时间较长，目前实验室检查有蛋白尿、血尿，考虑肾功能减退，有低蛋白血症、贫血，有水肿，给予营养治疗时要注意营养素摄入的量。其营养治疗要点如下：

根据治疗原则选择优质低蛋白、低盐、低磷饮食。目前能量摄入 25 ~ 30 kal/（kg·d）为宜。其中蛋白质控制在 0.6 ~ 0.8 g/（kg·d），全日平均分配，肾功能正常后再增加蛋白质摄入量。限制脂肪摄入，限制钠盐摄入量 2 ~ 3 g/d。如果有高钾、高磷，要限制相应的食物摄入。严格控制水的摄入，以前一日尿量增加不超过 1 000 mL 计算。

二、肾结石

案例 2

章某，男，52 岁，货车司机，左肾结石 1 年，腰痛半天就诊；1 年前因腹痛血尿被诊断为左肾结石，经输液治疗疼痛缓解，1 年来未复发；日常喜食肉类、动物内脏，蔬菜、水果摄食较少。体格检查：T 36.8 ℃，P 86 次 / 分，R 25 次 / 分，BP 120/76 mmHg，身高 173 cm，体重 88 kg。实验室检查：尿常规白细胞 +，红细胞 +++，B 超左肾结石。

讨论

（1）章某的营养状况如何？

（2）照护者应如何给予章某营养治疗指导？

肾结石是指发生在肾脏部位的结石，男性发病率高于女性，常见的种类有尿酸结石、磷酸钙结石、草酸钙结石、胱氨酸结石等，其中以钙性结石最常见，占肾结石患者的 90% 左右。

1. 临床特点

（1）病因

尿中矿物质过饱和是肾结石形成的关键因素。自然环境因素、遗传、代谢异常、营养与饮食习惯、泌尿系统疾病（如慢性尿路感染）、其他疾病（如甲状腺功能亢进症）、瘫痪长期卧床、用药不当（如维生素 D 过量）等引起高钙尿症、高钙血症、高尿酸尿症等均可导致肾结石。

（2）临床表现

腰痛或腹痛，呈钝痛、隐痛或刀割样绞痛，疼痛可向腰、腹、大腿内侧放射，可突然发作，或突然终止或缓解；有血尿或脓尿；可伴恶心、呕吐、面色苍白、出冷汗，严重者血压下降。

（3）营养代谢变化

肾结石患者因病因不同，其营养代谢变化也有所不同。尿酸结石患者多有肥胖、营养过剩现象，钙结石患者多有血钙、尿钙升高现象。

案例 2 分析

章某有左肾结石史，目前属于急性发作期，对其进行营养评估，BMI（$88/1.73^2=29$）属于肥胖；日常喜食肉类、动物内脏，蔬菜、水果摄食较少，饮食结构不合理；工作特点为长期久坐，运动少，代谢消耗低，饮水少。

综合评估章某的营养代谢情况，考虑存在营养失衡、营养过剩。

2. 营养治疗原则

肾结石营养治疗基本原则是多饮水、根据结石性质调节尿液酸碱度、限制相应营养素摄入、促进结石排出以防止结石再发生。肾结石的营养治疗以饮食为主，一般不需肠内或肠外营养支持。

3. 营养治疗方法

（1）能量

每日总能量按常规给予，建议摄入量 30 ~ 35 kal/（kg · d）为宜。肥胖、营养过剩者限制能量供给，以减轻体重。

（2）脂肪

脂肪供能一般不宜过高，占全日总能量的 20%～25%。

（3）蛋白质

由于尿酸主要是含氮物质在体内的代谢产物，所以尿酸结石患者蛋白质每日摄入量需要控制，建议为 0.8 ～ 1.0 g/（kg · d）。

（4）碳水化合物

碳水化合物作为主要供能物质，摄入量一般不加限制，按照总能量 60%～65%的比例供给。

（5）维生素和矿物质

肾结石患者，维生素按正常人体所需摄入。含钙结石患者，需要低钙、低磷饮食，建议钙摄入量＜ 0.7 g/d，磷摄入量＜ 1.3 g/d；限制牛奶、干酪、大豆、紫菜、虾皮等含钙丰富食物，以及动物蛋白、内脏、海带、干豆等含磷丰富食物的摄入。

（6）水

多饮水是防治肾结石的重要措施，饮水量 >2 500 mL/d，使尿量 >2 000 mL/d。

此外，建议增加蔬菜、水果摄入量，减少动物性食物摄入，避免摄入内脏、肉汤、沙丁鱼、豆类、菜花等高嘌呤食物。

案例 2 分析

肾结石治疗过程中营养支持非常重要。章某存在营养失衡、营养过剩，其营养改善治疗要点如下：

根据治疗原则及结石性质选择合理膳食，限制相应营养素摄入。建议能量摄入 30 ～ 35 kal/（kg · d）左右，蛋白质控制在 0.8 ～ 1.0 g/（kg · d）。选择低钙、低磷饮食，建议钙摄入量 <0.7 g/d，磷摄入量 <1.3 g/d。饮水量 >2 500 mL/d。

三、慢性肾功能衰竭

案例 3

成某，男，40 岁，5 年前因眼睑浮肿就诊，尿常规白细胞 ++，红细胞 +++，诊断为肾炎，给予激素等药物治疗，症状有所好转，反复尿常规检查白细胞 + ~ ++，红细胞 + ~ +++ 而自行停药；1 年前开始夜尿增多，食欲不佳；1 周前出现头晕、颜面及双下肢浮肿。体格检查：BP 158/95 mmHg，P 90 次 / 分，身高 175 cm，体重 58 kg。实验室检查：血尿素 9 mmol/L，肌酐 157 mmol/L，GFR 38 mL/min。

讨论

（1）成某的营养状况如何？

（2）照护者应如何给予成某营养治疗指导？

慢性肾功能衰竭是指由各种原因引起的慢性进行性肾实质损害，进而出现氮质血症、代谢紊乱和各系统受累等一系列临床症状的综合征。

1. 临床特点

（1）病因

各种慢性肾脏疾病尤其肾小球肾炎、其他泌尿系统疾病、心血管疾病、糖尿病、免疫性疾病、先天性异常因素、药物中毒等都可导致肾功能减退，随疾病的进展，健存肾单位逐渐减少，肾功能走向失代偿阶段。

（2）临床表现

早期仅原发病症状，随着病情的进展出现如下症状：代谢障碍、氮质血症，如夜尿、多尿、少尿或无尿、水肿等；多系统功能紊乱表现，如心血管系统、消化系统、血液系统、神经系统、呼吸系统、运动系统及皮肤等功能紊乱；食欲差、高血压、心包炎、恶心、呕吐、贫血、出血、乏力、头痛、记忆力减退、意识障碍，甚至昏迷、肺炎或胸膜炎、骨质疏松、皮肤干燥脱屑、色素沉着、易感染等。

（3）营养代谢变化

营养素代谢、吸收、排泄障碍易导致高血糖、低蛋白血症、高血脂，以及水、电解质和酸碱平衡失调（如低钠、低钾或高钾、高磷、高镁、低钙、代谢性酸中毒等）。

案例 3 分析

成某患有慢性肾炎，病史较长，有高血压，BMI（$58/1.75^2=18.9$）属于正常偏低，食欲减退，有营养素、能量摄入不足。临床检查、实验室检查显示肾功能减退。

考虑存在营养失衡、营养不良，需进一步检查血糖、血脂及血生化情况。

2. 营养治疗原则

积极治疗原发疾病，维持水、电解质、酸碱平衡，改善机体营养状况，增加抵抗力，阻止潜在代谢产物蓄积，延缓肾衰竭的进展，推迟开始透析的时间，减轻症状，改善生活质量，减少并发症，提高生存率。先饮食营养治疗，一旦饮食治疗不能提供充足营养，应考虑肠内或肠外营养支持。

3. 营养治疗方法

（1）能量

保证摄入充足能量。每日摄入总能量根据标准体重、生理条件、活动强度而定，建议摄入量 30 ~ 35 kal/（kg · d）。

（2）蛋白质

低蛋白饮食，建议蛋白质摄入量为 0.8 ~ 1.0 g/（kg · d），其中优质蛋白质占 50% ~ 60%，宜选择牛奶、鸡蛋、瘦肉等。严重肾功能衰竭患者，蛋白质摄入量限制在 0.6 g/（kg · d）以内。血液透析治疗的患者，蛋白质供给量可提高到 1.2 g/（kg · d）。

（3）脂肪

低脂饮食，减少饱和脂肪酸和胆固醇摄入，饱和脂肪酸供能不超过总能量的 7%，胆固醇摄入 < 200 mg/d。

（4）碳水化合物

碳水化合物作为主要供能物质，摄入量占总能量的 60% ~ 70%。当限制蛋白质摄入时，应提高碳水化合物摄入量，以满足需求。可选择低蛋白淀粉作为主食，如麦淀粉、玉米淀粉、藕粉、粉皮、山药等。

（5）维生素和矿物质

补充充足的维生素，建议选择新鲜且富含维生素的各色蔬菜、水果，有贫血的补充含铁、叶酸的食物。使用透析疗法时，需注意防止维生素的缺失。

肾衰竭者原则上低钠饮食，钠摄入量 2 ~ 3 g/d，应避免食用咸菜、咸蛋、榨菜、腐乳、加碱面食等高钠食物，水肿严重者短期内应无盐饮食，控制钠摄入量 < 500 mg/d；有高钾血症者，限制钾摄入；血磷高者限制磷摄入，建议磷摄入量 600 ~ 800 mg/d，避免食用高磷食物；钙的摄入量控制在 1.5 g/d，有低钙血症者适当增加钙摄入量。透析治疗时，要视血清电解质水平、尿量、透析液的离子水平来确定相应的钠、钾、钙、磷等的摄入量。

（6）水

水的摄入量以“量出为入”为原则，一般为前一日 24 小时尿量加 500 ~ 1 000 mL。

案例 3 分析

根据成某的营养失衡、营养不良情况，其营养治疗要点如下：

根据治疗原则，饮食要维持水、电解质、酸碱平衡。按标准体重（身高 −105）计算，建议能量摄入 30 ~ 35 kal/（kg · d），蛋白质摄入 0.8 ~ 1.0 g/（kg · d），以优质蛋白质为主，胆固醇摄入 <200 mg/d；钠摄入 <2 ~ 3 g/d，根据血清钙、镁等水平确定钙、镁等摄入量；饮水量控制在前一日尿量再加不超过 1 000 mL，以免加剧水肿。

思考与练习

1. 简述肾炎与慢性肾功能衰竭营养治疗原则的异同。

2. 简述肾结石的营养治疗方法。

3. 案例：吴某，男，42 岁，因夜尿增多 4 年，恶心纳差伴乏力头晕 1 周就诊。实验室检查：血尿素 20 mmol/L，肌酐 1 200 μmol/L，钾 6.5 mmol/L，B 超提示双肾缩小、血流减少。体格检查：BP 180/105 mmHg，身高 175 cm，体重 70 kg。医生诊断其为慢性肾功能衰竭，医嘱血液透析治疗。

试分析吴某的营养状况。作为照护者，应该如何对吴某进行营养及日常生活指导？

提示：①吴某患有慢性肾功能衰竭，有肾功能减退病史；②吴某最近一周处于症状加剧期，有消化系统表现，有高血压；③医嘱需要血液透析治疗；④对其进行营养评估，可根据BMI、膳食调查、临床检查、实验室检查等进行综合评估，考虑存在营养失衡，需要进行营养改善治疗；⑤营养治疗要点：根据治疗原则，考虑慢性肾衰竭血液透析治疗患者如何选择合理膳食，并制定具体营养治疗方案。

课题五 内分泌系统和代谢疾病的营养治疗

能力目标

- 能分析内分泌系统和代谢疾病的营养代谢变化。
- 能分析内分泌系统和代谢疾病营养失衡的原因。
- 能对内分泌系统和代谢疾病的营养失衡情况进行调控。

随着社会经济的迅速发展，内分泌系统及代谢疾病的患病率呈明显上升趋势，常见的有痛风、糖尿病、甲状腺功能亢进症、甲状腺功能减退症、单纯性甲状腺肿、血脂异常和脂蛋白异常血症、肥胖症、骨质疏松症等。内分泌系统和代谢疾病由饮食、理化因素、药物、感染、肿瘤、先天性基因缺陷或突变等因素引起，主要表现为身体过长与矮小、肥胖与消瘦、多饮与多尿、多汗、皮肤黏膜色素沉着、多毛与毛发脱落、突眼、溢乳与闭经、男性乳房发育、疲乏、骨痛与自发性骨折等。内分泌系统和代谢疾病作为一类与营养素摄入和代谢密切相关的疾病，在治疗上若只重视药物治疗，忽视饮食营养治疗，往往直接影响治疗效果。

一、痛风

案例 1

詹某，男，54 岁，反复关节肿痛 10 余年，再发 2 天就诊；2 天前进食海鲜及饮用啤酒后出现右第一跖趾关节红肿，疼痛明显，皮温高，活动受限，诊断为痛风。体格检查：BP 130/72 mmHg，身高 174 cm，体重 76 kg。实验室检查：尿素氮 6.30 mmol/L，肌酐 63 mol/L，尿酸 451 μmol/L。

讨论

（1）詹某的营养状况如何？

（2）照护者应如何给予詹某营养治疗指导？

痛风是指嘌呤代谢障碍和（或）尿酸排泄减少导致血尿酸增高，引起组织损伤的一组疾病，好发于40岁以上的男性，目前尚无有效根治办法。轻者对症治疗后可正常生活工作，重者病情反复发作可导致关节畸形、肾结石甚至肾衰竭，严重影响生活质量。

1. 临床特点

（1）病因

痛风分为原发性痛风和继发性痛风两大类。原发性痛风由先天性或特发性嘌呤代谢障碍引起，与糖脂代谢异常、肥胖、高血压等密切相关。继发性痛风可由血液病、药物、慢性肾脏病及高嘌呤食物等多种原因引起，常见的诱因有寒冷、疲劳、酗酒、摄入高蛋白和高嘌呤食物、关节受伤等。

（2）临床表现

典型痛风的自然病程如下：

1）无症状期：部分人仅有血尿酸持续性或波动性增高。

2）急性痛风性关节炎期：表现为单个、偶尔两个或多个关节受累，以第一跖趾关节多见，出现红肿热痛、功能障碍。

3）痛风石与慢性关节炎期：痛风石是尿酸盐沉积于结缔组织所致，以关节内及关节附近与耳郭多见，痛风石增多变硬可致局部破溃、关节肿胀僵硬畸形。

4）肾病变期：主要表现为痛风性肾病和尿酸性肾石病。

（3）营养代谢变化

痛风的生化指标是高尿酸血症，而尿酸是嘌呤代谢的终产物。食物中的蛋白质常与嘌呤共存，高蛋白饮食可导致内源性嘌呤合成增加。此外，痛风患者常伴肥胖及高脂血症，脂肪分解产生的酮体对尿酸的排泄有抑制作用。

案例1分析

詹某患有痛风，病史10余年，目前处于急性痛风性关节炎期。其BMI（$76/1.74^2=25$）属于超重，膳食调查喜食肉食，蔬果类进食较少。

综合评估营养情况，考虑存在营养失衡、营养过剩。

2. 营养治疗原则

痛风营养治疗应控制能量摄入，限制嘌呤食物摄入，选择低盐、低脂、低蛋白、富含维生素饮食，戒烟限酒，足量饮水，一般不需要肠内或肠外营养支持治疗。

3. 营养治疗方法

（1）限制嘌呤食物摄入

痛风急性期嘌呤摄入量应控制在 150 mg/d 以下，宜选择低嘌呤食物，缓解期可适量选择中等量嘌呤的食物，但均须避免进食高嘌呤的食物。建议选择细粮、奶类、蛋类、蔬菜、水果等，避免进食动物内脏、鱼虾、蛤蜊、肉汤、火锅汤等高嘌呤食物。

（2）能量

控制总能量的摄入，维持适宜体重。根据患者的理想体重摄入能量 20 ~ 25 kcal/（kg・d），同时合理安排三大产能营养素的比例。

（3）蛋白质

蛋白质提供能量占总能量的 10% ~ 15%，或控制在 1 g/（kg・d），不宜过高，以免诱发痛风发作。建议选择植物性蛋白质、牛奶、鸡蛋等低嘌呤食物。

（4）脂肪

脂肪提供能量不超过总能量的 30%。建议控制畜肉、动物内脏、煎炸食品等高能量高脂肪食物的摄入。

（5）碳水化合物

碳水化合物提供能量占总能量的 50% ~ 60%。

（6）维生素和矿物质

维生素摄入须充足，特别是 B 族维生素和维生素 C 可使组织沉积的尿酸盐溶解，有利于尿酸排出，因此要多食新鲜蔬菜、水果等。痛风伴高血压者应限制钠盐的摄入，每日食盐不超过 6 g。

（7）水

供给充足的水分，每日饮水不少于 2 000 mL，促进尿酸的排出。建议以淡茶水、白开水等为主。

（8）碱性食物

碱性食物可减少尿酸盐的沉积，建议选择各类蔬菜、柑橘类等。

（9）限制饮酒

乙醇可造成乳酸堆积，抑制尿酸排泄。此外，酒精性饮料含有嘌呤，会引起尿酸增多，因此须限制饮酒。

案例 1 分析

詹某患痛风，却仍进食易诱发痛风的高蛋白质、高脂肪食物，饮食不合理；实验室检查尿酸高。其营养治疗要点如下：

根据治疗原则，选择低盐低脂、低蛋白、富含维生素膳食，控制能量摄入在 1 500 kcal 左右为宜，蛋白质占比 15%，脂肪占比 <30%，限制高嘌呤食物摄入，摄入富含 B 族维生素及维生素 C 的食物，多食碱性食物，控制食盐摄入量 <6 g/d，饮水 >2 000 mL/d，限酒。

二、糖尿病

案例 2

杨某，男，55 岁，5 年前出现多饮、多尿、多食伴消瘦症状，诊断为 2 型糖尿病；口服二甲双胍治疗，未监测血糖，控制情况不详；体重在 5 年间由 82 kg 渐降至 75 kg，以近 1 年下降最明显。杨某平素不爱运动，工作时以坐姿为主；爱喝酒，白酒每日 350 mL，不吸烟，饮食无特殊喜好，蔬菜水果摄入少；无其他疾病史。杨某因近 1 个月时有手指麻木就诊，实验室检查：空腹血糖 11.2 mmol/L。

讨论

（1）杨某的营养状况如何？

（2）照护者应如何给予杨某营养治疗指导？

糖尿病是一组以慢性高血糖为共同特征的代谢异常综合征，是指由于胰岛素分泌和（或）作用缺陷引起碳水化合物、脂肪、蛋白质、水和电解质等的代谢紊乱。糖尿病分为 1 型糖尿病、2 型糖尿病、妊娠糖尿病和其他特殊类型糖尿病。目前糖尿病的患病人数正逐年增加，尤其 2 型糖尿病发病率增长比 1 型糖尿病快，而 2 型糖尿病很大程度上由与饮食相关的环境因素参与引起。糖尿病正成为严重威胁人类健康的公共卫生问题。

1. 临床特点

（1）病因

糖尿病的病因主要有遗传因素、年龄增长、病毒感染、营养因素、肥胖、妊娠及应激、化学毒物、体力活动不足等。

（2）临床表现

常见“三多一少”（即多饮、多尿、多食、体重减轻）、皮肤瘙痒、四肢麻木等，也可出现糖尿病酮症酸中毒、高渗性非酮症糖尿病昏迷、感染等急性并发症。长期疾病还可出现心血管、肾脏、视网膜、神经病变及糖尿病足等慢性并发症。

（3）营养代谢变化

糖尿病患者碳水化合物等能量摄入过多会引起血糖增高，摄入过少会引起脂类代谢紊乱，产生过多酮体，出现酮症；脂类代谢异常会出现高脂血症和高脂蛋白血症；蛋白质代谢紊乱时肌肉及肝中蛋白质合成减少而分解增多，易出现负氮平衡；糖异生时 B 族维生素消耗增多，若平时水果摄入量受限制易发生维生素缺乏；此外，多尿会引起一些矿物质的丢失。

案例 2 分析

杨某患有糖尿病 5 年，未规范治疗，体重下降明显；平素不爱运动，工作时以坐姿为主，说明正常代谢消耗少，体重下降是疾病所致；嗜酒，蔬菜、水果摄入少，饮食结构不合理。

综合评估杨某的营养情况，考虑存在营养失衡。

2. 营养治疗原则

糖尿病营养治疗应控制总能量的摄入，保证碳水化合物、适量蛋白质摄入，限制脂肪及胆固醇摄入量，保证摄入充足的维生素及膳食纤维、适量的矿物质；合理分配餐次，定时定量，一日三餐按总能量的 1/3、1/3、1/3 或 1/5、2/5、2/5 的比例分配。对易出现低血糖者可在正餐之间加餐 2 ~ 3 次，但加餐不加量，由正餐中匀出主食作为加餐用。糖尿病者经口进食即可，若摄入量不能满足营养需要的 75% 时可增加口服营养补充剂，不能经口进食或吞咽困难者可经管饲提供肠内营养支持，一般无须肠外营养支持。

3. 营养治疗方法

（1）能量

能量摄入以维持或接近理想体重为宜，能量摄入量结合身高、体重、体形、体力劳动、病情等进行计算，具体见表 7–5–1。此外，合理安排三大产能营养素的比例也是至关重要的。

表 7–5–1　糖尿病患者能量摄入量 [kcal/（kg · d）]

体形	卧床	轻体力劳动	中体力劳动	重体力劳动
消瘦	25 ~ 30	35	40	45 ~ 50
标准	20 ~ 25	30	35	40
肥胖	15	20 ~ 25	30	35

（2）碳水化合物

碳水化合物提供能量占总能量的 50% ~ 60%。建议选择含多糖的食物，如荞麦、燕麦、玉米、红薯等，可用山药、土豆、芋头等根茎类食物代替部分主食，限制单糖、双糖及其制品的摄入。

（3）蛋白质

蛋白质提供能量占总能量的 15% ~ 20%，或按 1.0 ~ 1.5 g/(kg · d) 给予，孕妇、营养不良及消耗性疾病者可增加至 1.5 ~ 2.0 g/(kg · d)。优先选择优质蛋白质，如鱼、虾、大豆蛋白等。

（4）脂肪

脂肪提供能量占总能量的 25% ~ 30%。限制饱和脂肪酸和反式脂肪酸的摄入，如猪油、牛油、奶油等，可选择橄榄油、玉米油、花生油等。每日胆固醇摄入量应限制在 300 mg 以下，合并高脂血症者每日低于 200 mg，避免摄入过多的动物内脏、蛋黄、蟹黄等高胆固醇食物。

（5）维生素和膳食纤维

建议增加维生素 C、维生素 E 等抗氧化剂及 B 族维生素的摄入。膳食纤维可减少糖类食物在肠道的吸收，降低餐后血糖；进食后有饱腹感，利于控制体重；降低胆固醇及低密度脂蛋白。故应增加膳食纤维的摄入，每日膳食纤维的摄入量 40 g 左右。建议选择粗谷物、豆类、木耳、绿叶蔬菜、海带、含糖分低的水果等。

（6）矿物质

限制钠盐的摄入，适当增加钾、镁、钙、铬、锌的摄入，建议选择谷类、虾、鱼贝类、坚果等食物。

案例 2 分析

杨某为 2 型糖尿病患者，病程 5 年，饮食结构不合理，有营养失衡，营养改善时注意既要控制能量摄入，又要防止出现低血糖。其营养治疗要点如下：

根据治疗原则，膳食控制总能量，以标准体重轻体力活动计 30 kcal/(kg·d)，碳水化合物占 50% 左右，蛋白质占 15% ~ 20%，以保证碳水化合物、适量蛋白质摄入。胆固醇摄入量 <300 mg/d，保证充足的维生素及膳食纤维，限制钠盐摄入，其他矿物质适量。饮食三餐分配合理，或在两餐间加餐，以预防低血糖的发生，但注意全天总能量不变。

三、甲状腺功能亢进症

案例 3

段某，女，36 岁，因心慌手抖、体重减轻 3 月余就诊，临床诊断为甲亢；近 3 个月来自感心慌手抖、性情急躁、多汗、多食易饥，体重下降 10 余斤，无其他疾病史。体格检查：T 37.0 ℃，P 108 次 / 分，R 20 次 / 分，BP 135/62 mmHg，身高 158 cm，体重 44 kg，体形消瘦，甲状腺 2 度肿大，双眼球无突出。实验室检查：血清游离甲状腺素（FT4）404.1 pmol/L，游离三碘甲状腺原氨酸（FT3）20.16 pmol/L，促甲状腺激素（TSH）0.01 mIU/L。

讨论

（1）段某的营养状况如何？

（2）照护者应如何给予段某营养治疗指导？

甲状腺功能亢进症简称甲亢，是指各种原因导致甲状腺腺体产生甲状腺激素过多而引起的以机体神经、循环及消化等系统兴奋性增高和代谢亢进为主要表现的临床综合征。本病起病缓慢，少数可急性起病，女性显著高发，男女比例为 1 ：（4 ~ 6），以 20 ~ 40 岁人群多见。

1. 临床特点

（1）病因

甲亢的病因主要有遗传因素、免疫因素和环境因素。其中环境因素对甲亢的发生发展有重要影响，如精神创伤、细菌感染、应激、性激素、锂剂的应用等。

（2）临床表现

典型表现为高代谢症候群、甲状腺肿及眼征，如乏力、怕热、多汗、多食、消瘦、易怒、失眠、注意力不集中、震颤、心悸、胸闷、心率加快、排便次数增多、女性月经减少或闭经、周期性瘫痪，多数人还有甲状腺肿大和突眼等症状。

（3）营养代谢变化

甲状腺激素分泌过多使基础代谢率增高，蛋白质分解加强致负氮平衡，肠道糖吸收增多加速肝糖原分解，糖耐量降低或使糖尿病加重；加速脂肪分解、氧化，加速胆固醇的排泄，使胆固醇降低；有利尿作用，易发生低钾血症；骨骼更新加快，易导致脱钙；肠蠕动增强及多汗，易引起低锌。碘是合成甲状腺激素的原料，在甲状腺中的浓度是血浆中的 25 倍以上。

案例 3 分析

段某患有甲亢，3 个月来体重下降较快，体形消瘦。BMI（$44/1.58^2=17.6$）属于低体重，结合膳食调查有多食易饥现象，虽能量及营养素摄入多，但由于疾病引起的高代谢导致消耗大。

综合评估段某的营养状况，考虑存在营养失衡、营养不良。

2. 营养治疗原则

甲亢营养治疗应摄入高热量、高蛋白、高维生素及矿物质丰富的食物，避免刺激性食物及饮料如浓茶、咖啡等，忌用含碘高的食物。无并发症者一般经口正常进食即可，不需要肠内或肠外营养支持。

3. 营养治疗方法

（1）能量

能量摄入比正常人增加 50% ~ 70%，每日能量可供给 3 000 ~ 3 500 kcal。可适当增加餐次，避免一次摄入过多。

（2）蛋白质

蛋白质提供能量占总能量的 15% ~ 20%，建议摄入量 1.5 ~ 2.0 g/（kg·d），不宜摄入过多动物性蛋白质，动物性蛋白质应占总蛋白质摄入量的 1/3 左右。建议选择牛奶、蛋类、豆制品等。

(3)脂肪

脂肪供给量与正常人相同。

(4)碳水化合物

碳水化合物提供能量占总能量的 60% ~ 70%。可选用各种淀粉类食物，如米饭、面条、土豆、南瓜等。

(5)维生素和矿物质

注意增加维生素 A、维生素 B、维生素 C、维生素 D 的摄入，建议选择绿叶蔬菜、水果、蛋黄、牛奶、谷类等，适量减少食物中膳食纤维的摄入，以减少排便次数。增加钾、钙、锌的摄入，建议选择柑橘、牛奶、坚果等食物。避免进食含碘高的食物，如紫菜、海带、海虾、海鱼及含碘盐等。

(6)水

给予充足的水分，以补充腹泻、出汗等原因丢失的水分，每日饮水 2 000 ~ 3 000 mL。

案例 3 分析

段某患有甲亢，是高代谢疾病，考虑存在营养失调、营养不良，需要进行营养改善治疗。其营养治疗要点如下：

根据治疗原则选择高热量、高蛋白、高维生素及矿物质丰富的食物，避免刺激性食物及饮料如浓茶、咖啡等。总能量摄入 3 000 ~ 3 500 kcal/d，其中蛋白质占比 15% ~ 20%，注意动植物性蛋白质搭配，可适当增加餐次以全天均衡能量。摄入富含维生素、矿物质的食物，但注意避免进食含碘高的食物，适量减少膳食纤维的摄入，以减少排便次数。饮水 2 000 ~ 3 000 mL/d，以补充腹泻、出汗等原因丢失的水分。

思考与练习

1. 简述痛风发生的病因及营养治疗原则。

2. 简述糖尿病的营养治疗方法。

3. 案例：任某，女，40 岁，怕热、心慌 2 个月就诊，诊断为甲亢；近 2 个月出现怕热、多汗、心慌、乏力、烦躁，体重下降约 5 kg，甲状腺 1 度肿大，无突眼；平素喜食海鲜。体格检查：T 36.9 ℃，P 112 次 / 分，R 22 次 / 分，BP 128/70 mmHg，身高 165 cm，体重 50 kg，体形消瘦。实验室检查：血清游离甲状腺素（FT4）102 pmol/L，游离三碘甲状腺原氨酸（FT3）51 pmol/L，促甲状腺激素（TSH）0.004 mIU/L。

试分析任某的营养状况。作为照护者，应该如何对任某进行营养及日常生活指导？

提示：①任某患有甲亢，基础代谢率高；②任某近 2 个月体重下降 5 kg，体形消瘦，BMI 属于体重过低，喜食海鲜；③对其进行营养评估，根据 BMI、膳食调查、能量代谢测定、临床检查、实验室检查等进行综合评估，考虑存在营养失调，需要进行营养治疗；④营养治疗要点：根据治疗原则选择合理膳食，制定具体营养治疗方案。

课题六
神经系统疾病的营养治疗

能力目标

- 能分析神经系统疾病的营养代谢变化。
- 能分析神经系统疾病营养失衡的原因。
- 能对神经系统疾病的营养失衡情况进行调控。

神经系统由中枢神经系统和周围神经系统组成，包括脑、脊髓、脑神经和脊神经。人体各器官、系统在神经系统的统一调节和控制下进行生命活动，并使机体适应外界环境而生存。常见的神经系统疾病有帕金森病、老年性痴呆、脑卒中、癫痫、脑膜炎、脑炎、脊髓炎、多发性硬化等，临床表现多见感觉、意识、运动、植物神经等功能障碍。由于神经细胞损伤后不易再生，因此神经系统疾病致残率、致死率较高。

一、帕金森病

案例 1

伊某，女，67 岁，被诊断患有帕金森病 5 年，服用左旋多巴片治疗，2 片 / 次，3 次 / 日；有震颤，行动迟缓，行走时常发生齿轮样僵硬，因喝水易呛咳而摄水减少。体格检查：身高 157 cm，体重 42 kg，消瘦，面部表情淡漠，说话含混不清，精神沮丧，食欲减退。

讨论

（1）伊某的营养状况如何？

（2）照护者应如何给予伊某营养治疗指导？

帕金森病又称震颤麻痹，是发生于大脑黑质和纹状体通路的神经系统变性疾病。帕金森病常见于中老年，多发生于50岁以上，有家族史者发病年龄较轻，男性略多于女性，病情呈缓慢进行性加重。

1. 临床特点

（1）病因

病因尚未完全明确，可能与年龄老化、环境毒素的接触、遗传易感性有关，也可继发于脑血管病（多发性脑梗死）、脑炎、脑外伤、脑肿瘤等，或与药物使用（大剂量镇静剂和抗精神病药）、中毒（一氧化碳、汞、锰）等有关。这些因素使大脑黑质多巴胺能神经元渐进性变性死亡，纹状体多巴胺递质显著减少，最终失代偿出现临床症状。

（2）临床表现

主要表现有静止性震颤，肌张力增高，行动迟缓，步态不稳，随意运动始动困难，感觉障碍，出汗、流涎、便秘等自主神经功能障碍症状，近记忆力减退，易感染，晚期可能出现吞咽困难、认知障碍。

（3）营养代谢变化

随意运动困难或吞咽困难、精神因素、抗帕金森病药物引起的恶心、呕吐或食欲下降等均可导致进食受限，营养素摄入不足，易引起营养不良；药物可诱发或加重胃溃疡、出血，使糖代谢受影响，血糖升高。

案例1分析

伊某患有帕金森病5年，因病症、情绪不佳及服用左旋多巴片的副作用导致食欲减退，进食受限，营养素摄入不足，水分摄入减少。其BMI（$42/1.57^2=17$）属于低体重。

综合评估伊某的营养情况，考虑存在营养失衡、营养不良。

2. 营养治疗原则

帕金森病营养治疗一般选择高能量、高维生素、高纤维素、低盐、低脂、适量蛋白质饮食，根据病情变化及时调整补充各种维生素，补充水分，同时需要综合考虑药物与饮食营养问题有关的副作用。摄入不足或不能摄入者给予肠内营养支持治疗，合并重症感染者可考虑肠外营养支持治疗。

3. 营养治疗方法

（1）能量

根据性别、年龄、体力活动程度保证每日摄入充足能量，以 25 ~ 30 kcal/（kg·d）为宜。

（2）蛋白质

蛋白质的供给需维持正氮平衡，以优质蛋白质为主，摄入量以 0.8 g/（kg · d）为宜。服用抗帕金森药物的患者因蛋白质会影响药物吸收，故白天应少分配蛋白质，晚餐适量增加或供给高蛋白食物。

（3）碳水化合物

碳水化合物作为主要供能物质，可适量增加摄入，占总能量的 60% ~ 65%。建议多食用米、面食等主食，以及粗粮、杂粮、薯类食物。

（4）脂肪

脂肪供能占总能量的 25% ~ 30%，以不饱和脂肪酸为主，可选择茶籽油、花生油、橄榄油等。

（5）维生素和矿物质

适量增加蔬菜、水果摄入，多食用富含维生素 A、叶酸的食物，以补充营养素；限制钠盐摄入，以 4 ~ 6 g/d 为宜，少食腌制、酱菜类食物；钙摄入量 1.0 ~ 1.5 g/d，同时适量摄入维生素 D，以减少骨质疏松发生；若食物不能满足需求，可考虑补充多种维生素和微量元素复合剂。服用多巴胺类药物时需避免食用含维生素 B_6 丰富的食物，以免降低疗效。

（6）膳食纤维

多摄入富含膳食纤维的食物，以利于通便。

（7）水

注意水分的补充，建议每日饮水量达到 2 000 mL，以补充机体消耗，减少药物的不良反应。

案例 1 分析

伊某需要进行营养改善，其营养治疗要点如下：

根据治疗原则，选择高能量、高维生素、高纤维素、低盐、低脂、适量蛋白质饮食。保证充足的能量，建议摄入蛋白质 0.8 g/(kg · d)，避免食用含维生素 B_6 丰富的食物，每日饮水量达到 2 000 mL。此外，要注意饮食配制利于咀嚼吞咽。

二、老年性痴呆

案例 2

席某，女，69 岁，农场退休工人，高血压史 15 年，未规律服药；1 年前被诊断患有老年性痴呆，有幻觉妄想，脾气急躁；由家人照料，三餐能自行进食；喜食甜食，活动较少，日常大部分时间处于发呆静坐状态。体格检查：BP 160/90 mmHg，身高 155 cm，体重 40 kg。

讨论

（1）席某的营养状况如何？

（2）照护者应如何给予席某营养治疗指导？

老年性痴呆发生于老年和老年前期，是一种以进行性认知障碍和行为损害为特征的中枢神经系统退行性病变。随着社会老龄化，老年性痴呆的发病率持续上升，且随年龄增加发病率倍增，呈现男女比例相近的特点。由于患者逐渐缺乏自理能力，给家庭和社会带来沉重的经济负担和照护责任，因此老年性痴呆已越来越受社会关注。

1. 临床特点

（1）病因

病因不明，可能与染色体异常或自身免疫缺陷等遗传因素、既往精神病史、甲状腺功能亢进症史、多发性脑梗死史、性格内向、好胜、生活经历坎坷、长期烟酒、长期用药尤其止痛药史等有关。

（2）临床表现

缓慢性进展的大脑高级皮层功能受损的智能衰退表现，意识清晰，但记忆力、思维能力、定向能力、计算能力、理解能力、学习能力、语言表达能力等受损，伴有情感控制能力、社交行为能力的减退，可有精神失常、行为改变，最后常因肺部感染而死亡。

（3）营养代谢变化

部分患者可能因饮食过度导致营养过剩或高血糖、高胰岛素血症，后发展为糖尿病、高脂血症；大部分病人因自我料理能力减弱而影响食物摄入，导致营养失衡、体重减轻。

案例 2 分析

席某患有老年性痴呆，有高血压史，用药不规律，高血压未有效控制，喜食甜食，活动较少；对其进行营养评估，BMI（$40/1.55^2=16.6$）属于低体重；对其进行膳食调查，饮食结构不合理。结合膳食调查、临床检查、实验室检查、用药史等，综合评估其营养代谢的变化情况。

考虑存在营养不良。

2. 营养治疗原则

根据营养失衡具体情况及患者生理需求，补充充足营养素以改善营养状况，提高患者免疫力，减少并发症，降低致残率，减轻社会、家庭负担。膳食制作要多样化，要易引起食欲、易咀嚼，少给予油炸煎食物，水果要去核，以免误食。不能经口进食者，给予肠内营养支持治疗。

3. 营养治疗方法

（1）能量

每日总能量按不同年龄段平衡膳食给予，保证摄入充足能量，一般以 1 800 ~ 2 000 kcal/d 为宜。

（2）脂肪

脂肪供能不宜过高，占全日总能量的 20% ~ 30%，限制饱和脂肪酸的摄入。

（3）蛋白质

蛋白质每日摄入量 1.5 ~ 2.0 g/kg，建议多选择优质蛋白质。

（4）碳水化合物

碳水化合物作为主要供能物质，按照总能量的 50% ~ 60% 供给，限制食糖摄入。

（5）维生素和矿物质

摄食富含维生素的蔬菜、水果，尤其注意补充维生素 C、维生素 B、维生素 E。每周摄入富含钙、镁、铁、钾的食物 1 ~ 2 次，钠盐摄入量控制在 6 g/d 以内。

（6）膳食纤维

多摄入富含膳食纤维的食物，以利于通便，如粗粮、杂粮、薯类等。

（7）水

注意水分的补充，建议饮水量 30 mL/（kg · d），以补充消耗。在大量出汗、腹泻、发热等特殊状态下，需酌情增加饮水量。

案例 2 分析

席某有营养不良，但同时又有高血压病，喜食甜食，饮食结构不合理，需要进行营养改善。其营养治疗要点如下：

根据治疗原则，膳食制作要多样化、易咀嚼，少给予油炸煎食物，水果要去核。保证摄入充足能量，蛋白质每日摄入量为 1.5 ~ 2.0 g/kg，多选择优质蛋白质，摄入富含维生素、矿物质和膳食纤维的食物，限制食糖摄入，钠盐摄入量控制在 6 g/d 以内。

三、脑卒中

案例 3

施某，男，43 岁，网络工程师，高血压病史 15 年，服用缬沙坦片 1 片 / 次，1 次 / 日；因突感头痛、恶心欲吐、右侧肢体无力半天就诊，诊断为脑卒中；日常喜食红烧肉，摄入蔬菜水果少，吸烟每日半包。体格检查：BP 165/95 mmHg，P 90 次 / 分，身高 172 cm，体重 80 kg。

讨论

（1）施某的营养状况如何？

（2）照护者应如何给予施某营养治疗指导？

脑卒中又称脑血管意外，为脑血管疾病的主要临床类型，是指脑血管阻塞或破裂引起脑血流障碍和脑组织结构功能损害的疾病，包括缺血性脑卒中和出血性脑卒中。脑卒中具有高发病率、高致残率、高死亡率、高复发率等特点。

1. 临床特点

（1）病因

年龄增长、持续高血压、心脏病、糖尿病、动脉粥样硬化、高血脂和高胆固醇、吸烟、长期饮酒或酗酒、遗传倾向等。

(2)临床表现

起病急，突然出现头痛、恶心、呕吐及神经功能受损症状，如不同程度意识障碍、肢体麻木、偏瘫、偏盲、语言障碍等，可能的并发症有发热、肺部感染、消化道出血、急性肾功能衰竭等。

(3)营养代谢变化

年龄增长、长期疾病等因素都可导致营养素失衡。脑卒中早期应激状态下基础能量消耗高，物质分解代谢增加，神经功能受损致肢体、吞咽、认知障碍，使营养素摄入不足，同时由神经和精神因素引起食欲下降，使脑卒中患者易出现营养不良。

案例 3 分析

施某高血压病史病程长，出现脑卒中，其 BMI（$80/1.72^2=27$）属于超重，对其进行膳食调查，日常饮食结构不合理，喜食红烧肉，摄入蔬菜水果少，吸烟每日半包。

对施某进行营养评估，考虑存在营养失衡、营养过剩。

2. 营养治疗原则

脑卒中营养治疗的目的是保护脑功能，促进神经细胞的修复及功能的恢复；在急性期促进患者尽早度过危急阶段，为恢复创造条件；在恢复期合理膳食，纠正营养失衡，促进功能恢复。如果患者有摄入困难，需及时进行肠内营养支持治疗。

3. 营养治疗方法

(1)能量

总能量给予需根据年龄、感染、体重、疾病严重程度、用药等综合考虑，一般轻症非卧床者供能 25 ~ 35 kcal/(kg·d)，重症急性应激期患者供能 20 ~ 25 kcal/(kg·d)。

(2)蛋白质

及时补充充足蛋白质，蛋白质每日摄入量为 1.0 ~ 1.5 g/kg，占全日总能量的 15% ~ 20%。建议选择脂肪少的鱼、蛋、瘦肉、牛奶及豆类。

(3)脂肪

脂肪供能不超过全日总能量的 30%。伴有高血压、高血脂的脑卒中患者脂肪供能应相应减少，不超过全日总能量的 25%，胆固醇 < 300 mg/d，少食肥肉、动物油

脂及动物内脏等食物。

(4) 碳水化合物

碳水化合物占总能量的 55% ~ 60%，以多糖为主，限制单糖、双糖的摄入。

(5) 维生素和矿物质

增加维生素 C、B 族维生素、叶酸的摄入；限制钠盐摄入，以 < 6 g/d 为宜；宜摄入富含钾、镁、钙的食物。建议多食新鲜蔬菜、水果，如芹菜、白菜、莴苣叶、胡萝卜、黄瓜、木耳、番茄、大枣、橘子等，少食腌制品，如榨菜、咸菜、咸蛋等，以降低脑卒中危险性。

(6) 水

保证每日摄入水 1 500 mL 以上，以补充充足水分，软化大便，防止便秘或再出血。

案例 3 分析

施某有营养过剩，但目前处于脑卒中应激状态，在配合治疗做营养改善时，既要注意防止应激状态下消耗分解代谢高而能量摄入不足，又要注意原有的营养过剩，以免营养失衡。其营养治疗要点如下：

根据治疗原则选择合理膳食，急性应激期供能 20 ~ 25 kcal/(kg · d)，非卧床后供能 25 ~ 35 kcal/(kg · d)，补充充足蛋白质，蛋白质每日摄入量为 1.0 ~ 1.5 g/kg，脂肪供能不超过全日总能量的 25%，胆固醇 <300 mg/d，少食肥肉、动物油脂及内脏等食物，碳水化合物以多糖为主，限制钠盐摄入，以 <6 g/d 为宜，保证每日摄入水 1 500 mL 以上。

思考与练习

1. 简述帕金森病的临床表现及营养代谢变化。

2. 简述老年性痴呆营养治疗的原则与方法。

3. 案例：季某，男，40 岁，反复头昏 3 年，突发左侧肢体偏瘫 1 天就诊，临床诊断为脑卒中；否认有肾脏病、糖尿病病史，其母亲与兄长均有高血压史。体格检查：BP 170/105 mmHg，身高 168 cm，体重 75 kg，颜面及双下肢轻度水肿，伸舌偏左，左侧肢体肌力下降。实验室检查：血尿常规、肝肾功能正常，血钾正常，胆固醇 6.8 mmol/L，甘油三酯 3.3 mmol/L。

试分析季某的营养状况。作为照护者，应该如何对季某进行营养及日常生活指导？

提示：①季某被诊断为脑卒中，突发偏瘫，有反复头昏史 3 年，考虑是否有高血压病史；②季某否认其他疾病史，其母亲及兄长有高血压史，考虑是否有高血压家族史；③对其进行营养评估，可根据 BMI、膳食调查、临床检查、实验室检查等进行综合评估，考虑是否存在营养失衡，是否需要营养改善治疗；④营养治疗要点：根据治疗原则选择合理膳食，制定具体营养治疗方案；⑤为季某提供其他生活指导。

课题七
其他疾病的营养治疗

能力目标

- 能分析烧伤、器官移植、恶性肿瘤的营养代谢变化。
- 能分析烧伤、器官移植、恶性肿瘤营养失衡的原因。
- 能对烧伤、器官移植、恶性肿瘤的营养失衡情况进行调控。

除了前述的一些常见系统疾病以外，还有一些疾病在病情发展过程中也存在不同程度的营养代谢紊乱，如烧伤、器官移植、恶性肿瘤等。在这些疾病的治疗过程中应给予及时、合理的营养支持治疗，以调节代谢紊乱，提高机体的免疫力和抗氧化功能，从而影响疾病的发生、发展、转归及预后。本课题主要介绍烧伤、器官移植、恶性肿瘤的临床特点、营养治疗原则及营养治疗方法。

一、烧伤

案例 1

田某，男，34 岁，4 天前因双下肢烧伤 1 小时就诊；神志清楚，双下肢烧伤处皮肤红肿明显，局部见大小不一水疱，创面湿润发红，渗出液较多，疼痛剧烈难忍，烧伤面积 39%；给予创面处理，预防休克，抗感染治疗。

讨论

（1）田某的营养状况如何？

（2）照护者应如何给予田某营养治疗指导？

烧伤是日常生活和生产劳动中常见的损伤。烧伤不仅会损害皮肤全层，还会损伤肌肉、骨骼、内脏，引起神经、内分泌、呼吸、消化等系统一系列的生理改变。及时合理的营养治疗不仅有利于烧伤创面的愈合，还能预防和减少并发症的发生，促进机体康复。

1. 临床特点

（1）病因

引起烧伤的原因有热力烧伤、电烧伤、化学烧伤和放射烧伤，其中热力烧伤最为常见，如火焰、蒸汽、热液、热金属物体、激光等引起的烧伤。

（2）临床表现

烧伤的局部表现根据烧伤的深度不同而不同，通常采用“三度四分法”来描述烧伤深度：I度仅伤及表皮层，表现为红斑、轻度红肿、痛、热、感觉过敏，干燥无水疱；浅Ⅱ度伤及真皮浅层，表现为剧痛、感觉过敏，创面有大小不一的水疱，基底潮红、湿润、水肿；深Ⅱ度伤及真皮深层，表现为痛觉迟钝，可有或无水疱，基底红白相间；Ⅲ度伤达真皮全层，累及皮下组织或更深，表现为皮肤痛觉消失，无水疱，干燥无弹性，皮革样，蜡白或炭化，数日后出现树枝状血管网。烧伤的全身表现有发热、休克，严重者可并发多器官功能衰竭。烧伤的严重性按面积划分：轻度为＜Ⅱ度烧伤总面积＜9%；中度为Ⅱ度烧伤总面积10%～29%，或Ⅲ度烧伤总面积＜10%；重度为烧伤总面积30%～49%，或Ⅲ度烧伤总面积10%～19%，或Ⅱ度、Ⅲ度烧伤总面积虽未达上述百分比，但有呼吸道烧伤、休克等并发症或合并其他较重损伤；特重度为烧伤总面积>50%。

（3）营养代谢变化

轻、中度烧伤机体应激反应较轻，一般无营养问题。重度烧伤由于烧伤后疼痛、应激、感染等使促分解激素分泌增加，炎性介质释放，创面渗出造成血浆大量丢失，胃肠功能紊乱、消化不良、吸收障碍等可引起代谢率显著增高、负氮平衡、体重下降、脂肪分解代谢增强、糖异生增强、血糖升高、电解质紊乱、维生素缺乏等代谢变化。

案例1分析

田某烧伤面积达39%，属于重度烧伤，烧伤后分解代谢增加，大量蛋白质物质从创面丢失，很容易出现蛋白质—能量营养不良，渗液多，水分丢失量大。结合伤前体重、疾病史、膳食调查、临床检查、实验室检查等进行综合营养评估。

考虑存在多种营养素失衡。

2. 营养治疗原则

烧伤营养治疗应采用高热量、高蛋白、高维生素、多种矿物质结合饮食。尽可能早地口服或采用管饲方式给予肠内营养支持，少量开始，逐渐增加，做到食物种类齐全、营养素全面。重度烧伤休克期、胃肠功能紊乱、严重并发症不能口服及管饲者应给予肠外营养支持治疗，并创造条件逐渐过渡到肠内营养支持治疗。

3. 营养治疗方法

（1）能量

烧伤时能量需要量显著增加。不同年龄和不同烧伤面积者所需要的能量各不相同，每日能量需要量计算公式为：

成人每日能量需要量 =25 kcal× 体重（kg）+ 40 kcal× 烧伤面积（%）

儿童每日能量需要量 =65 kcal× 体重（kg）+ 25 kcal× 烧伤面积（%）

（2）蛋白质

蛋白质提供能量占总能量的 20% 左右，摄入热量和氮的比例以（100 ~ 150）kcal ∶ 1 g 为宜。烧伤后每日蛋白质需要量计算公式为：

成人每日蛋白质需要量 =1 g× 体重（kg）+ 3 g× 烧伤面积（%）

儿童每日蛋白质需要量 =3 g× 体重（kg）+ 1 g× 烧伤面积（%）

（3）脂肪

脂肪提供能量占总能量的 30% 左右，通常为 2 g/（kg · d），重度烧伤者应增加至 3 ~ 4 g/（kg · d）。选择含磷脂和不饱和脂肪酸丰富的食物，如蛋黄、豆油、菜籽油、芝麻油。不宜摄入过多含饱和脂肪酸的食物。

（4）碳水化合物

每日应供给碳水化合物 400 ~ 600 g，以多碳水化合物为主，可加一定量的蔗糖和葡萄糖，防止腹胀。

（5）维生素

补充充足的维生素，尤其是维生素 A、维生素 C、B 族维生素的摄入要增加。严重烧伤者需补充维生素 C 1.0 ~ 2.0 g/d，维生素 B_1 20 ~ 30 mg/d，维生素 B_2 20 ~ 30 mg/d，建议选择新鲜蔬菜、水果、谷类等。

（6）矿物质

烧伤后创面渗液及蛋白质的丢失会引起钾、钠、锌、镁、铁、磷的缺乏，需要注意及时补充。锌有利于创伤愈合，推荐摄入量应达到正常人的 10 倍。并发高渗性脱水及肾功能障碍者会出现高钠血症，应控制钠盐的摄入。

(7) 水

注意水分的补充，严重烧伤者每日饮水量要达到 2 500 ~ 3 500 mL。

案例 1 分析

田某为重度烧伤，基础代谢率高，有营养失衡，需要进行营养改善治疗。其营养治疗要点如下：

根据治疗原则，选择高热量、高蛋白、高维生素、多种矿物质结合膳食。能量及蛋白质的摄入根据体重、烧伤面积来计算，补充维生素 C 1.0 ~ 2.0 g/d、维生素 B_1 20 ~ 30 mg/d、维生素 B_2 20 ~ 30 mg/d，锌有利于创伤愈合，推荐摄入量可达到正常人的 10 倍，每日饮水量达到 2 500 ~ 3 500 mL。

二、器官移植

案例 2

单某，男，56 岁，4 年前诊断为尿毒症，行血液透析治疗，每周 3 次；慢性病容，贫血貌，病来食欲差；3 天前行同种异体肾移植术。术前体格检查：身高 174 cm，体重 59 kg。术后实验室检查：血红蛋白 98 g/L，白蛋白 35.1 g/L。

讨论

（1）单某的营养状况如何？

（2）照护者应如何给予单某营养治疗指导？

器官移植是指通过手术的方法，将某一个体的活性器官移植到另一个体的体内，继续发挥该器官原有的功能。器官移植有单一移植，如肾、肝、心脏、肺移植；有联合移植，如心肺、胰肾、肝肾联合移植；还有多器官移植。目前临床较多见的是肾移植，其手术开展较早也较为成熟。以下以肾移植为例进行相关营养治疗讨论。

1. 临床特点

(1) 适用人群

肾移植适用于因慢性肾小球肾炎、高血压肾病、糖尿病肾病、狼疮性肾病、遗传性肾病、多囊肾、慢性肾盂肾炎等发展到慢性肾衰竭终末期者。肾移植是目前治疗终末期肾疾病的有效方法。

（2）临床表现

肾移植术后常见并发症表现为排斥反应、出血、感染、尿漏、急性肾小管坏死、肾功能恢复延迟、心脑血管疾病、代谢紊乱等。

（3）营养代谢变化

肾移植术前限制蛋白质的摄入、血液透析及肾移植手术引起的严重的应激反应、免疫抑制剂和皮质激素的应用、移植器官功能未完全恢复等原因，会引起糖异生增强、血糖升高；分解代谢大于合成代谢，机体瘦组织群消耗大，处于负氮平衡；高脂血症；电解质紊乱等代谢变化。

案例 2 分析

单某患有尿毒症 4 年，长期血液透析治疗，食欲差，有贫血，术前 BMI（$59/1.74^2=19.4$）正常偏低，3 天前行同种异体肾移植术，术后血红蛋白 98 g/L，白蛋白 35.1 g/L。

综合评估单某的营养情况，考虑存在营养不良。

2. 营养治疗原则

肾移植术后营养治疗应采用适当能量、优质蛋白质、低脂、低胆固醇、低糖、适量矿物质和富含维生素饮食，避免刺激性食物，戒烟忌酒。术后尽早恢复饮食，进食量不足可考虑给予肠内营养支持，并根据胃肠道耐受性选择肠内营养剂。当膳食摄入量不足正常的 50% 时，考虑选择肠外营养支持治疗。

3. 营养治疗方法

（1）能量

供能不宜过高，避免增加移植肾的负担。一般术后早期能量供给为 25 ~ 30 kcal/（kg · d），术后长期能量供给为 25 kcal /（kg · d）。

（2）蛋白质

蛋白质术后早期供给为 1.2 ~ 1.5 g/（kg · d），占总能量的 16% ~ 18%，根据肾功能指标由少到多逐渐增加；术后长期供给为 1.0 ~ 1.2 g/(kg · d)，占总能量的 15% ~ 16%。以优质蛋白质为主，建议选择牛奶、鱼肉、蛋白、瘦肉等食物，豆类及豆制品待移植肾功能恢复正常后再进食。

(3) 碳水化合物

碳水化合物提供能量占总能量的 55% ~ 60%。限制精制糖及甜品摄入，主粮以淀粉类食物为主。

(4) 脂肪

脂肪提供能量不超过总能量的 30%，减少动物脂肪、动物内脏、蟹黄及油煎油炸等食物的摄入。

(5) 维生素和矿物质

进食富含维生素的食物，如绿叶蔬菜和新鲜水果，每天摄入量在 500 g 左右。矿物质钠、钾、磷应根据生化指标调整摄入量。低血钙者建议摄入牛奶、虾皮、骨头汤等食物。贫血者需注意适量补充铁，建议进食动物血、绿叶蔬菜等含铁多且吸收率较高的食物。

(6) 其他

禁止服用增强免疫功能的滋补品，如人参，以免促进排斥反应的发生。禁食葡萄柚、柚子等会干扰免疫抑制剂血药浓度的食物，忌吃生冷、不洁食物，隔日隔餐食物应彻底加热杀菌后进食，以免引起感染并扩散，甚至引发败血症。

案例 2 分析

单某患尿毒症 4 年，长期血液透析治疗，食欲差，术前就有贫血，白蛋白低，术后综合评估考虑存在营养不良，需要进行营养支持治疗。其营养治疗要点如下：

根据治疗原则，选择适当能量、优质蛋白质、低脂、低胆固醇、低糖、适量矿物质和富含维生素饮食，避免刺激性食物，戒烟忌酒。术后早期能量供给为 25 ~ 30 kcal/(kg · d)，术后长期能量供给为 25 kcal/(kg · d)，蛋白质术后早期供给为 1.2 ~ 1.5 g/(kg · d)，术后长期供给为 1.0 ~ 1.2 g/(kg · d)，维生素每天摄入量在 500 g 左右，矿物质钠、钾、磷应根据生化指标调整摄入量。低血钙者注意补钙，贫血者需注意适量补充铁。禁止服用增强免疫功能的滋补品。

三、恶性肿瘤

案例 3

梅某，男，53 岁，因咳嗽 2 个月、低热 10 天就诊。CT 显示：右上肺占位，纵隔淋巴结肿大，右侧胸腔积液。支气管镜活检病理提示：右肺腺癌。梅某拒绝手术，行放化疗治疗；吸烟史 30 余年，平均每天 60 支，饮酒史 30 余年，平均每天白酒 300 mL；身高 173 cm，病来体重由 73 kg 下降至 69 kg。

讨论

（1）梅某的营养状况如何？

（2）照护者应如何给予梅某营养治疗指导？

恶性肿瘤是机体在各种致瘤因素长期作用下，某一正常组织细胞发生异常分化和过度无限增生的结果。恶性肿瘤对人类的威胁日益突出，为男性第二位死因、女性第三位死因。患者常有营养不良，需要系统的营养支持治疗。对于接受手术、放化疗的恶性肿瘤患者，营养支持治疗可促进其机体的恢复，完成抗肿瘤的治疗方案；姑息治疗的恶性肿瘤患者，营养支持治疗的主要目的是改善其生活质量。

1. 临床特点

（1）病因

恶性肿瘤的病因尚不十分清楚，目前认为是环境因素和机体因素相互作用引起的。环境因素包括饮食与营养、物理因素、化学因素、生物因素。机体因素包括遗传因素、内分泌因素、免疫因素、心理和社会因素。其中 80% 以上的恶性肿瘤与环境因素有关。

（2）临床表现

局部表现有肿块、疼痛、溃疡、出血、梗阻、浸润与转移症状。全身早期表现为消瘦、乏力、贫血等非特异性症状，晚期出现恶病质。

（3）营养代谢变化

恶性肿瘤细胞本身在分裂和生长的过程中需要大量的能量，肿瘤产生的一些物质影响机体的代谢、摄入等原因也会引起能量消耗增加；蛋白质分解代谢大于合成代谢，呈负氮平衡，骨骼肌蛋白质消耗增加；周围组织摄取葡萄糖障碍；脂肪消耗等代谢变化。

案例 3 分析

梅某患有右肺腺癌，有胸腔积液，有咳嗽、发热、体重下降，吸烟嗜酒。对其进行营养评估，其 BMI（$69/1.73^2=23$）属于正常范围，但体重减轻较快，为疾病消耗所致。通过膳食调查，结合临床检查、实验室检查、主观全面评定等进行综合评估。

考虑存在机体代谢消耗过快、营养失衡现象。

2. 营养治疗原则

恶性肿瘤营养治疗根据疾病情况、基础代谢状况、肿瘤类型、肿瘤部位、不同分期、生理指标等具体情况提供适宜的能量及营养素，纠正营养不良，调节代谢，控制肿瘤。营养良好的肿瘤患者若能正常饮食，经口进食即可；若食欲差，可口服多酶片等促进食欲；若正常饮食不足，则随餐或加餐口服营养补充剂；若不能经口进食而肠道功能正常者，选择管饲肠内营养支持治疗；胃肠道功能不全或障碍，不能耐受肠内营养时，选择肠外营养支持治疗，根据病情随时调整营养支持的途径。

3. 营养治疗方法

（1）能量

保证摄入适当的能量。一般无明显消耗者能量摄入量按 20 ~ 25 kcal/(kg · d) 给予，已有明显消耗者能量摄入量可增加至 50 ~ 60 kcal/(kg · d)。

（2）蛋白质

保证摄入充足蛋白质，促进合成代谢。一般推荐蛋白质供给量为 1.0 ~ 1.5 g/(kg · d)，严重营养消耗者供给量为 1.5 ~ 2.0 g/(kg · d)，恶病质者供给量应达到 1.8 ~ 2.0 g/(kg · d)。支链氨基酸能促进食欲和蛋白质合成，供给量应在 0.6 g/（kg · d）以上。

（3）脂肪和碳水化合物

脂肪是高效的能量来源，可以增加 ω-3 多不饱和脂肪酸的摄入，延缓或抑制肿瘤生长。增加橄榄油的摄入，橄榄油具有抗氧化应激作用。葡萄糖为肿瘤细胞的能量来源，可适当增加脂肪的摄入而降低碳水化合物的摄入。

（4）维生素、矿物质及膳食纤维

根据需要足量的原则补充维生素和矿物质。25- 羟维生素 D 下降时可补充维生素 D，防止肌纤维萎缩，增强肌力。硒可促进正常细胞的增殖和再生。膳食纤维可预防肠癌及乳腺癌等肿瘤的发生与发展，一般推荐摄入量为 25 ～ 35 g/d。

（5）放化疗患者饮食

放疗可引起食欲减退及消化道黏膜损伤，化疗病人常出现恶心、呕吐、食欲下降等上消化道症状。放化疗患者的摄入及吸收功能发生障碍，可给予清淡少油易消化的流质或半流质膳食，如牛奶冲米粉、牛奶冲鸡蛋、水果汁、鲫鱼汤等。可适当补充肠内营养剂，使患者提高放化疗的耐受性。

（6）其他

戒烟限酒，忌食或少食腌制食物、烧烤类及油炸食物、动物脂肪、霉变食物和辛辣刺激性食物。

案例 3 分析

梅某患有右肺腺癌，机体代谢消耗过快，有营养失衡现象，需要进行营养改善治疗。其营养治疗要点如下：

根据营养治疗原则，提供适宜的能量及营养素，纠正营养不良，调节代谢。因其有明显消耗，能量增加至 50 ～ 60 kcal/(kg·d)，摄入充足蛋白质 1.5 ～ 2.0 g/(kg·d)，支链氨基酸供给量应在 0.6 g/(kg·d) 以上，增加 ω-3 多不饱和脂肪酸和橄榄油的摄入，根据需要足量的原则补充维生素和矿物质，补充肠内营养剂，戒烟限酒。

思考与练习

1. 简述恶性肿瘤发生的原因及营养代谢变化。

2. 简述器官移植的营养治疗原则。

3. 案例：吴某，男，23 岁，因全身多处热液烧伤 1 小时就诊；神志清楚，双上肢、双下肢及腹部多处烧伤，总面积 36%，Ⅱ度烧伤 32%，Ⅲ度烧伤 4%，创面渗出液较多，局部疼痛明显；给予创面处理，预防休克，抗感染治疗。

试分析吴某的营养状况。作为照护者，应该如何对吴某进行营养及日常生活指导？

提示：①吴某烧伤总面积达36%，属于重度烧伤；②吴某烧伤后疼痛、应激等原因造成基础代谢率高，创面渗液多，分解代谢加强和大量蛋白质物质从创面丢失；③对其进行营养评估，可结合伤前体重、疾病史、膳食调查、临床检查、实验室检查等进行综合评估，考虑易出现营养代谢失衡，需要进行营养改善治疗；④营养治疗要点：根据治疗原则选择合理膳食，制定具体营养治疗方案。

附表 1　中国居民膳食能量需要量

年龄（岁）/生理状况	男性 PAL						女性 PAL					
	轻（Ⅰ）		中（Ⅱ）		重（Ⅲ）		轻（Ⅰ）		中（Ⅱ）		重（Ⅲ）	
	MJ/d	kcal/d	MJ/d	kcal/d	MJ/d	kcal/d	MJ/d	kcal/d	MJ/d	kcal/d	MJ/d	kcal/d
0 ~	—	—	0.38[a]	90[b]	—	—	—	—	0.38[a]	90[b]	—	—
0.5 ~	—	—	0.33[a]	80[b]	—	—	—	—	0.33[a]	80[b]	—	—
1 ~	—	—	3.77	900	—	—	—	—	3.35	800	—	—
2 ~	—	—	4.60	1 100	—	—	—	—	4.18	1 000	—	—
3 ~	—	—	5.23	1 250	—	—	—	—	5.02	1 200	—	—
4 ~	—	—	5.44	1 300	—	—	—	—	5.23	1 250	—	—
5 ~	—	—	5.86	1 400	—	—	—	—	5.44	1 300	—	—
6 ~	5.86	1 400	6.69	1 600	7.53	1 800	5.23	1 250	6.07	1 450	6.90	1 650
7 ~	6.28	1 500	7.11	1 700	7.95	1 900	5.65	1 350	6.49	1 550	7.32	1 750
8 ~	6.90	1 650	7.74	1 850	8.79	2 100	6.07	1 450	7.11	1 700	7.95	1 900
9 ~	7.32	1 750	8.37	2 000	9.41	2 250	6.49	1 550	7.53	1 800	8.37	2 000
10 ~	7.53	1 800	8.58	2 050	9.62	2 300	6.90	1 650	7.95	1 900	9.00	2 150
11 ~	8.58	2 050	9.83	2 350	10.88	2 600	7.53	1 800	8.58	2 050	9.62	2 300
14 ~	10.46	2 500	11.92	2 850	13.39	3 200	8.37	2 000	9.62	2 300	10.67	2 550
18 ~	9.41	2 250	10.88	2 600	12.55	2 000	7.53	1 800	8.79	2 100	10.04	2 400
50 ~	8.79	2 100	10.25	2 450	11.72	2 800	7.32	1 750	8.58	2 050	9.83	2 350
65 ~	8.58	2 050	9.83	2 350	—	—	7.11	1 700	8.16	1 950	—	—
80 ~	7.95	1 900	9.20	2 200	—	—	6.28	1 500	7.32	1 750	—	—

续表

年龄（岁）/生理状况	男性 PAL						女性 PAL					
	轻（Ⅰ）		中（Ⅱ）		重（Ⅲ）		轻（Ⅰ）		中（Ⅱ）		重（Ⅲ）	
	MJ/d	kcal/d	MJ/d	kcal/d	MJ/d	kcal/d	MJ/d	kcal/d	MJ/d	kcal/d	MJ/d	kcal/d
孕妇（1 周～2 周）	—	—	—	—	—	—	7.53	1 800	8.79	2 100	10.04	2 400
孕妇（13 周～27 周）	—	—	—	—	—	—	8.79	2 100	10.04	2 400	11.29	2 700
孕妇（≥ 28 周）	—	—	—	—	—	—	9.41	2 250	10.67	2 550	11.92	2 850
乳母	—	—	—	—	—	—	9.62	2 300	10.88	2 600	12.13	2 900

注："—" 表示未制定；[a] 单位为：兆焦每千克体重天 [MJ/（kg•d）]；[b] 单位为：千卡每千克体重天 [kcal/（kg•d）]。

附表 2　中国居民膳食糖类参考摄入量和可接受范围

年龄（岁）/生理状况	糖类		添加糖
	EAR（g/d）	AMDR（%E）	AMDR（%E）
0 ~	—	60[a]	—
0.5 ~	—	85[a]	—
1 ~	120	50 ~ 65	—
4 ~	120	50 ~ 65	< 10
7 ~	120	50 ~ 65	< 10
11 ~	150	50 ~ 65	< 10
14 ~	150	50 ~ 65	< 10
18 ~ 65	120	50 ~ 65	< 10
孕妇	130	50 ~ 65	< 10
乳母	160	50 ~ 65	< 10

注：“—”表示未制定；EAR 指平均需要量，即群体中各个体营养素需要量的平均值；AMDR 指宏量营养素可接受范围，为预防产能营养素缺乏同时降低慢性病风险而提出的每日摄入量的下限（L-AMDR）和上限（U-AMDR）；[a]AI 值，单位为克（g），指适宜摄入量，为营养素的一个安全摄入水平，是通过观察或实验获得的健康人群某种营养素的摄入量。

附表 3　中国居民膳食蛋白质参考摄入量

年龄（岁）/生理状况	男性		女性	
	EAR（g/d）	RNI（g/d）	EAR（g/d）	RNI（g/d）
0 ~	—	9[a]	—	9[a]
0.5 ~	15	20	15	20
1 ~	20	25	20	25
2 ~	20	25	20	25
3 ~	25	30	25	30
4 ~	25	30	25	30
5 ~	25	30	25	30
6 ~	25	35	25	35
7 ~	30	40	30	40
8 ~	30	40	30	40
9 ~	40	45	40	45

续表

年龄（岁）/生理状况	男性		女性	
	EAR（g/d）	RNI（g/d）	EAR（g/d）	RNI（g/d）
10 ~	40	50	40	50
11 ~	50	60	45	55
14 ~	60	75	50	60
18 ~	60	65	50	55
孕妇（1 周 ~ 2 周）	—	—	50	55
孕妇（13 周 ~ 27 周）	—	—	60	70
孕妇（≥ 28 周）	—	—	75	85
乳母	—	—	70	80

注:“—”表示未制定; EAR 指平均需要量，即群体中各个体营养素需要量的平均值; RNI 指推荐摄入量，即可以满足某一特定性别、年龄及生理状况群体中绝大多数个体需要的营养素摄入水平; [a]AI 指适宜摄入量，为营养素的一个安全摄入水平，是通过观察或实验获得的健康人群某种营养素的摄入量。

附表 4 中国居民膳食脂肪、脂肪酸参考摄入量和可接受范围

年龄（岁）/生理状况	脂肪	饱和脂肪酸	*n*-6 多不饱和脂肪酸 [a]		*n*-3 多不饱和脂肪酸	
	AMDR（%E）	U-AMDR（%E）	AI（%E）	AMDR（%E）	AI[b]（%E）	AMDR（%E）
0 ~	48[c]	—	7.3	—	0.87	—
0.5 ~	40[c]	—	6.0	—	0.66	—
1 ~	35[c]	—	4.0	—	0.60	—
4 ~	20 ~ 30	< 8	4.0	—	0.60	—
7 ~	20 ~ 30	< 8	4.0	—	0.60	—
18 ~	20 ~ 30	< 10	4.0	2.5 ~ 9.0	0.60	0.5 ~ 2.0
60 ~	20 ~ 30	< 10	4.0	2.5 ~ 9.0	0.60	0.5 ~ 2.0
孕妇和乳母	20 ~ 30	< 10	4.0	2.5 ~ 9.0	0.60	0.5 ~ 2.0

注:“—”表示未制定; [a] 亚油酸的数值; [b] α - 亚麻酸的数值; AMDR 指宏量营养素可接受范围，为预防产能营养素缺乏同时降低慢性病风险而提出的每日摄入量的下限（L-AMDR）和上限（U-AMDR）; [c]AI 值指适宜摄入量，为营养素的一个安全摄入水平，是通过观察或实验获得的健康人群某种营养素的摄入量。

附表 5　中国居民膳食脂溶性维生素参考摄入量

年龄（岁）/生理状况	维生素 A（μgRAE/d）					维生素 D（μg/d）			维生素 E（mgα -TE/d）		维生素 K（μg/d）
	EAR		RNI		UL	EAR	RNI	UL	AI	UL	AI
	男	女	男	女							
0 ~	—		300[a]		600	—	10[a]	20	3	—	2
0.5 ~	—		350[a]		600	—	10[a]	20	4	—	10
1 ~	220		310		700	8	10	20	6	150	30
4 ~	260		360		900	8	10	30	7	200	40
7 ~	360		500		1 500	8	10	45	9	350	50
11 ~	480	450	670	630	2 100	8	10	50	13	500	70
14 ~	590	450	820	630	2 700	8	10	50	14	600	75
18 ~	560	480	800	700	3 000	8	10	50	14	700	80
50 ~	560	480	800	700	3 000	8	10	50	14	700	80
65 ~	560	480	800	700	3 000	8	15	50	14	700	80
80 ~	560	480	800	700	3 000	8	15	50	14	700	80
孕妇（1 周 ~ 12 周）	—	480	—	700	3 000	8	10	50	14	700	80
孕妇（13 周 ~ 27 周）	—	530	—	700	3 000	8	10	50	14	700	80
孕妇（≥ 28 周）	—	530	—	770	3 000	8	10	50	14	700	80
乳母	—	880	—	1 300	3 000	8	10	50	17	700	85

注：RAE 指视黄醇活性当量，表示膳食中具有视黄醇活性物质含量的单位；α -TE 指 α - 生育酚当量，膳食中具有维生素 E 生物活性物质的总量；EAR 指平均需要量，即群体中各个体营养素需要量的平均值；RNI 指推荐摄入量，即可以满足某一特定性别、年龄及生理状况群体中绝大多数个体需要的营养素摄入水平；UL 指可耐受最高摄入量，即平均每日可以摄入营养素的最高量，此量对一般人群中几乎所有个体都不至于造成损害；[a]AI 值，单位为克（g），指适宜摄入量，为营养素的一个安全摄入水平。

附表 6-1　中国居民膳食水溶性维生素参考摄入量

年龄（岁）/生理状况	维生素 B_1					维生素 B_2					烟酸					
	EAR（mg/d）		AI（mg/d）	RNI（mg/d）		EAR（mg/d）		AI（mg/d）	RNI（mg/d）		EAR（mgNE/d）		AI（mgNE/d）	EAR（mgNE/d）		UL（mgNE/d）
	男	女		男	女	男	女		男	女	男	女		男	女	
0 ~	—	—	0.1	—	—	—	—	0.4	—	—	—	—	2	—	—	—
0.5 ~	—	—	0.3	—	—	—	—	0.5	—	—	—	—	3	—	—	—
1 ~	0.5	0.5	—	0.6	0.6	0.5	0.5	—	0.6	0.6	5	5	—	6	6	10
4 ~	0.6	0.6	—	0.8	0.8	0.6	0.6	—	0.7	0.7	7	6	—	8	8	15
7 ~	0.8	0.8	—	1.0	1.0	0.8	0.8	—	1.0	1.0	9	8	—	11	10	20
11 ~	1.1	1.0	—	1.3	1.1	1.1	0.9	—	1.3	1.1	11	10	—	14	12	25
14 ~	1.3	1.1	—	1.6	1.3	1.3	1.0	—	1.5	1.2	14	11	—	16	13	30
18 ~	1.2	1.0	—	1.4	1.2	1.2	1.0	—	1.4	1.2	12	10	—	15	12	35
50 ~	1.2	1.0	—	1.4	1.2	1.2	1.0	—	1.4	1.2	12	10	—	14	12	35
65 ~	1.2	1.0	—	1.4	1.2	1.2	1.0	—	1.4	1.2	11	9	—	14	11	35
80 ~	1.2	1.0	—	1.4	1.2	1.2	1.0	—	1.4	1.2	11	8	—	13	10	30
孕妇（1 周 ~ 2 周）		1.0	—		1.2		1.0	—		1.2		10	—		12	35
孕妇（13 周 ~ 27 周）		1.1	—		1.4		1.1	—		1.4		10	—		12	35
孕妇（≥ 28 周）		1.2	—		1.5		1.2	—		1.5		10	—		12	35
乳母		1.2	—		1.5		1.2	—		1.5		12	—		15	35

附表 6-2 中国居民膳食水溶性维生素参考摄入量

年龄（岁）/生理状况	维生素 B_6 EAR（mg/d）	维生素 B_6 AI（mg/d）	维生素 B_6 RNI（mg/d）	维生素 B_6 UL（mg/d）	叶酸 EAR（μgDFE/d）	叶酸 AI（μgDFE/d）	叶酸 RNI（μgDFE/d）	叶酸 UL（μg/d）	维生素 B_{12} EAR（μg/d）	维生素 B_{12} AI（μg/d）	维生素 B_{12} RNI（μg/d）	维生素 C EAR（mg/d）	维生素 C AI（mg/d）	维生素 C RNI（mg/d）	维生素 C UL（mg/d）
0 ~	—	0.2	—	—	—	65	—	—	—	0.3	—	—	40	—	—
0.5 ~	—	0.4	—	—	—	100	—	—	—	0.6	—	—	40	—	—
1 ~	0.5	—	0.6	20	130	—	160	300	0.8	—	1.0	35	—	40	400
4 ~	0.6	—	0.7	25	150	—	190	400	1.0	—	1.2	40	—	50	600
7 ~	0.8	—	1.0	35	210	—	250	600	1.3	—	1.6	55	—	65	1 000
11 ~	1.1	—	1.3	45	290	—	350	800	1.8	—	2.1	75	—	90	1 400
14 ~	1.2	—	1.4	55	320	—	400	900	2.0	—	2.4	85	—	100	1 800
18 ~	1.2	—	1.4	60	320	—	400	1 000	2.0	—	2.4	85	—	100	2 000
50 ~	1.3	—	1.6	60	320	—	400	1 000	2.0	—	2.4	85	—	100	2 000
65 ~	1.3	—	1.6	60	320	—	400	1 000	2.0	—	2.4	85	—	100	2 000
80 ~	1.3	—	1.6	60	320	—	400	1 000	2.0	—	2.4	85	—	100	2 000
孕妇（1 周 ~ 2 周）	1.9	—	2.2	60	520	—	600	1 000	2.4	—	2.9	85	—	100	2 000
孕妇（13 周 ~ 27 周）	1.9	—	2.2	60	520	—	600	1 000	2.4	—	2.9	95	—	115	2 000
孕妇（≥ 28 周）	1.9	—	2.2	60	520	—	600	1 000	2.4	—	2.9	95	—	115	2 000
乳母	1.4	—	1.7	60	450	—	550	1 000	2.6	—	3.2	125	—	150	2 000

注：“—”表示未制定；AI 指适宜摄入量，为营养素的一个安全摄入水平；EAR 指平均需要量，即群体中各个体营养素需要量的平均值；RNI 指推荐摄入量，即可以满足某一特定性别、年龄及生理状况群体中绝大多数个体需要的营养素摄入水平；UL 指可耐受最高摄入量，即平均每日可以摄入营养素的最高量，此量对一般人群中几乎所有个体都不至于造成损害；NE 指烟酸当量，由于体内部分烟酸来源于色氨酸的转化，膳食烟酸摄入量以烟酸当量表述；DFE 指膳食叶酸当量，由于天然叶酸和合成叶酸吸收利用程度不同，所以膳食叶酸摄入量以膳食叶酸当量表述。

附表 7　中国居民膳食常量元素参考摄入量

年龄（岁）/	钙（mg/d）			磷（mg/d）			镁（mg/d）		钾（mg/d）	钠（mg/d）	氯（mg/d）
生理状况	EAR	RNI	UL	EAR	RNI	UL	EAR	RNI	AI	AI	AI
0 ~	—	200[a]	1 000	—	100[a]	—	—	20[a]	350	170	260
0.5 ~	—	250[a]	1 500	—	180[a]	—	—	65[a]	350	350	350
1 ~	500	600	1 500	250	300	—	110	140	900	700	1 100
4 ~	650	800	2 000	290	350	—	130	160	1 200	900	1 400
7 ~	800	1 000	2 000	400	470	—	180	220	1 500	1 200	1 900
11 ~	1 000	1 200	2 000	540	640	—	250	300	1 900	1400	2 200
14 ~	800	1 000	2 000	590	710	—	270	320	2 200	1 600	2 500
18 ~	650	800	2 000	600	720	3 500	280	330	2 000	1 500	2 300
50 ~	800	1 000	2 000	600	720	3 500	280	330	2 000	1 400	2 200
65 ~	800	1 000	2 000	590	700	3 000	270	320	2 000	1 400	2 200
80 ~	800	1 000	2 000	560	670	3 000	260	310	2 000	1 300	2 000
孕妇（1 周 ~ 2 周）	650	800	2 000	600	720	3 500	310	370	2 000	1 500	2 300
孕妇（13 周 ~ 27 周）	810	1 000	2 000	600	720	3 500	310	370	2 000	1 500	2 300
孕妇（≥ 28 周）	810	1 000	2 000	600	720	3 500	310	370	2 000	1 500	2 300
乳母	810	1 000	2 000	600	720	3 500	330	330	2 400	1 500	2 300

注：“—”表示未制定；[a]AI 值指适宜摄入量，为营养素的一个安全摄入水平；EAR 指平均需要量，即群体中各个体营养素需要量的平均值；RNI 指推荐摄入量，即可以满足某一特定性别、年龄及生理状况群体中绝大多数个体需要的营养素摄入水平；UL 指可耐受最高摄入量，即平均每日可以摄入营养素的最高量，此量对一般人群中几乎所有个体都不至于造成损害。

附表 8　中国居民膳食微量元素参考摄入量

年龄（岁）/生理状况	铁（mg/d）			碘（μg/d）			锌（mg/d）			硒（μg/d）			铜（mg/d）		
	EAR	RNI	UL	EAR	RNI	UL	EAR	RNI	UL	EAR	RNI	UL	EAR	RNI	UL
0 ~	—	0.3[a]	—	—	85[a]	—	—	2[a]	—	—	15[a]	55	—	0.3[a]	—
0.5 ~	7	10	—	—	115[a]	—	2.8	3.5	—	—	20[a]	80	—	0.3[a]	—
4 ~	6	9	25	65	90	—	3.2	4	8	20	25	100	0.25	0.3	2
4 ~	7	10	30	65	90	200	4.6	5.5	12	25	30	150	0.30	0.4	3
7 ~	10	13	35	65	90	300	5.9	7	19	35	40	200	0.40	0.5	4
11 ~（男）	11	15	40	75	110	400	8.2	10	28	45	55	300	0.55	0.7	6
11 ~（女）	14	18					7.6	9							
14 ~（男）	12	16	40	85	120	500	9.7	12	35	50	60	350	0.60	0.80	7
14 ~（女）	14	18					6.9	8.5							
18 ~（男）	9	12	42	85	120	600	10.4	12.5	40	50	60	400	0.60	0.8	8
18 ~（女）	15	20					6.1	7.5							
50 ~（男）	9	12	42	85	120	600	10.4	12.5	40	50	60	400	0.60	0.8	8
50 ~（女）							6.1	7.5							
孕妇（1 周 ~ 2 周）	15	20	42	160	230	600	7.8	9.5	40	54	65	400	0.70	0.9	8
孕妇（13 周 ~ 27 周）	19	24	42												
孕妇（≥ 28 周）	22	29	42												
乳母	18	24	42	170	240	600	9.9	12	40	65	78	400	1.10	1.4	8

注：“—”表示未制定；[a]AI 值指适宜摄入量，为营养素的一个安全摄入水平；EAR 指平均需要量，即群体中各个体营养素需要量的平均值；RNI 指推荐摄入量，即可以满足某一特定性别、年龄及生理状况群体中绝大多数个体需要的营养素摄入水平；UL 指可耐受最高摄入量，即平均每日可以摄入营养素的最高量，此量对一般人群中几乎所有个体都不至于造成损害。